郭贞卿医论集

张斯特 编著

人民卫生出版社
·北 京·

图书在版编目（CIP）数据

郭贞卿医论集 / 张斯特编著 . -- 北京 ：人民卫生
出版社，2024. 9. -- ISBN 978-7-117-36847-6

Ⅰ. R249.7

中国国家版本馆 CIP 数据核字第 2024K5J410 号

人卫智网	**www.ipmph.com**	医学教育、学术、考试、健康，
		购书智慧智能综合服务平台
人卫官网	**www.pmph.com**	人卫官方资讯发布平台

郭贞卿医论集
Guo Zhenqing Yilun Ji

编　　著：张斯特
出版发行：人民卫生出版社（中继线 010-59780011）
地　　址：北京市朝阳区潘家园南里 19 号
邮　　编：100021
E - mail：pmph @ pmph.com
购书热线：010-59787592　010-59787584　010-65264830
印　　刷：鸿博睿特（天津）印刷科技有限公司
经　　销：新华书店
开　　本：710×1000　1/16　印张：13
字　　数：220 千字
版　　次：2024 年 9 月第 1 版
印　　次：2024 年 11 月第 1 次印刷
标准书号：ISBN 978-7-117-36847-6
定　　价：59.00 元
打击盗版举报电话：**010-59787491**　E-mail：**WQ @ pmph.com**
质量问题联系电话：**010-59787234**　E-mail：**zhiliang @ pmph.com**
数字融合服务电话：**4001118166**　E-mail：**zengzhi @ pmph.com**

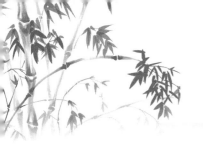

序

　　余四川威远人也。生于国医世家，吾祖吾父，皆谙此道，为邑中名医。自幼受其熏陶，嗜爱中医。学文之余，间亦为父抄写中医典籍，口诵心记，渐有所悟，而又得家父时时点拨，故年未及笄，遂初入国医之门矣。后虽入学攻他，亦未尝废辍此好。二十岁，毕业于成都淑行女塾，投身教育，亦兼行诊务。后以求诊者甚众，力不暇供，方弃教从医，专攻此术，且医且学，日趋进矣。

　　一九三六年春，因痛感旧社会之腐败，旧政府欲废除祖国医学。是时，虽年逾不惑，乃不顾家庭累赘，求学于四川国医学院，从事理论之研讨，得学院良师李斯炽、邓绍先等前辈之器重，给余精心指导。或赠贻讲义，或面询解惑，或课余抄诵医案，或携余随师应诊。间有疑难怪症，吾师嘱试诊回报，然后复诊，正余错讹。凡师之所教，余皆倾侧以听，不敢稍息。师常诲曰：不胶于古，不谬于古，博采众长。余至今仍引以为训。数十年来，白日细心临证，夜晚挑灯读书，据经以洞病理，验案而悟经义，自感其乐无穷。

　　新中国成立以后，党的中医政策昭示于天下，海内同仁，莫不深受鼓舞，竞献所长，为挖掘祖国医学宝藏殚精竭智。余亦深感多年积累，报国有门，乃将一己之见，陆续整理成文，献诸国内中医期刊，累以时日，遂成卷轴。

　　余今年八十有九，蹼足医界已六十有奇。自度所得，虽属浅陋，中有父兄师友心血之结晶，值此祖国"四化"建设猛进之日，敢不进献刍荛而令其随棺而失哉？是以辑录此册，报颜问世，或可有益于后学，倘不负此，余愿足矣。

　　目前，中医门诊和病房在诊断论治上，都存在有不同程度重西轻中、重药用轻医理之倾向。余意，忽视中医本身诊断知识之继承、整理和提高，会使临床眼界狭小，有碍中医理法方药之贯通和发展；而重方药，轻医理，必将使中药之有效应用范围越来越窄，疗效也会随之受到限制和影响。有感于此，故辑册为《郭贞卿医论集》。

本书在具体编选集纳过程中，承游仲文君相助，在此致以深切谢意。

文稿由小孙张斯特、孙女张斯杰协助整理。欣见后辈能勤奋好学，后继有人，暮年可慰。

谨以本书献给祖国青年中医工作者。

郭贞卿

一九八一年识于梓潼

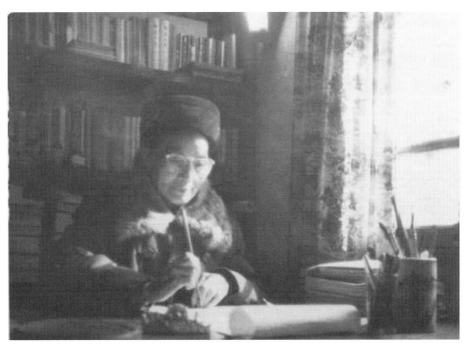

郭贞卿医师于梓潼大院家中整理医案文稿

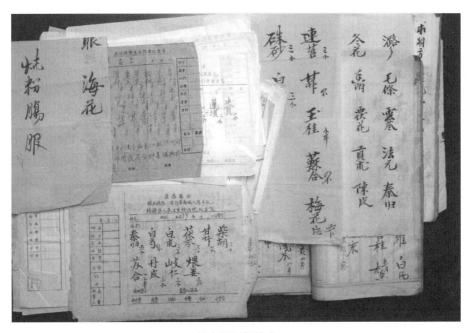

郭贞卿医师处方

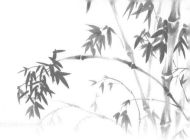

前　言

　　我的祖母郭贞卿医师(1892—1983),字静,享年九十二岁。在我的记忆中,祖母高龄九十时仍精神矍铄,满头青丝,行动灵活,从不扶杖,目明耳聪,头脑敏捷,每日仍要诊病临证。

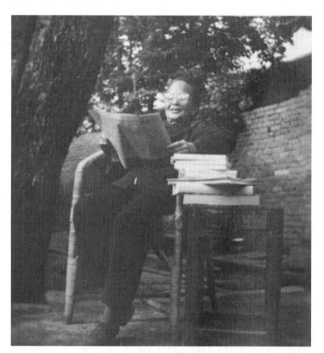

郭贞卿医师九十岁时

　　何以字静? 祖母有多次解释。
　　道家言,灵台清静,静能生定,定能智慧生。
　　佛家也说,静能生慧,慧能生智。

儒家亦认为，静能生慧。《昭德新编》说："水静极则形象明，心静极则智慧生。"《延平答问录》："盖心下热闹，如何看得道理出！须是静，方看得出。所谓静坐，只是打叠得心下无事，则道理始出；道理既出，则心下愈明静矣。"《素问·上古天真论》指出："恬惔虚无，真气从之，精神内守，病安从来？"陶弘景说："静者寿，躁者夭，静而不能养，减寿；躁而能养，延年。"

总之，儒家、佛家、道家都认为，"静能生慧""静能开悟""静能正道"。

佛陀把智慧分为三种——"闻慧、思慧、修慧"，最关键的是修慧，通过修习内观可以获得智慧。

戒、定、慧，是佛陀留给众生的教诲，也是引向顿悟的一条捷径。

要拒绝引诱，不再过分专注于外物，心才会达到静定，这就是戒的意义。心清静、意清静，智慧即会涌现。

她成长于川渝博济生堂医学世家，是承前启后的人物之一，一生钟情于中医学术临床，主张防病、治病、养生要从精、气、神、形、天、地、人、食八个方面整体入手，辨证论治要从八辨四落实入手，养生治病都要留有余地，不主张祛邪务尽，并将针灸、推拿、导引、药物作为技术实施的四宝合璧，在长达七十多年的临证过程中，积累了非常丰富的阅历和经验及教训。特别是她主要生活在县城，与绝大部分病人都是长期生活在一个地方，看病以外，对患者的人事往来，生活变故，情感交流，家庭状况等等都非常熟悉，故而对影响其生老病死的种种因素，能得以多方面真实地观察了解，这种得天独厚的环境使她的学术见解尤有独到之处。

祖母一生，读书临证之外，无其他嗜好，饮食起居非常规律，不闲聊，不妄议，不串门，不做无益社交。上班准时，下班常延时，不苟言笑，神情专注，一生写处方无一字潦草。穿着整洁得体，注重仪容，把精力都用在自己擅长和喜欢的事情上。

我自幼朝夕跟随祖母，又随其学医，几十年侍其左右，对其学术思想有所了解和承继，并通过日常生活和临床实践不断体验其中真谛，且尽力向后一辈传人传递。《论语·里仁》，子曰："父母在，不远游，游必有方。"祖母将我自小养大，"母孙二人，更相为命，是以区区不能废远"。李密《陈情表》这句话祖母生前常常言及，祖孙的这种更相为命，是没有这样人生经历的人所能理解的，这也是当年祖母在世时，很多单位调我去工作，尽管条件再好，而我一直侍奉到她老人家仙逝后才外出的根由。

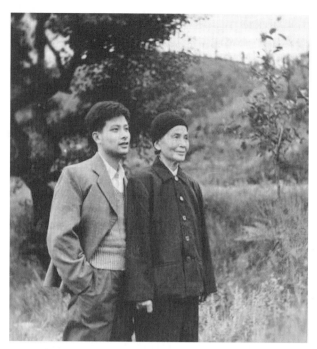
我陪伴祖母于山林间体悟万物和合共生

　　我热爱、怀念我的祖母,更多的是对祖母养育之恩的难以忘怀。我经常向后辈、徒弟讲述祖母的学术及生平,是因为在我几十年的读书临床中,愈来愈深刻地体会到她所探索出的学术道路确实有独特优美的风景,所以我希望能将她的学术思想整理传承下去、发扬光大,能将她开辟出的临床道路拓展更宽、通向更远。

　　编著书稿,往事历历,不由思绪万千。

博济生堂第六代传承人张斯特

2023 年于成都龙泉驿郭贞卿传统砭术非遗工坊静湖斋

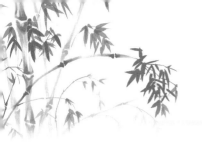

目 录

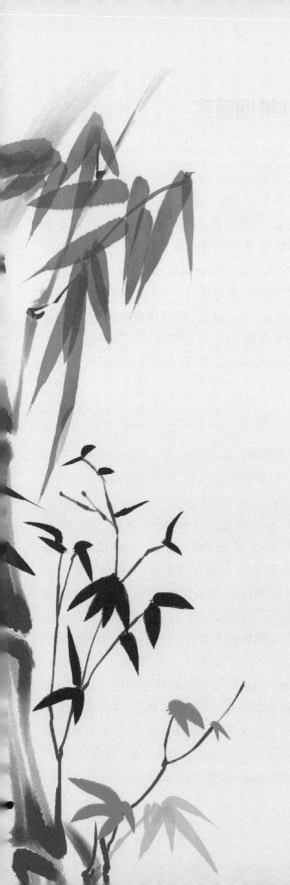

第一部分

辨　证

一、八辨四落实

我[①]早年宗张景岳"两纲六变"和徐灵胎"两纲六要"之说,中年信奉喻嘉言医律十二条。但由于在临床辨证中,八纲、六经、三焦、卫气营血、脏腑、气血、病因等辨证方法,不论用哪种去进行辨证,都必须结合地方、时令,以及病人的体质、年龄、性别、职业、精神等情况,进行具体分析和归纳,方能较为准确地制定治疗法则,因而感到张、徐、喻氏之说均不能很好地概括和驾驭以上各法。经长期反复探索、推敲、验证,拟定出临床辨证的八个辨别和四个落实,以求能较好地概括和统一以上诸法及各点。近三十年来,我体会到这"八辨四落实"能较好地概括和驾驭中医的各种辨证方法,从而提高临床辨证论治的水平。因此,不揣浅陋,简述于下,望能成为引玉之砖,对中医辨证方法理论研究有所补益。

(一) 八辨

辨,就是运用中医的理法,对病人复杂的症状以及天人相应的诸种关系等进行分析,以探求疾病的性质及其干扰影响疾病发生、发展的各种因素。我把它们分为八个方面,故称为八辨。

1. 辨部位 我认为八纲的表里二字,不足以概括中医所讲的一切病变部位。伤寒有六经,温病有三焦和卫气营血,内伤杂病有脏腑气血经络,这些都是指的病变部位,仅用表里二字去统率它们,则概括性不强,所以,不如将"表里"换为"部位"二字为妥。中医所谓的病位,绝不能单纯当作某个具体的解剖部位来理解,实质上乃是指病变的不同类型而言。这部位既指人体的一定具体解剖部位,更指疾病过程中具有共同病理基础的一定证候群,因而部位不同,性质也不同,治疗的措施就不同。外感内伤,邪正相争,阴阳失调,都必然会表现在人体的一定部位。要判断病变的部位何在,可根据六经、三焦、卫气营血、脏腑气血经络的各自辨证规律和特点去进行推演归纳。各种疾病无论是外感或内伤,都可以通用上述辨证方法去进行部位的辨别。前人讲六经辨

---

① 本书系笔者系统整理祖母郭贞卿医师论稿而成,特保留第一人称写作方式。

证,不独为外感伤寒而设,就是这个意思。同样,脏腑气血经络、病因、卫气营血辨证的方法,也并非纯为内伤杂病和外感温病所独用,各人可以根据自己运用的熟练程度去加以选择。由于各种辨证方法的基本病机变化是脏腑气血的功能失常,所以,不管用哪一种方法去进行辨证,最终都必然要落实到具体的脏腑气血这些部位上。故而我临床辨证之部位,是以脏腑气血为主,首先根据症状表现去判断在何脏腑,然后再分辨在气还是在血。中医以五脏为人体中心,六腑与五脏相表里,通过经络去联缀全身。因此,抓住脏腑就抓住了根本,而脏腑病变非气即血,气之渐加为阳,血之深入为阴。综上所述,我认为将辨部位落实到脏腑气血,实是一种执简驭繁的捷径。

2. 辨病邪 病是指病名,邪是指邪气,病邪二字含义有所区别。中医病之种类不同,治疗总原则亦不同,中医的病名实质上是前人对辨证求本结果的总结,辨病也是指导中医进行论治的重要环节。是伤寒,还是温病? 是泄泻,还是滞下? 是积聚,还是痈肿? 是疮疽,还是癌症? 辨证不明,治难中肯。尽管中西医对病这个概念的认识在理论上的立足点有所不同,但对于病的含义都是包括有起病原因,有发病机理,有发展过程,一句话,有规律可循,有预后可测,有一定的治疗原则可遵,有若干专方专药或优选方药可供选择。因此,不辨明属于何病,就无法明了全部病理以及发展趋势,立法就会欠缺原则性。今天见到气虚补气,明天见到血虚又补血,后天见到热毒又清解,这样的治疗,辨证再清楚,从本质上讲,也仍然不过是一种被动的应付,有时难免和整个病机相违背,从而助纣为虐。另外,无可讳言,中医的辨病虽确有它的特色与独到之处,必须继承与发展,但是,由于受到历史条件、发展环境和观察方法的限制,对病的认识不及现代医学准确和深入,所以,临床上辨病要发扬中医望、闻、问、切的特有诊法,并吸取西医辨病之长以参照,取西医诊断方法及对病因、病机、病程、发展和预后的认识,这对于总结和发展中医辨病水平,具有十分重要的意义。

病邪之辨,大体不越十二种,即风、寒、暑、湿、燥、火、痰、饮、瘀、食、虫、毒。中医之病邪的实际意义,还不仅在于说明病因,更重要的是根据它们在临床上各自的特殊表现,借以概括临床症状,区别证候类型,确定治疗原则,从而作为临床辨证施治的根据之一。因此,病因辨证就成为中医的一种辨证方法。另外,须要加以强调的是,除暑以外的十一种邪气,内伤外感都可以产生,其产生的途径不同,治疗原则从根本上讲也是不同的。以食积来说,暴饮暴食之积与脾胃虚弱之积,虽皆同为食积,但在治疗侧重点上,却有消补之分,失之毫厘则谬以千里。

3. 辨寒热 寒热之辨发生错误,就犹如用油救火,饮冰散寒一样,后果可想而知。一般而言,病邪的寒热属性决定着病症的寒热,但体质的禀赋和邪正消长的情况,也影响着病症外在的寒热表现。伤寒可以化热而出现多种热的证型,温病可以化寒而出现多种寒的证型。所以,症之寒热,不单以病因(病邪)之寒热特性为唯一机转。寒热在内外的表现,是邪正的表现,是邪正斗争过程中,人体内阴阳失调的具体情况,在邪气参与下发生的复杂变化,忽视其中任何因素的作用,都会使寒热的辨证发生不同程度的错误。我认为辨寒热而不被假象所迷惑,必须注意三点:①病邪的寒热属性;②禀赋体质情况;③正邪消长情况。若善于将此三者综合权衡,则可少出差错。举例说明之:林某,男孩,平素面色㿠白,禀赋阳气不足。患肺炎,经注射青霉素、链霉素,及服清热解毒、宣肺平喘中药,高热得到控制,咳喘减轻。这时,左下肢承山穴处长一小疮,漫肿如棋子大,疼痛,坚实,略红,神萎疲乏,汗多,脉细略数,舌苔腻而微黄,口不渴。我认为此患儿面白,须顾其阳气,用清解药到十分之六七,即不可过于寒凉,过于寒凉则寒凝经络,故而出现此症。疏方阳活二陈汤加杏仁、前胡,小制其剂,并针刺包块,留针二十分钟,针后加灸;仍注射青霉素、链霉素。三日后即愈。这类寒热相差悬殊,转变迅速的情况,大多数都是由于体质的内在情况特殊性引起的,再加上治疗时未周密地考虑到这些情况,就更促成了这些转变的产生。但是,纵是此等病候,也要注意针对病因(病邪)进行治疗,所以该例抗生素未曾停用,这就是临床上寒热并用,攻补兼施等治则有广阔用场的根本原因,也是辨病邪对临床指导价值之所在。这点医者要加以注意,不能忽视,否则跟着证型跑,随证施治,胸无远见,忽视辨病邪的价值,与头痛医头、足痛医足的做法并无本质差异。本例若忽视温邪为患,不用已经发生效果的抗生素,难免有死灰复燃之虞。如未用西药,我常在方中配伍清解散结药物,如重楼、白花蛇舌草、半枝莲等,这种温清并用,与中西药同用的理论根据是完全一致的。这些情况,在临床上是常能遇到的。

4. 辨虚实 勿犯虚虚实实之戒这句话之所以脍炙人口,就是在于它强调了辨虚实的重要性,虚补实泻,辨证失之,流弊大矣。辨邪气之实,当辨实邪为何?是风寒暑湿燥火,还是痰饮虫食毒瘀?邪之性质不同,泻的方药也就不同,张冠李戴地泻邪,轻则无异于隔靴搔痒,重则常会为虎作伥。辨虚也要弄清楚虚在何处,是津液、气血,还是阴阳?在何脏腑?否则泛泛论补,诸补杂进,只会增加"人参杀人无罪"的悲剧罢了。只有弄清楚了这些细节,虚实补泻才会有的放矢,才会使中医辨证论治的光彩在临床中闪耀出来。除此以外,更要注意辨清虚实之间的因果关系,是由虚引起实,还是由实而导致虚,都当明察秋毫,虽然虚实互见则补泻兼施,但因果关系不同,就直接影响到总的治疗计划和原则。如内痈、外疽、滞下、癥瘕、黄疸等,实邪仍存,虚象已露,这些由实及虚者,侧重点仍在治实,补虚为支持协助泻实。因为从因果关系上看,邪实不除,正虚终究难复,这并不是否认补虚的重要性,而是说实邪未去,把侧重点放在补正上,把正虚当作主要的治疗目标,就难免有扬汤止沸之误。同样,因虚而导致邪实的病症,补虚应该是治疗的根本大法,泻实为补虚服务。比如痰饮病就是这样,临床实践已经证明,对痰饮病急则治其标实,缓则补其本虚,发作时则泻肺痰,平时则调补脾肾,能收到较为满意的长远效果。因此,辨虚实应该强调四点:①实者为何;②虚者为何;③虚实之间何为标本;④虚实之间比例如何? 这是辨虚实的主要环节。

5. 辨体质 体质的情况,对疾病发生、发展以及治疗有着重要的影响,不可不辨。张景岳说:"当识因人因证之辨,盖人者本也,证者标也,证随人见,成败所由,故当以因人为先,因证次之。若形气本实,则始终皆可治标,若形气原虚,则开始便当顾本。"叶天士说:"吾吴湿邪害人最广,如面色白者,须要顾其阳气,湿胜则阳微也,法应清凉,然到十分之六七,即不可过于寒凉,恐成功反弃,何以故耶? 湿热一去,阳亦衰微也;面色苍者,须要顾其津液,清凉到十分之六七,往往热减身寒者,不可就云虚寒,而投补剂,恐炉烟虽熄,灰中有火也,须细察精详,方少少与之,慎不可直率而往也。"《伤寒论》中指出淋家、疮家、衄家、出血家等都不可发汗,就是因为这些人的体质已异于常人,即使感受外邪,治则也当别论。以解表而言,前人有滋阴解表、助阳解表、温中解表等等不同治则,这些行之有效的治则,就是针对病人不同体质情况而制定的。另外,同样的病邪侵入不同的人体,往往随着病人体质不同而发生转化,其中阳热之体感受阴寒之邪,或阴寒之体感受阳热之邪,邪气顺从体质而转化的现象就尤其明显。薛生白在《湿热病篇》中谈到:"湿热病属阳明太阴经者居多,中气实则病在阳明,中气虚则病在太阴。"病邪在人体中的传化过程,也能明显地看到体质的重要性,外邪不经过表证阶段而径直入里的"直中"就是明显的例子。"温邪上受,首先犯肺,逆传心包",为什么会逆传心包? 从临床实际来看,凡是心气不足、心阴不足或湿邪太盛,往往容易出现急骤险恶的逆传心包重症。另外,个体差异对药物的耐受性也是不相同的,前人之所以提出老年人与青少年、儿童各有不同的用药注意事项,妇人经带胎产各有其宜禁,这些都是鉴于体质情况不同而有区别的缘故。临床上有相同类型的腑实证,有用大黄10g,即泻下不已,也有用至30g方才致下;有用桂枝10g,即有出血倾向,有用至30g,稍止痛痹。如此等等,不胜枚举,都与体质所致有关,临证要注意询查,对指导辨证论治补益不小。

6. 辨气候、环境 人在有四季变化的自然界中,四季的风雨阴晴,都会影响到人体的生理功能和病理变化。故前人有言,善言天者,必有验于人。近年来,气象医学和生物钟学说的崛起,更说明了天人相应的观点已引起了人们的极大注意。因此,与之相应的,临床证明有指导价值的经验,也应当给予收集、整理、发掘,以便为进一步阐明、发展、完善这个学说提供更多的素材和资料。我认为,冬天万物凋谢,鸡都要少下蛋,秋天动物脱毛,树林落叶,人的脉象春浮、夏洪、秋毛、冬石,都与自然界四季生长收藏息息相关,不曾例外。张景岳说:"读运气者,当知天道有是理,不当曰理必如是也。"因此,我主张辨气候要识当令之邪,又要辨兼夹之气,把这二者结合起来,去审查病机,灵活地贯彻《黄帝内经》(以下简称《内经》)"必先岁气,无伐天和"的医疗观点。比如盛夏雨水较旺,则暑常夹湿;倘若是伏旱却难以夹湿,暑风暑瘵则多矣。但如此也只能算对了一半,百花争春,梅却敢对严寒,晚香玉偏在夜里开放,人类更是在自动地适应和能动地改造自然界的斗争中,维持其机体的生命活动,因此,更需要注意总结自然地理环境和人为改变的生活环境对人体影响的规律。"人间四月芳菲尽,山寺桃花始盛开",自然界地势对气候的这类影响,往往被人类加以利用和仿造,工业发展和科学试验又越来越干扰和改变自然气候,这些因素如不加以考虑,就会刻舟求剑或指鹿为马。仍以暑天而言,随着人们生活水平的提高,工作条件的改善,在享受清凉饮料、冰糕,以及电风扇等降温设备时,只顾一时之快,恣意贪凉,夏月伤于寒湿的病人也就增多了。冬天烤火,室温增高,外出又受风寒,则寒闭于外,热郁于中的诸种证型也有上升的趋势。试问,如果不把人类对自然和环境能动改造并加以利用的因素加以综合分析,我们就不能够正确地运用四时六气理论去有效地指导临床实践。职业亦是辨环境的一个重要因素,除了职业病外,各种不同的职业都有各自不同的工作和生活环境,临证了解职业情况,对治疗亦颇有参考价值。因此,我反对脱离病人生活环境条件的客观实际,假借运气,死搬五行生克和客主加临去推衍病因以指导临床的做法。要能较好地识别气候环境对疾病的影响,我体会到必须注意三点:①把当令之邪和兼夹之气结合起来权衡;②了解病人的生活、工作条件和环境情况;③病人的住地(是依山还是靠水,是向阳还是背阴,是潮湿还是干燥等等)以及新近是否外出？所到之处气候、水土情况如何。若能将三者结合分析,自然能辨别清楚,较好地运用四时六气等天人相应的理论,提高临床辨证论治水平。

7. 辨心境 心境包括个性、情绪等精神状况,有生理性的,也有病理性的,这些都能成为决定疾病变化的内在根据之一。情志刺激导致阴阳失调、气血紊乱和脏器失衡的例子,在临床和生活中都屡见不鲜。前人有鉴于此,非常重视精神状态,把神作为人生三宝之一,在摄生治病中,都极其强调对神的调整。李时珍说:"盖人心如面,各各不同,惟其心不同,脏腑亦异,若以一药,通治众人之病,其可得乎？"徐灵胎也说过:"天下有同此一病,而治此则效,治彼则无效,且不惟无效,而反有大害者,何也？"其中心境的"忧乐劳逸"之别,乃是引起这种后果的内在原因之一。中医列郁证一门,就是研究由情志怫郁所导致多种疾病的病理机制及治疗原则。对于有精神因素影响的疾病,历代医家都认为使病人思想开朗、心情舒畅和精神愉快,有助于疗效的提高。若不移情更性,则药饵难疗之类的话,在前辈名家医案中随处可见。身心兼顾,形神共调,是祖国医学摄生与防病的特点之一。"精神内守,病安从来",就是关于这个特点的一句名言。我常常对有些病人说:"你们那么迷信药物功用,梁山伯、林黛玉的病单是用药能治好么？妙药难医嘛。川剧《御河桥》中宣登鳌的病,还不是'云开雾散见宝珠'以后才好了的,心病不能单靠药治。"那些身受迫害而致的思郁、忧郁、怒郁的病人,药物只能减轻其症状,根治还是具体问题逐步得到解决以后。我以为,对于那些很难用客观曲线、图像、数据、指征等加以确定,而往往只能靠主观感觉加以描述的疾病和症状,在总结疗效时,一定要把精神因素加进去通盘考虑,不然很容易做出错误的结论。不少所谓疗效卓著的方药,之所以并不如所言之神,其中原因之一,就是没有注意认真分析病人的思想意识,没有排除病家对医者的信任心理和迎合心理等因素所导致的误差,结果以假当真了。

8. 辨习惯 人的生活习惯各有不同。单以饮食而论,有饮茶嗜好,有烟酒习癖;有爱吃辣,有喜欢酸;有近膏粱厚味远清淡,又有善清淡而恶油腻;有偏喜海味者,又有见之则恶心者;有偏爱山珍者,又有嗅之则反胃者。生活千差,习惯万别,不可一概而论。这些不同的生活习惯,对某些症状的出现具有支配的意义,因而对治疗也有一定的启示。我曾未注意病者生活习惯,书与人中白,病人闻之则干呕,给病人处以淡菜总无法下咽,给病人拟以血余炭,视之就汗出,这样一来,药物不能入胃,作用又从何而发生呢？为此,就必须了解病人的习惯,或改换他药,或改变剂型,或谎称为他药,以图能入胃。

有的人患小病,就心理紧张,专靠药物治疗,不注意生活摄养;在无病之时,也常常乱服药防病,这些人希图药饵延年,与历史上欲金石长寿者是同做一梦,欲望免病却反伐天真,而且一到病重时,往往内外交困,医者治病,于此得不辨乎? 坏的生活习惯,是引起疾病的重要原因,不加以改正,则疾病难以除去。有一人家,平均每月皆有一至二人生病,我往其家中看望,方知夏天亦紧闭门窗,床下亦堆满东西,室内有霉湿之味,于是嘱其改变这种生活习惯,经常开门敞窗,搬走床下东西,让空气流通,日光常照,后来病即由少到罕。倘不辨习惯,方药再切中病机,家中轮流生病的情况,仍将继续下去。辨习惯对临床的指导意义,还在于可以利用习惯,去因势利导地帮助治病。如能食辛辣者,感冒风寒可用姜汤发汗;平时常经风雨之人,发表能少后顾,稍峻无妨碍;口粗胃强之人得病,重剂可用。综上所述,辨习惯对治病来说,有这样几种意义:①可以避免给予病人生活习惯相违背的方药和治法,从而减少或杜绝增加病人的痛苦及意外的变化;②以根据或利用病人的生活习惯,来协助制定治疗方案,使方药发挥更大的效能;③可以帮助病人发扬优良的习惯,改变不良的习惯,这对于防病治病,促进身体健康,有着重要的作用;④了解生活习惯,有助于诊断,如饮食生冷,可伤脾胃,而致虚寒诸症,或伤肺,而见咳嗽喘息;经常饮酒者,可患酒湿症,而致腿骨疼;多吃肥甘或甜食,既会生痰生湿,又会动风;喜食辛辣者,则会伤肝动火;偏食者,易导致营养缺乏等。这些对诊断均有很重要的参考价值。

(二) 四落实

1. 整个病情发展的规律和特点(整个病情发展的规律,是指不同疾病的具体发展规律。由于体质、心境、气候环境等因素的影响,则又可在不同病人的身上展现出不同的特点)。

2. 目前主要应当解决的症结点。

3. 总的和目前的治则(总治则根据第 1 条制定,目前治则根据第 2 条制定)。

4. 选方遣药需要注意的地方。

不同的病,有不同的发生和发展规律。但是,由于病人体质、精神情况、生活习惯和工作环境等不同,又会影响到疾病的发展,出现各自不同的特点。八辨是分析,是辨证、辨病,四落实是综合,就是将八辨的所得进一步地综合为一线贯通的理法方药,使辨证(病)施治更加缜密,以期收到更好的疗效。

(三) 临床应用

现举一例来说明八辨四落实的临床运用。

何某,女,87岁。1978年11月15日。

病员十余日前因受凉而头昏头痛,打喷嚏,流清涕,形寒恶风。不慎跌倒后,又呕吐几次。近几天气候突变,冬雨纷纷,即卧床不起,一身酸楚疼痛,手足冷,脉沉,舌苔薄白。14日用真武汤合二陈汤。今日重衾厚被,不时以手按头,不能言语,扳动头颈有痛苦表情,四肢发凉,两颧发红,双目冷彻,手足时躁动,合目时有郑声、撮空理线等现象,二便自遗,脉浮大,舌质胖嫩,苔白略腻。

1. 八辨

(1)部位:表里俱病,太阳风寒未去故有头痛(不时以手按头,扳动头颈有痛苦表情等),少阴阳气衰微而上浮,故见躁动两颧发红。

(2)病邪:此病正喻嘉言所谓伤风亦有戴阳证是也,邪气为风寒夹湿。

(3)寒热:真寒假热,真寒乃少阴阳微,太阳风寒夹湿,假热者乃少阴阳气上浮。

(4)虚实:虚为少阴阳虚,实为太阳风寒夹湿。

(5)体质:高年之人气血两衰,真阳不固。

(6)气候、环境:寒潮来临,气温骤降,风雨连日,从所现症状来看,不仅原有伤风症状加重,更表现出夹湿现象。

(7)心境:家庭和睦,精神愉快。

(8)习惯:无烟酒等嗜好,平素活动比较均匀。

2. 四落实

(1)此为一普通伤风感冒,非时行伤风,整个病情特点是高年伤风,正虚邪实,孤阳上浮。

(2)目前主要的症结点,是伤风与戴阳的症状同时出现。

(3)因此,总的治疗原则,当从扶正着手以祛邪,高年体虚伤风,固然不能一味解表驱邪,这样无异于开门揖盗,但也不能单纯扶正而无视病邪的性质和兼夹,善治之法应当两相兼顾,从扶正以祛邪为立足点。邪去正安后,培补正气以善后。根据当时天气变化,空气湿润,舌苔略白腻,头颈转动困难,具体治则在回阳救逆方中参伍祛风除湿。

(4)因为高年体虚,要取轻可去实之意,补不可蛮,攻不可重。而舌苔白腻,颧红,故可用回阳燥热之附子剂。

处方：羌活 6g，防风 45g，苍术 6g，陈皮 6g，枳壳 6g，葛根 6g，党参 12g，附片 12g(先煎)，生龙骨 15g(先煎)，生牡蛎 15g(先煎)。

16 日，病员即神清厥回，能食半碗稀粥，后用陈夏六君子汤善后，半月康复。

书后附一歌，以便于记忆：

一辨部位二病邪，

虚实更当辨寒热，

体质气候与环境，

心境习惯不能缺。

落实病情规律特(特即特点)，

目前解决之症结，

长远当前治则何？

方药还需反复核。

二、瘀血的病机诊断

目前临床上使用活血祛瘀法，一般主要是依据瘀血症状的有无去决定。但是，这个方法又往往是很不可靠的，因为有瘀之证，并不等于一定要用活血祛瘀法，比如汪机就谈到，指甲色黑是"血瘀"，认为"血活则红，血凝则黑"，但治疗却主张用补气药治之，如人参等。临床上也常常遇到明明有瘀血症状，使用活血祛瘀法却收不到希望的疗效。这都说明，囿于症状，有很大的局限性。要能很好地运用活血祛瘀法，还必须通过症状去再找途径。我的体会是，除了注意症状外，还应当深入到病理机制中去分析营血运行的具体情况，这样才能更好地指导活血祛瘀法的使用。兹分三个方面来谈谈我的体会和认识。

(一) 各种出血引起瘀血的病机辨治

大部分医书都说，典型的瘀血症状，是出血有血块，且血色紫暗。但从病机上看，无论有无典型症状，只要出血，都存在着一个如何正确地、不失机宜地处理好瘀血的问题。这是因为只要出血，就有留瘀，诚如唐容川在《血证论》中强调指出，在吐衄便漏中其血无不离经，凡离开经脉而未排出体外的营血也仍然是瘀血，瘀血不行，则新血断无生理，因而"治失血者，不去瘀而求补血，何异治疮者不化腐而求生肌哉"(《血证论·男女异同论》)。另外,凡血证必然是经络损伤的表现,这种损伤在恢复过程中,必然会造成损伤经络内的营血运行瘀滞。这种离经和在经的瘀血,都是血证的必然的产物。如果在治疗各种出血证时,再不究根源,不注意顾及营血的生理特点,又很容易产生新的和加重原有的瘀血。除专事滋补、一味止涩、过用寒凉外,诸如寒者本应热之而热之过度,塞者自当通之而通之有余,如此等等,虚虚实实,太过不及的错误治法,都会成为引起或加重瘀血的原因。因此,在各种出血证的治疗中,均要从两个方面去防治瘀血,以利于机体恢复:一是止血时要注意不要引起留瘀;二是要注意消除瘀血,以利于化生新血。这就是说,各种出血证,不论有无典型的瘀血症状,从病机上看,都存在着一个正确对待瘀血的防治问题,需要针对具体的情况,灵活地加以解决,以免由此而造成后患。唐容川把消瘀作为治疗出血证的重要法则之一,他认为:活血是本,止血是标,大出血时补气固脱,维持生命,止血是次要的;不化瘀血将会使病情复杂化,衍成痼疾;离经之血即是瘀血,瘀血不去,则新血断无生理。故对出血证唐氏提出"止血、消瘀、宁血、补血"四个步骤,这与明代缪仲淳治血三法中"宜行血不宜止血"的观点是一致的,且认识更进了一步。

除了吐衄便漏等出血证外,手术、外伤、经产等也都会不同程度地直接损伤经脉,引起营血离经的现象。因此,我把这四种情况都归属于各种出血证的范围内。它们即使在正常和顺利的情况下,也存在着一个正确防治瘀血的问题。在这之后,如果出现某些病症,也多与瘀血密切相关。我个人临床体会,主要有以下几个特征。

1. 四种情况之后,出现不容易理解和异常的症状,应该考虑到有瘀血的可能。这样的症状,在前人和今人的书中,都有颇多的记载。古往今来,均有瘀多怪病的说法。证之临床,诚非立异之谈,实能有助于指导临床实践。

2. 四种情况之后,出现了比较局限、恒定的疼痛、酸楚、麻木等不适的感觉,都与瘀血有关。

正常的经产和成功的手术,也是不同程度地直接损伤了经脉,因此,一旦受到了其他原因(如六淫、七情等)的影响,也往往会产生瘀血阻滞气机,造成肿痛及其他证候。因之,在四种情况之后,若出现局部比较恒定的疼痛或其他症状,更应考虑到有瘀血的可能。

3. 四种情况中,凡离经之血,应排出体外而未排出体外者,不论之后出现何种证候,均应考虑到与瘀血有关。

在妇产科中,经来或突断、经闭、产后恶露不下,或恶露未尽,均属瘀血为崇,常常导致多种多样的病症,古今医案医话对此记载颇多。只要我们不局限在经产范围内,就可以受到若干启发,比如外伤、咯血、吐血等,瘀血未排除,也同样会产生多种多样的症候。正如唐容川在《血证论·吐血》中所说那样:"其离经而未吐出者,是为瘀血,既与好血不相合,反与好血不相能,或壅而成热,或变而作痨,或结瘕,或刺痛,日久变证,未可预料。"另外,外伤的血肿,体内外包块中的血瘤,这些都是本该排出体外之血而未排除,潴留体内为患。对于这类瘀血的排除,中医往往从气机和气化的角度去解决这个问题,比如桃核承气汤证、抵当汤(丸)证、下瘀血汤证、大黄䗪虫丸证、大黄牡丹汤证等,使用通腑法的目的,都是为了帮助潴留在体内的瘀血排出体外,而因势利导的方法。

4. 四种情况之中,或紧接着发生六淫外感,或七情内伤而出现了相应的疾病,均要在针对六淫、七情而出现的相应病症的治疗中,适当地配以活血祛瘀法。

前人和今人,赞同并实行这种观点者不在少数,只有两相兼顾,才能有助于新病的治疗。我在临床上,亦坚持这种观点。这里举两例验案来谈谈我的认识。

郭某,女,17岁。湿温十余日,胸痞闷,发热倦怠,呕恶,溺赤,汗出烦渴,舌苔灰白,舌质赤。曾用杏仁滑石汤、黄芩滑石汤、甘露消毒丹等,均无甚疗效。到我诊时,发现病员默默然不欲言语,舌质红,舌苔略腻,询知病患于经来刚净之时。于是想到:"湿温瘀血闭心包,神识昏迷热似潮,默默不言能饮食,不知所苦药难疗,辛香宣利俱无效,醉地鳖虫不可抛。"乃书与薛生白仿吴又可三甲散,原方加滑石、甘草、豆卷,连服四剂,诸症遂愈。

1963年,曾治某妇,年近三旬,自诉两年前,经行时适逢瞋怒,遂致停经,少腹结瘕疼痛,两胁不舒,善太息,面黄肌瘦,舌尖红,苔薄黄,脉弦。方用逍遥散,方中加山栀仁、桃仁、红花、地鳖虫、蚕砂(炒),另用定坤丹,每夜睡前服三分之一丸。三个月后,经行痛减,渐愈如初。治此案后,我曾反复想过,与其病成后费如此大的功夫长期服药,不如初病之时防微杜渐,早用活血化瘀法。再仔细观察、回忆,临床上此类病人不是少数。因此,陆续总结了一点体会,凡经来或刚净之时,无论外感、内伤,常选加益母草、香附,少加艾叶,以活血化瘀。在做计划生育的各种手术后,以及其他外伤、各种手术后,在正常的恢复过程中,一旦六淫所袭或七情所伤,都以参苏饮(人参、苏木、当归)相伍,能两相兼顾。这样未雨绸缪,确可免掉日后的不少麻烦。

(二) 长久、固定疾病引起瘀血病机辨治

《素问·痹论》指出:"病久入深,荣卫之行涩,经络时疏,故不痛。"这就是

说,病久迁延时日,有导致瘀血的可能。清代叶天士认为,人身"经络皆统血",并提出"初病气结在经,久则血伤入络",及"久痛入络"的论述。从临床体会来说,除了"久痛入络"外,还有其他久咳、久肿、久痿、久痹、久黄疸、久怔忡等,均可因病程长久而血伤入络,因此,"久痛入络"仅仅是"久病入络"中的一个项目而已。在理解和运用前人"暴病在经,久病入络"一类经验时,我的体会是:病变长久,病位又固定,就很容易产生瘀血,须用活血化瘀法以治之。由于中医强调气血,病变所波及者非气即血,血病可以及气,气病可以及血,气血之间由于生理的密切,而表现为病理上的密切,但血病比气病更深一层,气病一久,很少不波及营血。可以这样推理:既然"百病皆生于气",那么,百病长久,固定地存在于人体,就很容易由气及血,形成气血皆病。的确,临床上有很多慢性疾病,如慢性肾炎、冠心病、慢性支气管炎、慢性肝炎、卟啉病等,这些病在中医学中往往归于腰痛、水肿、咳嗽、胸痛、胁痛、黄疸、腹痛等证,古往今来的文献中都有记载,这些病由于长久、固定地反复发作,从病机上看,就有瘀血存的可能。而在今天,无论是中医、中西医结合,以及实验室的研究,都证实了活血祛瘀法在这些病症治疗中的重要性。

(三) 呈结聚状态瘀血的病机辨治

肿、瘤、岩、积、聚、瘕、癥、疔、疮、痈、疽、疹等,这些病症都有一个共同的特征,即都是呈结聚状态的表现,从中医理论上来说,很自然会联想到瘀血。但是,另外一些诸如此类的病症,是否也可以应用活血祛瘀法呢?我认为是完全可以的。《中医杂志》(1962 年第 6 期)载《通经逐瘀汤治疗 23 例荨麻疹的初步报告》一文,报道效果良好。该文认为,荨麻疹病因虽多,"其病理基本环节在于风湿或风热,郁于皮毛腠理间,阻塞肌表气机,肌表气血因而瘀滞致发本症。治疗当以疏通肌表气机,畅通气血为主,通经逐瘀汤以皂刺、地龙等通经络舒畅肌表气机,以赤芍、桃仁、红花活血逐瘀,并以连翘、金银花解其邪毒,加入香附调和气血。目前临床一般习用消风散,其方效主在消风止痒散风湿,而其通经逐瘀之力则略逊。"此即按病机分析,去进行诊断,以指导活血祛瘀法的使用,结果比较令人满意。临床上,我就持此种观点,并由此而推至麻疹、风疹、疮疡、水痘、紫癜、瘰疬等。的确,也有不少古今文献曾论述过这些病症的病机为血分蕴毒,因此,活血祛瘀与解毒等法相配伍,本是正理。至于急慢性扁桃体炎、咽炎、鼻炎、舌溃疡、小儿鹅口疮等,我亦以病变呈结聚状而分别配伍活血祛瘀法,均有积极的治疗作用,看来不应当忽视。总之,只要病变呈结聚状态,皆会有一定程度的气机闭塞,从而造成相应的血行不畅,这在中医理论上是很容易理解的,因而应用活血祛瘀法则治疗,也是理所当然的事情。

以上三条,皆为有瘀之兆,不论表里、寒热、上下、内伤、外感、男妇、长幼,不论有无瘀血症状出现,皆要注意配用活血祛瘀法。一般来说,这样做确比根据是否有瘀血症状而使用活血祛瘀法更为准确、实用,且能防患未然和防微杜渐。

以上是从病机上去判断瘀血的存在、发展,并指导活血祛瘀法使用的认识和体会,由于近年来对活血祛瘀法的使用比较注重症状的诊断,很少论及病机的探讨,故书之出来,望能质之高明。

【附】 分析以往用药来指导活血祛瘀法的使用

《金匮要略》治疗产后腹痛,先用枳实芍药散,服之无效是内有瘀血,用下瘀血汤。这种瘀血着于脐下腹痛之诊断是用药物试探后而成立的。

《医林改错》血府逐瘀汤所治证目载:

不眠:夜不能睡,用安神养血药治之不效者,此方若神。

心跳心慌:心跳心慌,用归脾安神等方不效,用此方百发百中。

头痛:查头痛者,无表证,无里证,无气虚、痰饮等证,忽好忽犯,百方无效,用此方一剂而愈。

总之,用其他药无效,再结合其他症状,即可诊断为血瘀,此类例子甚多,不能一一列举。这个矛盾是在诊断由于条件的局限时不可避免的,然而,如何去吸取教训,得到正确的诊断,却是一门学问,非要有坚实的理论知识和临床经验为基础不可。这种"诊断性治疗法",颇为历代不少著名医学家所重视,并且积累了相当丰富的经验。我也深深地体会到很多异常可贵的经验和深沉的教训,都是从药物试探进行诊断这里面取得的,而不论这种试探是有意还是无意地进行,这是一条从特殊到普遍必然经历的过程,这里会有丰富多彩的历程在等待着我们去认识、思索……特别是在今天的实践过程中,必然会出现更多的新问题,这种诊断性治疗法的运用范围也必将扩大。因此,对这个方法应该给予认真对待,并努力加以总结和提高。

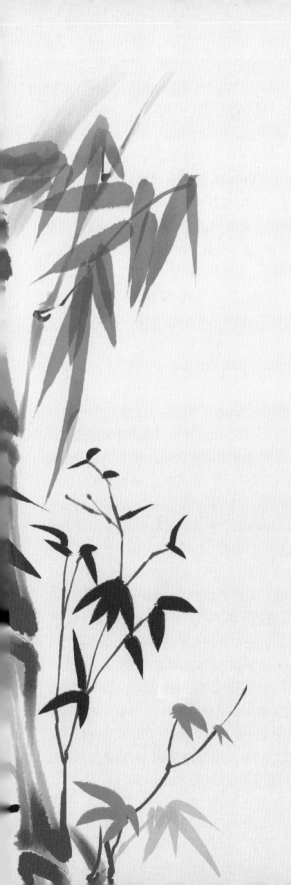

第二部分

论　治

一、论 治 管 见

论治是依据辨证和辨病的结果,抓住疾病本质的病变趋势,采取相应的治疗措施。临床要能较好地进行论治,必须博览古今各家之方,深究古今名家遣方之精华,注重实践,细心验证。反复研究成功和失败的经验教训,方能逐渐灵活化裁成方,师而不泥。这样,临证治病才能富有胆识,有理有法,严谨有机,遣药精当,取得较好的疗效。以我多年的体会,深深地感到必须十分重视理、法、方、药的连贯性,因为辨证虽明,而析理不深,立法不严,组方浮泛,选药失当,仍可贻误病人。这里,就我对论治感受较深的地方,谈些体会。

(一) 用方当深究组方之理

学习方剂,要通达组方之理,才能用活方,创新方。组方之理,至少包括三个方面:一是治疗对象的病理和病机;二是立方的原则;三是用药的法度。一个好的方剂,起码的条件就是要切中治疗对象的病机,再进一步就应该是配伍严密,主辅佐使恰当,治疗的方向明确,用药有序,严慎不乱,要做到药味少而重点突出,药味多而不杂乱无章。前人所谓"方从法定,以法统方",就是说治疗法则,是从众多的治疗方药中总结出来的,带有规律性的东西,是指导治疗复杂多变疾病的大法和基本原则。做到了"以法疏方"以后,也不能说就一定能取得满意疗效,还必须熟悉用药法度,即药物的特点及配伍后的协同与拮抗等问题,这样才能较好地选好方、用活方,取得较好的疗效。辨证立法相同,而用药疗效不同,问题往往在于配伍和选药之得当与不得当,即使方同量异,作用亦各不相同,此类情况甚多,可供参阅,而临床医生对这种现象,也都是各自有其深切的体会,值得反省。基于这些认识,我临床上除注意方与法之间的关系外,还非常重视收集民间单方、验方和同道们行之有效的自制方、祖传方,运用中医的基本理论去加以探讨,使之为我所用。所用的含义,除临床治病运用外更用来开拓自己的思路,打破旧有认识上所形成的障碍,从而获得新的体会和认识,以指导临床实践。总之,要能选好方、用活方、创新方,最重要的是通过临床实践,博采多家之长,多读书,多看能家临证,多记录,多思索,多对比,多付之实践验证。

(二) 择选药物要注意专能

药物的专能应当重视,对药物在不同剂量、剂型、炮制和配伍情况下能起的不同作用,都要注意探讨和了解,且愈多愈详愈好。理法好比兵法,而药物又好比武器,战争除了重视战略战术外,对武器的掌握亦很重要,而且武器的变化,往往还会引起战略战术的变化。我觉得,一个高明的医生,应该常常注意调整这二者之间的关系,就能为中医的理法方药发展,作出一定的贡献。至于研究药物的专能,我的体会是,主要应当注意以下三个方面。

1. **单味药物的专能**　单味药物的作用,常随产地、采取时节、剂量、剂型、炮制方法等不同,而有所侧重和变异。不妨以柴胡为例,来说明这些影响和关系。柴胡有南柴胡与北柴胡之分,其共性为疏肝解郁、疏邪退热、祛邪调经。其个性则南柴胡长于升阳散邪、疏肝解郁;北柴胡长于解热泄下、推陈致新。生品,多用于外感;炒制,有缓解发散作用;蜜制,润肺,止咳;酒制,升散,退热;醋制,增强疏肝活血及止痛作用;鳖血制,用于养阴,制疟。在使用的剂量上,重剂退热,中等剂量解郁疏肝,小剂量升举阳气。剂型的使用,对药物的专能,亦有相当的影响。比如,龙骨外用,主要能敛汗、生肌、止血,内服为收敛浮阳、安神重镇、平降肝阳,各有侧重。附子捣烂、敷足心,可以引火下行,撤上部热盛之症,如鼻衄、咽痛、小儿流口水、口疮等,与内服有一定差异。另外,大黄欲泻下,当后入煎剂,欲止泻,可以久煮,芒硝需要兑入药汁溶化,阿胶烊化,肉桂焗服,旋覆花布包煎等,无不影响药物专能的发挥。倘不细察及此,处方再好,也难免会有时因此而功亏一篑。

2. **药物配伍后的专能**　药物经过配伍后,所能产生的作用,不是单味药物作用的简单堆加之总和,在经过配伍以后,药物性能和作用往往起了变化,且这种变化常是多方面的。就以麻黄来说,在麻黄汤、麻杏石甘汤、麻杏苡甘汤三方中,都以麻黄为主,辅以杏仁,佐以甘草。但一则配伍桂枝,为治表实无汗之太阳伤寒;一则配伍石膏,为治汗出发热而喘之方;一则配伍薏苡仁,就成为治疗风寒湿痹之方。三方仅差一味药物,其治疗作用就全然有异,可见配伍后的药物专能值得努力探索和认真掌握。药物配伍后所能表现出来的作用,大致可以归纳为三个方面:①改变其本来的功效或取得另外的效果,如桂枝配白芍,以调和营卫;黄连配吴茱萸,以平肝制酸;干姜配五味子,以温化痰饮等。②增强其本来的功效,收到更强的效果,如苍术配厚朴,以燥湿行气;木香配槟槟，以顺气化痰；黄柏配知母，以清下焦湿热。③减轻或消除毒性或副作用，如干姜配附子，能减轻附子毒性；砂仁伴熟地黄，能制熟地黄滋腻碍胃的副作用等。药物配伍后的专能，还常常受到剂量的影响，在配伍的方剂中，常可因一味药物剂量上的增减，整个处方的作用，就会向其他方面转化。以《伤寒论》《金匮要略》中的方剂来说，比如桂枝加桂汤，药味组成虽然如旧，但由于一味药物剂量的增加，却变为治疗奔豚气从少腹上冲的方剂了。枳术汤、枳术丸都是枳、术的组合，前者枳倍于术，寓补于消，以消食导滞为主，后者术倍于枳，寓消于补，以健脾和中为主，一祛邪，一补脾，迥然不同。小承气汤、厚朴三物汤、厚朴大黄汤三方，也是药味相同，由于剂量不同，而治疗的病症亦不同。前辈名家对药物配伍后的专能，每有独到和精辟的见解，如喻嘉言谓虚人于解表药中加参，其效乃捷，而一般规律是表未解者，不可用补。王旭高说："麻黄是开达肺气，不是发汗。"陆士谔说："桑叶为肺家之肝药，枇杷叶为肝家之肺药，二味同用，大能清肝肺之热，降气通络止咳。"综上所述，如果我们熟悉了单味药物的专能后，不再进一步地掌握药物配伍后的专能变化情况，仍然不能比较恰当地选方遣药。

3. 药物作用同中之异　同，是指同类作用的药物；异，是指同类作用药物之间的差异，这种差异既包括单味，也包括配伍。掌握同中之异，就可以减少处方中杂乱和叠床架屋的现象，从而使处方简洁有力。这样，不仅有利于提高疗效，总结经验，而且对于节约药材，减轻病人经济负担均具有积极的现实意义。

比如说，都是升提的药物：葛根善鼓舞胃中清气上行，以输津液；桔梗为舟楫之剂，能载药上行；升麻、柴胡能升阳举陷。

都是温肾的药物（见图1）：

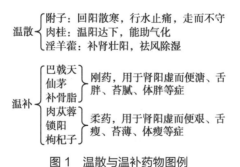

图1　温散与温补药物图例

都是辛温开达的药物:生姜、半夏降胃气;吴茱萸、花椒泻肝浊;桂枝辛温促动;麝香香窜透络。另外,如蔓荆子、桑叶、菊花皆能疏散风热,治外风头痛。倘若对于肝风内动之头痛,使用蔓荆子却并不对证,此时纵有风热为患,仍当以桑叶、菊花更为恰当。

羚羊角与犀角都同样能治热病发狂。但犀角以入心为主,偏于凉血,善治神昏;羚羊角以入肝为主,偏于息风,善治抽搐。

以上是用不同方式对药物同中之异探讨的举例。总之,从上述三个方面去对药物了解得愈多、愈深、愈透,就越能提高临证处方对药物作用的选练功夫,其好处自不待言。

(三) 治法详解

我平素喜欢对中医种种具体治则(不论是常法还是变法)进行收集和研究,认为这是非常有意义的事情,并且于其中确也受益匪浅。为什么疏肝常兼理脾胃,补血常须益气? 何谓芳香化浊? 何谓分消上下? 酸甘化阴或苦辛通降的作用机制如何,如何使用? 对诸如此类的问题进行研究,会激发起研究者的无限兴趣。如果我们只掌握一般的治法,那么,在具体治疗时,一旦遇到了较为复杂的证候,往往会陷入雾里云中,感到治法不多,无从下手。比如见到虚证,虚则补之,但如何补才妥帖? 需要从何着手? 同时还需要顾及一些什么? 要处理好这些问题,就必须对虚的成因、虚的程度,以及虚在整个病变中的机制和影响等关系,逐个得出确切的结论。做完这一步工作后,掌握治法的多少,就成为对治疗效果好坏、快慢有直接影响的重要因素。对这个问题,我的体会是,选方遣药的功夫,不一定能弥补治法上的错误和幼稚之处,反过来,治法上的正确,还可以多少弥补选方遣药的不足。为了能进一步地说明这个问题,拟分三种类别叙述于下,每类治法略举数端,以备参考,从中亦可见到前辈治法之丰富多彩,值得认真努力发掘。

1. 扶正类
(1)虚则补之。

(2)补脾不若补肾,补肾不若补脾。

(3)补脾须不碍肺,滋肾须不妨脾。

(4)土旺则生金,勿拘束于保肺。

(5)血属阴类,非阳不运。

(6)精因气而虚者,自当补气以生精;气因精而虚者,自当补精以化气。

（7）阳失阴而离者，不补阴，何以救散亡之气？水失火而败者，不补火，何以能苏垂寂之阴？

（8）善补阳者，必于阴中求阳，则阳得阴助而生化无穷。

（9）善补阴者，必于阳中求阴，则阴得阳升而泉源不竭。

（10）若要补，切忌蛮补，补中佐以动药，始能补而不见留滞，如厚味填补，必佐行气之品即是。

（11）五脏之伤，穷必及肾。

（12）劳者温之。

（13）形不足者，温之以气；精不足者，补之以味。

（14）精血亏损者，当用血肉有情之品。

（15）气阴两亏，当用甘温之药。

（16）久服养阴之剂，当参入甘淡微辛微苦、气味轻薄之品，以防气机郁滞。

（17）虚损至食减形瘦，当以后天脾胃为要。

（18）胃虚通补。

（19）左归的立法原则，是育阴以涵阳，不是壮水以制火；右归乃扶阳以配阴，不是益火以消水。

（20）瘀血不去，新血断无生理。

（21）妇人产后病，可参考傅青主生化汤加减，大补气血为先，虽有表证，以末治之。比如产后冒风发热，可用生化汤加白薇，临床效果颇好，单用发散之剂，往往偾事。

（22）补虚的主要方法在扶胃气，用药要少、轻、淡。可用饮食代药，引其开胃，饮食得宜则胃口开，饮食得进则气血增，就能进一步地进行调补。

（23）病后自当进补，但要补得适宜，厚味荤腥固然血肉有情，但胃气初苏，反伤胃气，倘是温病，余热未净，反留祸根，能致食复。

（24）久病服药损伤胃气而恶药、干呕者，当以食疗为主，倘仍用药物治疗，纵使对证，也难以见功。

（25）临床上脾阳虚与胃阴伤同时存在者，比较复杂难治，治疗当兼顾东垣、天士之法，庶无偏胜之弊。我的体会，有热象者，当以养胃阴为主，养胃阴之药，如沙参、玉竹、麦冬等，均为清润之药，渐次再增加扶脾阳之药。无热象者，当以扶脾阳为主，渐次佐入养胃阴之品，阳长则阴生也。

（26）治虚无速法，欲速则不达，要立方固守，多服自有益，倘若心急而背水一战，实乃促其早夭。

2. 祛邪类

(1) 实则泻之。

(2) 温热病之应用下法,主要目的是逐邪热,下燥粪,除积滞还在其次。

(3) 祛邪应乘势利导,切忌截堵病邪出路。

(4) 温疫以祛邪为急,逐邪不拘结粪。

(5) 胃痛屡发时久,必有痰凝瘀聚。

(6) 逆流挽舟。

(7) 即使邪在气分,甚至在营分,只要存在闭汗的病理现象,都不可回避汗法,勿拘于表汗之说。

(8) 湿盛则阳微,非真微,乃湿蔽清阳,利湿则阳通,此之谓也。

(9) 与其扬汤止沸,不如釜底抽薪。

(10) 养生当用食补,治病当用药攻。

(11) 寒湿内滞之证,施以温化之剂,犹如春和日暖,冰雪消融。

(12) 治任何疾病,都当为邪气开出路,开出路乃是审查病人之苦衷,恢复气机、气化之正常。一般出路为汗、吐、下、利,其中利指通利小便。如何开呢? 并非仅仅指发表、涌吐、攻下、利尿,查气机、气化阻碍之因而去之,亦是开出路之法也。比如用五苓散与苓桂术甘汤都能治癃闭,而前者重渗利,后者重气化,要知常,更要达变。

(13) 用清法要无凉遏之弊,在于有机结合表透、通下、反佐等法,为撤邪祛热开辟出路。

(14) 攻邪宜早,迟延则徒耗正气,反为难办,达邪务溃,乃一鼓作气之义也,否则,再而衰,三而竭。

(15) 老年人、产后、先后天不足者,纵是感冒风寒、风热,也是杂合之病,当用杂合之药以治之。

(16) 阴邪凝聚者,当用阳药通之,但须注意与此有联系之处的寒热虚实,一则防其欲速不达,二则防其动辄掣肘,三则防其挖正气的墙脚。

(17) 正虚邪实,有五法可以借鉴: ①不正面攻邪,从侧面祛邪,如癥瘕积聚,体虚又不任攻削者,可用消法或和消二法合用以渐去之; ②"退避三舍",保存正气,争取各方面因素的支持,让邪势自衰,然后一举歼灭,如温病之战汗,即是其例; ③诱其所好而歼之,如热结旁流,采用通因通用之法,又如湿温用下法即是; ④先打弱敌,各个击破,如分消上下,使热与湿不相合,势力孤单; ⑤微者逆之,甚者从之,从者即反治法也。热因热用,寒因寒用等,皆是从现象上顺从,而反佐疗法,则是为了更好地发挥药物的治疗作用。以上五法与扶正法相伍,于正虚邪实之证的治疗,皆有较好的疗效。

(18)六淫外感,外来之邪,本人体所无,驱之务尽,但务尽二字,并非指一味使用祛邪之法。邪去七八,则当伍与扶正之法以达邪,否则正气一虚,邪反易凑,就不能尽矣。

(19)清各种脏腑之里热,清之不去,应配伍清热利尿,泻下通便之品,以引导邪热从二便而解,否则疗效不佳。

3. 调整类

(1)脾失健运而痰生,健脾则痰消。

(2)肝不柔和而风动,柔肝则风息。

(3)土虚木摇之风动,纯息风无益,当补土固木。

(4)阴亏于下,阳浮于上,不宜走窜不能收纳之品。

(5)阴不足者,阳必上亢,而内火燔,欲阳之降,必滋其阴,徒待清凉无益也。

(6)中气虚寒,得冷则泻,而又火升齿衄,此为土薄火升,清凉药无效,当温补中气,俾土厚,则火自敛。

(7)壮水之主,以制阳光,益火之源,以消阴翳。

(8)通之之法,各有不同。调气以和血,调血以和气,通也。上逆使之下行,中结使之旁达,亦通也。虚者助之使通,寒者温之使痛,无非通之之法也。若必以下泄为通,则妄矣。

(9)肝阴耗损之证,专事疏肝不独无效,反可增其燥伤阴血,柔以抚之,尚可驯其横逆。

(10)调治脾胃,责在升降润燥之间,权宜而施。

(11)疏肝必兼顾理脾胃。

(12)水旺则火熄,勿汲汲于清心。

(13)久患风湿,治风先治血,血行风自灭,以养血为本,自可事半功倍。

(14)血之妄行,多是相火,疏泄无度,可用介类使肝肾泛滥之虚阳安其窟宅,正本清源,不治血而血自止。

(15)肝主血,络亦主血,同类相从顺其势而利导之,莫如宣络。

(16)肝脾肾三脏与奇经八脉密切相连,故凡三脏亏损之症,日久多兼八脉空虚。

(17)喻氏逆流挽舟之法,本为下痢夹表而设,其实用治泄泻亦为可取。因方中取羌、防、柴、葛等既可解表,又能升清之品,所谓鼓舞胃气上腾,则泄泻自止。

(18)虚怯之人外感,有健里托邪之法,里和表自解也。

(19)春多上升之气,宜润肺抑肝。

(20)夏多火热,炎上最重,宜清金降火。

(21)湿温通阳不在温,而在利小便。

从中医众多的具体治法来看,可以看到虚补实泻、调整阴阳这句话,是包含着多么丰富的含义,实能开启人之无穷悟境。如果不深入细致地了解得更多一些、更透一些的话,即使辨证准确无误,在析理和选法上也会出现山穷水尽疑无路的局面。

(四) 成方辨析

胸中装的成方愈多,临证处方就愈成熟。对于成方的研究,我的体会是,必须从三个方面去着意体会,一是方剂作用之异同,二是组方之妙用,三是剂量之巧思。这里主要谈谈前两个方面。

先剖析几个治疗下痢的方剂:

1. 白头翁汤治肝经邪热夹湿热下注于肠道者,故以下利脓血、里急后重为主症。

2. 黄芩汤治少阳邪热移于肠道,故以下利热臭,腹部急痛为主症。

3. 小承气汤所治之下利,乃热结旁流,故于下利之同时,必有腑实谵语、腹部胀痛拒按等症。

4. 猪肤汤所治之下利,以阴虚为主,病在少阴,有咽痛、口渴、心烦等症。

5. 桃花汤之便脓血,是因脾阳虚而不能温煦,症见下利脓血,血色暗而不鲜,滑脱不禁,腹痛喜温按,小便不利者。

再以行水的方剂而言,水肿之治,不在利尿药之强弱,而在于是否针对了气机、气化失常的环节,也就是说是否切中了病机。同是利水之剂,根据不同的治疗途径可区分为:五苓散重在化气行水,五皮饮重在行气利水,真武汤重在温阳行水。

以上是指方剂的同中之异。方剂要能发挥较好的疗效,又与组方之妙有很大的关系,了解和掌握这些关系,对于方药的灵活加减、新方的创立,都有着重要的意义。组方之妙,兹各举几例以说明之。

竹叶石膏汤之组方,妙在半夏一味。此方常用于热病之后,余热未清,气阴两伤,出现口干唇燥、舌质光红、苔少、泛恶、纳呆、脉细数等症。半夏与麦冬相伍,则半夏降逆止呕而又无燥津之弊,麦冬生津养阴而又无留邪之害。有人临证以半夏温燥去而不用者,实乃不知妙就妙在半夏温燥之性,当余热内扰、津气未复、胃气不振已甚之时,使用此方,必得半夏去振奋胃气而制呕逆,如果减去不用,则方剂寒凉就会偏胜,更使胃气损伤而不易振复。再以大黄黄连泻心汤来说,大黄、黄连都是苦寒药物,如果单用黄连去治疗热痞,虽然有清热之功,却没有破结之力,痞结势必难消,而与大黄相配伍,则不仅能加强清热作用,更增破结力量,相得益彰。补气益卫、固表止汗的玉屏风散,其配伍亦颇有妙处,方中黄芪、防风两药合用,相畏相使,其功益佳。黄芪得防风,即不虑其固邪,防风得黄芪,亦不虑其表散,实属散中寓补,补中兼疏之剂。

前人对成方的加减,亦很能给人以启发,以白虎汤为例:

身中素有痹气者,热渴汗泄,肢节烦痛者,加桂枝;胃汁枯涸,暑热伤气,身热而渴者,加人参;胸痞身重兼见者,加苍术,理太阴之湿;寒热往来者,加柴胡,散半表半里之邪。王孟英说:“余于血虚加生地黄,精虚加枸杞,有痰者加半夏,用之无不神效;治暑邪炽盛,热渴汗泄而痞满气滞者,以白虎加厚朴极效。”

从上述方剂加减中可以看到,补泻并用,温清兼施,各有巧思,故都能取得满意的疗效。

研究成方的异同,研究组方的巧妙,不仅能使我们更深刻地认识和掌握成方,从而有效地选好方、用活方,更重要的是能够由此而启迪我们的思维,推陈出新,加减得宜,创立新方,所谓法从古人,方由自裁,即是指此而言。

(五) 治疗中的主方主药

徐灵胎在《兰台轨范》序中说:“欲治病者,必先识病之名,能识病名,而后求其病之所生,知其所由生,又当辨其生之因各不同,而病状由所异,然后考其治之之法,一病必有主方,一方必有主药。”对于这些论述,我是深以为然,临床上坚持此义,治疗变通,总不离主方主药。兹以胃脘痛和痢疾的治疗为例。

1. 胃脘痛 这里的胃脘痛,主要是指慢性胃脘部疼痛,经常发作者,其中能够包括一部分现代医学的胃或十二指肠球部溃疡、慢性胃炎、慢性胆囊炎等。

主方主药:黄连、黄芩、香附、良姜、党参、檀香、延胡、花椒、紫苏(梗叶合用)。

加减:虚寒者,加黄芪、砂仁、肉桂;湿热者,加瓜蒌壳、半夏、竹茹;肝郁者,加柴胡、乌药、郁金、白芍;血瘀者,加失笑散、丹参、土鳖虫;火郁者,加栀子、左金丸、川楝子;寒凝者,加桂枝、附片;食滞者,加焦三仙;胃阴不足者,去黄芩、花椒,加沙参、玉竹、麦冬;蛔虫者,加乌梅、使君子、芜荑;腹胀气滞者,加厚朴、槟榔、枳实；虚胀者,加白术、莱菔子。

2. 痢疾 古称滞下,又称肠澼。为夏秋季节常见流行疾病,临床以腹痛、里急后重、下利黏涎或赤白脓血相兼为主要特征。我赞成"无积不成痢"和"痢无止法"之说,以一方统治之。

主方主药:当归、白芍、槟榔、枳壳、滑石、木香、莱菔子、石榴皮、焦大黄。

方中当归、白芍用量均为 25g 以上。

加减:热重者,加金银花、连翘、黄连;痢下赤盛者,加地榆;湿重舌苔微黄白腻者,加苍术、厚朴;舌苔灰黄,渴不多饮,小溲不利者,加藿香、通草、白蔻;兼有寒热表证者,加荆芥、葛根;兼有暑湿者,加藿香、佩兰、扁豆花;下痢伴腹痛后重明显者,加生大黄、肉桂(焗服);有食积者,加焦三仙;休息痢,发作时予此方,不发作时,用参苓白术散、七味白术散等;噤口痢,舌质红绛而干、脉细数者,加石斛、沙参、麦冬、冰糖等;苔白而厚者,加半夏、生大黄,降逆通腑化浊;胃气已败者,加人参,再稍佐藿香、佩兰等芳化醒胃之品。

如何选用某一病的主方主药呢? 就是选用的药物功用基本上要能针对整个疾病的病因病机,不同的疾病,各有其特殊的发展和发生过程,能够阻止和调整这个特殊发生和发展过程的方药,就是该病治疗的主方主药。另外,选用主方主药时,就一般而言,不要选择那些偏性太强烈的方药,要尽量能进能退,能左能右。例如,治疗内伤外感咳嗽,我常选用止嗽散为主方,之所以选用它,是因为它温润和平,不寒不热,稍加变化,适应性就比较广泛。治疗黄疸,我常以茵陈四逆散为主方,这是因为茵陈蒿汤退黄利胆除湿,四逆散疏肝理气解郁止痛,正切合整个黄疸病的病机。治疗青壮年的神经衰弱,我常以温胆汤为主方,这与温胆汤不寒不燥,颇能进退有很大关系。

必须加以说明的是,我在这里所强调的重视主方主药,是服从于中医传统理法方药辨证用药这个大前提的。我反对动辄讲辨证论治,漫无边际,让人抓不住重心的做法,因为中医并非不辨病。我也反对重方药轻医理的做法,因为这样做的结果,只能使中药的有效应用范围越来越窄,疗效也必然随之受到限制和影响。只有辨证与辨病相结合,辨证论治与专方专药相结合,才能使中医基础理论更好地与临床实践结合起来,从而提高临床疗效,发展中医学术理论。几十年来,我对此体会尤深,教训亦不浅,故不能不加以强调。

(六) 其他治疗手段

临床治病,不当以药治而摒弃其他治疗手段,也不当以内服药而摒弃外用药,各种治疗手段均有自己的长处和局限,作为医生要善于发挥各种治疗方法的长处,并尽量多掌握几种方法,以备临床之用。唐代孙思邈说:"病有须针者,即针刺以补泻之……针灸而药,药而不针灸,亦非良医也。"观我父辈医生,纵以内科为主,亦兼通针灸、推拿等法,不似今天的内科医生,往往只运用药治。我临床治病,都是采用内外合治,针药并用,确能解决实际问题,比单用药治更能扩大治疗范围和提高疗效,颇受病家欢迎。

除针刺四缝穴与内服方药并用以治疗小儿多种病症,在后面有专文论述外,我治疗慢性支气管炎,常采用灸足三里、关元、肺俞,与内服方药相配合,能相得益彰。急性流行性结膜炎(俗称"急性火眼病"),除内服汤药外,常用苎麻绳,点燃灸鼻尖,轻者单灸亦颇有疗效。疮、疽、痈初起,我亦往往是外敷内服方药并进,而治疗包块如乳癖、血瘤、肉瘤、粉瘤等,都是针药并用,效果颇佳。

如丁某,女,32岁,某研究院工作。性情倔强,易怒,左乳房上生一硬结,数月内即大如核桃,疑心为乳癌,心中甚为恐惧。处方:瓜蒌15g,甲珠6g,青皮10g,白芷10g,金银花12g,木通6g,夏枯草12g,地丁草12g。水煎服。直接针刺其包块三针,另取合谷、足三里,每次针单侧,针后加灸。三个月后,包块消失。又如王某,男,45岁,干部。右胁上生脂肪瘤(10cm×6cm),直接针灸包块21次后,即缩至5cm×3cm。马某,男,42岁,干部。背上生一硬结,拇指大,针后直接灸,治疗三次后即消失,两年后亦未曾复发。至于用针灸、推拿与内服药配合治疗关节痛、外感头痛、扭挫伤、口眼歪斜等疾病,早已是属于经常运用的治法了。

这里,再谈一个病案,借以说明食疗和日常生活摄养对疾病治疗的重要性。我早年曾诊治一经闭患者,经多方治疗,瘦弱、潮热、腹痛等症均已好转,而胃口总是不开。用多种方法调治,疗效不佳,黔驴技穷。后偶然闲谈,知患者平素爱吃甜食,自病后即渐恶甜,于是嘱其可适当吃些豆腐乳,本是不意之言,岂知病人自此却胃口渐开,比服药见效得多。于是,病体日益向愈,体质得以恢复,月经正常。此案给我教训很深,使我懂得了只知内服方药,还不能算得好的医生,仅懂得药疗是不够的,还要懂得食疗、心理治疗等治疗方法,不然对很多病的治疗仍会束手无策,而望洋兴叹。

(七) 遣方三要

具体遣方用药,我对自己有约法三章。

1. **要辨证用药** 华岫云在《临证指南医案·凡例》中写道:"余愿业医者,于识证尤当究心,如儒家参悟性理之功,则临证自有把握。然后取此法与方用之,必有左右逢源之妙矣。倘阅是书者,但摭拾其辞句,抄袭其方药,藉此行道,为觅利之计,则与余刻是书之一片诚心,大相悖矣。幸后之览者,扪心自问,切勿堕落此坑堑。"徐灵胎对此眉批道:"近日此辈甚多。"这是强调辨证用药的重要性。

2. **要辨病用药** 不少临床所选之药,都是针对中医所谓的病而选用的。如黄疸选用茵陈退黄,疟疾选用常山、青蒿截疟,蛔虫证选用槟榔、使君仁驱虫;其他如香附、益母草调经,穿山甲、王不留行通乳,三七、自然铜疗伤,仙鹤草止血等,也是这样的使用。中医也要辨病用药,不可忽视,这中间有不少宝贵遗产,值得发掘。而随着时代的发展,西医对病的认识也会非常自然地影响中医的临床,随之也必然会积累不少新的辨病论治经验。所以,辨病论治的功夫,也就成了临证处方中重要的一环。

3. **要根据经验用药** 不少有较好治疗效果的方药,中医理论无法解释,纵能解释也比较牵强附会。而现代医学对其中的机理也无法完满地解释,选用它们,就是凭经验用药。

只要能较好地综合上述三个方面去选用方药,一般来说,也就比较中肯了。

从以上七个方面谈了自己对临床论治的体会,概括起来为三句话,即明理法、知方药、博技艺。能做到这九个字,临证论治就能收到较好的效果。但是,这九个字包含的内容又非常之丰富,要做到又非常之难。因此,学医要下功夫、花力气,来不得半点侥幸心理。《素问·气交变大论》说:"夫道者,上知天文,下知地理,中知人事……"临证日久,对此感慨颇深,我今年且九十,时时以"医非博物,不能治疑难之症"自勉。

二、浅 谈 扶 正

中医治病为什么要时时注意扶正呢? 首先是因为中医学认为邪之所凑,其气必虚,正气虚是疾病发生的内在原因。这种正虚发病学说,由《内经》所确立,又为后世医家所继承而发展,成为中医学术的特色之一。不仅如此,中医学还认为疾病的发展、变化情况，也多取决于人体正气的盛衰存亡。正盛则邪却，正虚则邪进，正气的情况决定着疾病轻重、发展和预后的好坏，正气未伤，虽重可望来苏；元气耗散，虽轻症亦易恶化。因此，对疾病发展和预后的推断，中医不仅视病情之轻重，更注意元气之存亡。基于此，中医治病总是处处顾护正气。《素问·五常政大论》说："大毒治病，十去其六；常毒治病，十去其七；小毒治病，十去其八；无毒治病，十去其九；谷肉果菜，食养尽之，无使过之，伤其正也。"《素问·六元正纪大论》说："大积大聚，其可犯也，衰其大半而止，过者死。"这里，就提出了一个值得认真思考的问题，为什么不彻底消除，却仅衰其大半而止呢？为什么无毒治病也不穷追猛打，却仅十去其九？这就是处处顾护正气思想的具体体现。《内经》所提出的这种"无使过之，伤其正也"的正确医疗思想，为后世医疗实践所证实、继承和发展，历代有学识经验的医家治病，始终处处以维持或扶持正气为主，谨慎地处理好邪正之间的关系，以达到邪去正安，病体向愈的目的。

张仲景在《伤寒论》中，对于正气的盛衰存亡是极其重视的，书中经常提到亡阳、亡津液，并有许多因正虚而禁用或慎用祛邪法的记载，以及因误治伤正而采用的多种"救逆"条文。处处顾及正气，还表现在服药注意事项的记载上，如大青龙汤有"一服汗者，停后服，若复服，汗多亡阳，遂虚"之诫。叶香岩在其《外感温热篇》中说"如面色白者，须要顾其阳气……面色苍者，须要顾其津液""初病舌就干，神不昏者，急加养正透邪之药""若舌薄而干者，邪虽去而津受伤也，苦重之药当禁，宜甘寒轻剂可也"。对于妇女温病的证治，更是强调"虚处受邪，为难治也""然须步步保护胎元，恐损正邪陷也"。如此处处注意扶正之说，随处可见。《温病条辨》一书中，也是再三强调温热存阴，最为紧要，"温热为法，法在救阴"，温疫以存津液为第一要义。以汗吐下三法驰誉医林的张从正，虽倡攻邪却未曾置正气于不顾，他那句"养生当论食补，治病当用药攻"的名言，就颇能道出他重视扶正的思想。清代医家魏玉璜选辑他的有关医案之后，独具慧眼地指出："子和之持论如此，岂放手攻泻而不顾元气者哉？第其用补，专重饮食调摄而不持药饵，故万全无弊，而亦无可举之功，其书具在，惟好学深思之士能通其意耳。"近代名老中医蒲辅周，亦非常强调在邪正关系上，正气为本，邪气为标，治疗上重视正气为本，强调人体本身抵抗力、修复力等内在因素的作用，不可见病不见人，所以，在立法用药上，蒲老力主贯彻"汗而毋伤，下而毋损，凉而毋凝，温而毋燥，补而毋滞，消而毋伐"的原则。并批评了有些医生忽视人以正气为本等基本概念的做法。总而言之，从中医整体学术思想来看,中医治病是时时以维护、扶持正气为主,谨慎地处理好邪正之间的关系,以达到邪气去,正气易于恢复,且病体最后向愈为其目的。

但是,中医治病,只懂得必须时时注意扶正还不行,还必须处处善于扶正,否则,希望仍将是希望,有时治疗的结果还会适得其反。必须加以强调的是,中医的时时注意扶正,是通过处处善于扶正而体现出来的。在临床上,我是通过以下几个方面来履行善于扶正这个原则的。

(一) 有虚必补

有虚必补,在补法上要当仁不让,这个观点在古今中医文献中,都可以看到和体会到。《伤寒论》太阳篇桂枝汤中,就有大枣、甘草、芍药;阳明篇中,人参白虎汤、调胃承气汤中,有甘草;少阳篇的主方小柴胡汤中,有人参、大枣、甘草,是和法的代表方剂;三阴篇中,以补为主,攻补兼施或以补为攻的治法就更普遍了。《温病条辨》上焦银翘散,即谓二三日病犹在肺,热渐入里,加细生地黄、麦冬保津液;中焦通腑有黄龙汤、增液汤、增液承气汤;下焦三甲复脉、大小定风珠,都是贯彻了有虚必补精神的方剂。在中医众多的解表治法中,有益气解表、滋阴解表、助阳解表等以补为攻之法,这都说明了在外感诸证中,也是有虚必补的;有虚不补,其效不佳。《新医药学杂志》(1978 年第 12 期)《清热解毒与益气活血法对慢性肺心病急性发作期作用的探讨》一文认为,益气活血能增强清热解毒的疗效,二者合用比单用清热解毒的综合疗效有较明显的提高。可见古往今来的临床实践,都支持外感病亦当有虚必补这个观点。

对于慢性病,中医更是强调有虚必补,今天的临床实践和科研成果,都日益表明这种思想的正确性。以冠心病为例,实践证明,通补兼施,标本同治,能相得益彰,使冠心病的治疗获得较为满意的疗效。其他如慢性支气管炎、慢性肝炎、结核病、胃及十二指肠溃疡、慢性胃炎等慢性疾病,都存在着类似的情况,必须攻补兼施,才能取得较好的疗效。虚弱病症,在新陈代谢和生理机能方面,多有程度不等的失常现象,或为低下,或为失调,运用补法进行调养,往往能使之增强或改善。经现代药理研究,各种补益药含有人体所必需的各种营养物质,服用这些药物能起到补充营养物质的作用。现代实验研究亦证实,虚证患者每有免疫机能减退或失调的现象,运用补法,则能增强体质,从而有效地防止疾病的发生,增强机体的抗病能力。综合这些论述,都足以说明,有虚不补,实为下策,有虚必补这种观点,完全适用于各种急、慢性外感和内伤疾病的治疗。那些根据补不恰当而出现了副作用和不良反应,得出"伤寒无补法""邪未尽不宜早补""虚不受补"等结论的做法,是片面的。因为在有虚必补这个前提下,还必须补得恰当,才能收到良好的效果;如果气虚补血,阴虚补阳,当然只会适得其反。但若就此而得出不能用补的结论,和乱补一气的做法,都同样是荒谬的。

(二) 补要及时

补不及时,等于不补,这句话并不过分。特别是在病情危重之时,补要及时实质上包含着救急和防微杜渐这两层意思在内。不少同道指出,在危重或急性病的治疗中,不应该将补药使用得太晚。如屠揆先、王静仪医师谈到人参用于危重病人的时机时说,要"参照现代医学的诊断及根据中医的辨证,对'攻邪'方面经过一定日期,还未显示出疗效时,就应考虑到机体功能问题,也就是可能有'正不胜邪'的因素存在。要选用扶持正气的药物。配合祛瘀或攻逐的方剂进行治疗"。在出现正不胜邪的预兆时,更要考虑扶正,"用人参作为扶正药要用得及时。如用在死亡前的不多时刻,虽然亦可作为中药抢救的一法,可能效果不太理想"(《人参用于危重病人》,《新医药学杂志》1978年第7期)。徐仲才医师亦以使用附子温阳为例阐述过补要及时的思想,他引用张景岳的话说:"今之用附子者,必待势不可为,不得已然后用之,不知回阳之功,当于阳气将去之际,渐用以望挽回,若既去之后,死灰不可复燃矣。"张氏在这里对附子的应用还是留有余地,但强调及时应用附子于阳气受损病人则是观点较为明确的。我们应用"温阳"药,并不限于附子一味,我在这里不过借附子来介绍应用温阳药物的经验(《附子在临床上的应用》,《新医药学杂志》1978年第3期)。由此可见,补法作为扶正的一种手段使用时,不仅要有虚必补,而且还要补得及时,不能等到势不可为时才用补法,那样做,慢性病就会增加病人的痛苦,延长病程;危重病就会错失良机,甚至造成不可挽回的损失。

(三) 辨证看待攻补和扶正的关系

中医的治疗法则虽然众多,但总括起来,不外攻补两大法门。从现代医学观点来看,补的基本作用,可能在于改善或恢复患病机体的神经-体液的调节,改善或加强机体的免疫功能,支持或加强机体的抗病能力,促进患病组织器官的机能、代谢和形态结构的改善或修复。总之,在于使人体机能调节内外环境的适应能力、抗病能力得到恢复和增强。而祛邪的基本作用,在于抑制或消除发病因子对机体的有害影响,减轻或消除各种损伤、障碍现象,加速毒物的排出,消除各种病理潴留物等。必须充分认识到的是,攻和补的目的,都是在于使患病机体恢复正常的生理活动,攻和补乃是为达到这一目的所使用的不同手段。

补法是扶正的重要手段,但不是唯一的手段。那种把扶正仅仅理解为即是补法的认识,是大错而特错的。由于攻补都是使正气恢复的手段,所以,在这个共同的基础上,二者的作用可以相互转化。以塞因塞用的气虚大便不通而言,补气即可以起到攻下的作用,这种寓攻于补之中的治法,何尝不是一种攻邪的手段呢?同样,攻邪适当,邪去正安,又何尝不是一种扶正的手段呢?补可去弱,邪去正安,可见攻补得当,都可以起到扶正的作用。正是由于攻补都是治病的手段,因而使用不当,都会损伤正气。蒲辅周在谈到八法的运用时说:"以我数十年临床体会,逐步认识到中医的治疗大法'汗、吐、下、和、温、清、消、补'均需掌握分寸,太过或不及,用之不当,皆能伤正。"这里提到了补法,补之不当仍会伤正,可见用补法扶正,也非多多益善,必须掌握分寸。"还有用泻法来达到补的目的。如《金匮要略》虚劳篇立有'大黄䗪虫丸'一法,去瘀才能生新"。古今的临床实践告诉我们,必须辨证地对待攻补与扶正之间的关系,攻补之间虽然不能相互替代,却能相互补充。只有有力地打击邪气,才能更好地保存正气,扶持正气,以利于病体恢复,这个道理是很容易理解的。临床上常常可以见到,肺心病患者肺部感染若能有效地被控制,心衰症状也往往就会随之而好转;结核病属于中医痨瘵范畴,用抗痨药物一旦有力地抑制和杀灭结核分枝杆菌,那么,由此而产生的虚劳证候也就易于得到改善。诸如此类的情况都说明,祛邪是一种很重要的扶正变法。正是基于邪去则正安这种思想,中医学才有了那么多的祛邪方药,而对这些方药的使用,又再三叮嘱要中病则已,也就说明了中医治病是时时注意到扶正的。

从现代对中药的药理研究中也可以看到,中药攻和补的作用不是绝对的,往往是攻和补融合成一体。不少祛邪的药物,同时又具有补正的作用,如黄连不仅有较强的抗菌作用,同时又具有提高机体免疫力的作用。清热解毒的蒲公英、地丁,能促进正常人体淋巴母细胞转化,而虎杖对放疗引起的白细胞下降有效。白花蛇舌草、白毛夏枯草、鱼腥草、山豆根、杨梅根、金银花、黄芩、黄连等,具有刺激网状内皮系统增生,增强其吞噬机能的作用。不少的补药,也具有不同程度的祛邪作用,如黄芪、黄精、麦冬、冬虫夏草、补骨脂、当归、芍药等,都具有抗菌作用。续断对痈疡有排脓作用,何首乌能致泻,鳖甲能软坚,茯苓利水,当归活血,甘草解毒等。从纯中医的角度来看,也是攻补兼备的。综上所述,我们就不能用凝固的眼光去看待补正和祛邪,以及攻补药物之间的区别。二者常可由间接和直接的关系相互转化,要善于利用和运用这种转化去达到治病的目的,才能真正发挥出辨证论治的优点来。

(四) 剂型、禁忌、服药方法

银翘散为什么用散剂?为什么勿过煮?吴鞠通解释道:"肺药取其轻清,过煮则味厚而入中焦矣。"大黄黄连泻心汤,为何不取煎剂而用麻沸法?前人认为是取其轻扬清淡之意,以泻心消痞。且不论以上解释的科学性到底如何,而按照这样的剂型运用,确能使药物更好地发挥作用。同样,《伤寒论》中附子泻心汤,其中大黄、黄芩、黄连不取其煎而取其渍,是欲其味薄气扬以清热;附子另煮取汁,是取其味厚以加重扶阳之力,这种两者相混而服的煎药法,是既耐人寻味,同时又发人深思的。恰当的剂型,在客观上能起到祛除病邪、扶持正气的积极作用,因为剂型不当,煎法失宜,使药起不到应有的作用,邪气不除,则正气难复,正气不充,则邪气难却,疾病羁留,正气就会更加受损。所以,恰当地选取剂型,客观上都能够起到积极的扶正作用。

服药的方法,也不应当忽视。桂枝汤,服药一杯后,约半小时再喝热稀粥一杯,使谷气得充,能助药力。鸡鸣散,要求在清晨4时左右服,才有效果。礞石滚痰丸,在吞下后,要平躺一会儿,才能有效地发挥作用。一般而论,攻下药物,宜空腹服;对胃肠有刺激的药物,宜饭后服;急救药物,宜急服,以快速为主,不必拘泥时间。同一四逆汤,《伤寒论》中,就有分温再服和顿服之分,这是因为病情不同之故。如果能正确地根据病情、药物、体质、环境等方面,制定出相应的服药方法,就能更好地达到预定的治疗目的。这样做有利于攻补得宜,就能起到积极的扶正作用。另外,饮食禁忌,也是为了消除各种不利致病因素而制定的。设想,倘若不注意煎药和服药的方法,以及饮食、情志之宜忌等情况,小则耽搁病程,大则增重病况,结果都只能是更损伤正气。

三、针刺四缝穴在儿科的运用点滴

针刺四缝穴治疗小儿疳积,由来已久,由于手法简便易行,疗效确实,且少不良反应,所以广泛沿用至今。临床上,我常用此法与内服方药配合,以治疗多种儿科疾病,能有助于提高疗效,缩短疗程。因此,我认为如果把此法仅局限地用于小儿疳积一证,实在有些可惜。今将我对此法作用的理论认识及临床运用体会介绍于下,供同道们参考。

关于四缝穴的位置,在中医文献上有几种记载[1],我所使用的四缝穴,是除拇指以外,其余四指中节横纹中心,两手共计八穴。取用 28 号五分针,或用绣花针,针刺时避开血络,严密消毒,深度一般是刺入皮下约一分,进针后略为旋转即出针,每针后,宜挤出透明浅黄色有黏性的液体,以尽为度。若纯为血液,则不必挤尽。两手八穴同此,即算一次完结。

四缝穴为经外奇穴,根据《针灸大成》所载,四缝穴所在位置与脏腑的关系为:"食指与小肠,中指与三焦,环指与肝,小指与命门。"而《小儿推拿广意》则稍有不同:"食指与大肠,中指与小肠,环指与三焦,小指与膀胱。"我认为,各穴位分属于脏腑的认识,是前人根据四缝穴的临床作用进行归纳的结果,这种机械的分属方法是不可取的,因为临床上四缝穴不是单用,而是四指全刺。但是,透过这种分类方法,却可以体会到四缝穴与传化物而不藏的六腑有密切的联系。针刺四缝穴,并要挤出液体,应当属于刺络法的范畴,且是一种泻法。其作用机理有三:一是以清泄胃肠之热为主,能起到清热除烦,通调血脉之功;二是胃为阳明阳土,得阴自安,以胃喜柔润故也,针刺四缝穴能润补肺胃之阴液,以安肺胃;三能疏通三焦,通降胃肠,六腑以通为用,胃宜降则和,这样就能以降调升,借通为补。总之,此法的作用,我的体会可以归纳为清、润、降三字,作用部位在于肠胃,不适用于虚寒性证候的治疗。人体患病,非表即里,而病情进退变化,每与脾胃运化相关。外邪闭表,胃气易滞,内因病里,脾运易衰。常见外邪透解后,胃郁亦伸,而胃气畅达,则肌表自然得汗,在临床上屡见不鲜。这都是因为中焦为一身气机升降出入的枢纽,脾主升清,胃主降浊,对表里邪气的祛除,对人体气机、气化的调整,都有着非常积极的作用。当各种病症一旦波及脾胃,出现了针刺四缝穴的适应证时,施用此术,配合汤药,必将相得益彰。我即是以此而指导临床,颇感应手。兹举几种常见病症的运用情况介绍于下。

---

① 四缝穴的位置,文献中的记载并不尽同。承淡安《中国针灸学》和柯传灏氏《针灸十四经穴治疗诀》记载的是:两手除拇指外,其余四指的第一指节与第二指节横纹两头,每指两穴。《增图考释推拿法》所定穴法是:除拇指外,其余四指之第三节与掌交界之横纹两头。

(一) 小儿腹泻

中医所说的小儿腹泻,包括的范围较广,就现代医学来说,包括了单纯性和中毒性消化不良、急性和慢性肠炎、肠胃功能紊乱等疾病。中医认为,不论何种原因,均必须造成胃失腐熟,脾失运化,升降失常,清浊逆道,水谷不分,并走大肠,才会引起泄泻。所以,不论伤食、外感、暑湿、脾胃脆弱、营养发育不良的小儿泄泻,都存在着一个调理脾胃的共同问题。我对于小儿泄泻,凡偏热或夹热者,除给予应证方药内服外,每配以针刺四缝穴,以调整三焦,理胃生津,清热除烦,降浊升清。临床上,我曾认真做过比较,同样体质和疾病患儿,使用同样的方药,不论是症状的控制或胃肠功能的恢复,以及精神状态的改善,配合针刺四缝穴者,较单纯用药物治疗为优。烟台市立医院用针刺四缝穴治疗单纯性小儿消化不良症,疗效亦很显著,四百多例的治愈率达 90% 以上(《〈串雅外编〉选注》,福建省医药研究所注释,人民卫生出版社,1977 年)。可见用此术治疗小儿泄泻不可忽视,具有重要的临床意义。除此以外,各种泄泻后期,胃液已伤,邪热尤存,泄泻不甚之时,此时患儿往往厌恶服药,家长亦因患儿拒药而大伤脑筋,单用针刺四缝穴,具有确切的疗效,对于开胃健脾亦有积极的作用。试举两例加以说明。

邬某,女,5 岁。患细菌性痢疾已半月余,脓血便已好转,日大便三次,量少,色黄,夹少量黏液,唇干口渴,舌质红无苔,脉细数,指纹色紫。患儿体质消耗较大,与病前判若两人,极度厌药,服下即吐出。单用针刺四缝穴,隔日一次,四次后改为七日一次。经治一个月后,体重、食欲、精神均显著改善,迅速恢复到病前体质。

罗某,男,6 个月。患儿腹泻近三个月,所泻之物,乃黄色不消化的乳块,有腐臭味,时呕吐,舌红苔白,指纹青紫,多方调治疗效不显,因之瘦弱不堪,以致父母深感苦恼。近来发热,体温 38.5℃,大便镜检,白细胞高倍满视野,大便次数增加。用半夏泻心汤加沙参、玉竹,辅以针刺四缝穴,一周后腹泻基本得到控制。尔后,一周针刺四缝穴一次,连续针刺三次后,患儿日渐大便成形,能食不呕,体重日增。

(二) 小儿疳积

历代医家对疳积分类甚多,但均不离脾胃受损,受纳失职。《幼幼集成》说:"疳之病,究其源莫不由于脾胃。"《小儿卫生总微论方》说:"大人痨者,因肾脏虚损,精髓衰枯;小儿疳者,因脾脏虚损,津液消亡。"因此,调理脾胃实为治疗小儿营养不良的主要原则。临床所见,以肢体消瘦、发枯、神疲、肚大青筋或腹凹如舟为特征。其症以积热蒸腾,气血津液耗损者,用此术的效果最好,这与此术有清心止烦、通调二便、益胃生津等作用相适应。单用针刺四缝穴以治疗小儿疳积,已成定案,毋庸赘述。而我常用自制沙参玉竹银翘汤(沙参、玉竹、麦冬、扁豆、花粉、桑叶、山药、石斛、金银花、连翘)与针刺四缝穴相配合,每能相得益彰。

郭某,男,5岁。患儿形体消瘦,头大颈细,极不相称。头上经常生脓疱疮,贪馋无厌,嗜食异物,如偷吃食盐、捡地上的脏东西吃等。此乃肺胃津液亏损,热淫于内,所以舌质红而无苔。处方:沙参15g,玉竹12g,麦冬12g,扁豆10g,金银花10g,连翘10g,天花粉10g,石斛10g,山药18g,桑叶10g,甘草3g。并针刺四缝穴,能挤出黄色黏性液有七穴。

一周后再诊,进食已稍有规律,口渴、烦躁、夜卧蹬被症减。再针刺四缝穴,仍处以上方。针刺第三次后,因他要返回江西,带回五剂药。后来信并附照片,小儿已体胖不畸形,且饮食正常,不再生疮了。

(三) 小儿发热

小儿伤风、感冒、伤食而致发热,或温热病后期肺胃津亏,余热未尽,或湿温病湿热流连三焦,以及小儿疰夏发热,阴虚、血虚所致之虚热等,我常使用针刺四缝穴法,并配合汤药治疗,亦常单行此术,效果较好,颇受病家欢迎,各举一例于后。

胡某,男,5岁。患儿近半年来,每夜发低热,躁扰不宁,经注射百尔定、青霉素、链霉素,以及服滋阴清热解毒的中药,均无效。患儿面黄肌瘦,能食,舌质红、苔薄白,用银翘散加减(金银花、连翘、蝉蜕、枳壳、天花粉、牡丹皮、赤芍、葛根、甘草),并针刺四缝穴。治疗两次后,低热已不每夜发作,四次后基本痊愈。

赵某,女,2岁。患儿体胖,面色无华,平素经常感冒,常有低热,食欲尚好。这次喉痛,流清鼻涕,发热,咳嗽已两日,舌尖红、苔薄白,烦躁。针刺四缝穴,嘱多喝开水,不另服药物。隔日施术一次,治疗三次后,低热消失,面色好转,感冒亦减少。

(四) 小儿腹胀

腹胀一症,常见于儿科多种疾病之中。徐洄溪对此症有较为中肯的论述:

"胀满症,即使正虚,终属邪实,古人慎用补法。又胀必有湿热,倘胀满或有形之物,宜缓下之。"小儿临床上的腹胀,多属伤食,湿热气滞,偏于实证者较多,用针刺四缝穴的方法治疗,从理论上和实践上来看,都能令人满意。《伤寒论》中五个泻心汤所主治之痞证,配合此法亦颇有疗效,不过虚寒性中满之证,用此法却不太相宜,当需注意鉴别。

李某,男,5岁。患儿中午吃肉包子五个,计约四两,当晚即发热,腹胀厉害,干呕,嗳气。用针刺四缝穴,以通腑、消食、荡积,针后一小时许,即泻下秽臭,夜烧退而告安康。

敬某,男,4岁。患儿感冒后腹胀如鼓,不思食,小便黄赤,口秽臭,且渴,而愈喝水腹愈胀,已病两月。视其舌质红,苔薄白,余无所苦。七天针刺四缝穴一次,停所有内服药。针第一次后口渴减,第二次后腹胀减,第三次后食欲增加,两月后,体质大见改善。

郑某,男,1月半。患儿半月来时时吐乳,渐至腹胀,不食乳,大便不通。服麦芽片、米曲菌胰酶片、大黄苏打片等无效,已病两日。今腹部凸起,敲之如鼓。患儿因不断啼哭,而致声音嘶哑,食入则吐,精神委顿,有半日未小便。针刺四缝穴后半小时,即排出小便。处方:砂仁1.5g,通草1.5g,白蔻1.5g,山楂6g,莱菔子6g,木香1.5g。次日午后再诊,大便通,小便增,腹胀减,能食乳,呕吐次数减少,再服上方。第三日腹胀全消,再针刺四缝穴。五天后,持续半月的呕吐现象消失。两个月后,患儿一反消瘦为胖壮矣。

(五) 小儿口疮

本病有虚实两途,实则为心脾(胃)积热,虚则为虚火上浮,由于本病常见于体质较差的患儿,所以,虚中夹实之证为多。用针刺四缝穴,以清心除烦,润养肺胃,通腑健胃,引火下行,正合此疾病机。就临床上看,以口中流涎较多,舌质红者,收效最佳。

白某,女,3岁。患儿口角溃烂,舌质红绛,苔黄薄,小便淋漓疼痛,色如浓茶,指纹青紫,口渴思饮。经用导赤散后,症有好转,但口角溃疡总不全消,已延续两个月。单用针刺四缝穴,三日针一次,连续四次后,口腔多种溃烂即愈,已一年余,未见复发。

用针刺四缝穴的方法,除了能够治疗上述疾病外,还可以用于治疗百日咳病后期,肺胃阴亏,干咳不已;用于小儿急性传染性肝炎,有利于退黄;用于麻疹后期,能滋养肺胃;用于多种儿科疾病后期,除虚寒证外,均有利于患儿机体的恢复。总之,我体会到使用此术,不应当拘泥于它到底能用于哪些疾病,而需要掌握它的作用机理如何,这样才可以举一反三地去治疗多种儿科病症。

最后,还有几个问题需要解释一下,这对于针刺四缝穴能否发挥最佳疗效,有着直接的影响。

1. 针刺的次数,主要根据疾病的具体情况而决定,同时也要考虑到针刺部位能否承受,权衡二者加以决定。一般来说,慢性病一周针一次,急性病隔日也可。

2. 总体来说,虚寒性疾病的疗效较差。再退一步看,心里不烦躁的患儿,比心里烦躁的患儿效果差;挤不出浅黄色的黏液的,比能挤出液体的患儿疗效差。

3. 关于挤不出浅黄色液体的问题,有单独说明的必要。有时挤不出液体的,是由于针刺太浅了或刺上血络的缘故,前者再深刺一些,就能挤出来,后者最好下次注意细心针刺。另外,还有一种情况,连刺八穴,血丝极少,更无液体,或用力挤也只能挤出极少血丝和液体,这是津液干涸的现象。在这种情况下,我每于对证方中增入清养肺胃之品,如石斛、山药、沙参、玉竹、麦冬等,经过一段时间后,针刺即能出现和增多液体,病情也随之好转。

4. 在腹泻和疳积等症中,应该注意忌口的问题。因为在脾胃之气恢复阶段,暂时忌口,可以防止急性消化紊乱。逐渐增加对食物的耐受力,对疳积和腹泻的恢复有利无弊。到患儿大便正常,食欲渐见振奋后,就应当适时地、机动地增加营养量,这时若过分强调忌口,不异于因噎废食。我认为,忌口不可讲得太玄乎其神,但也不可不讲,忌口的实质,乃是要患儿吃容易消化的、不容易过敏的、不会增加病症的食物,一般忌口如煎蛋、油条、胡豆、烧饼、五香豆、糯米粑、鱼虾、蟹、牛肉、黄豆等。总之,忌口当需注意,不可不讲,但又不可过分拘泥得不分时候。

四、咳 嗽 论 治

中医学认为,咳嗽的发生,无论外感、内伤,"无不关乎于肺";另一方面,又认为"五脏六腑皆令人咳,非独肺也"。这两种说法并不矛盾,其实质是说,治病必求其本,任何原因只有波及肺,才会发生咳嗽,而治疗咳嗽,如果不分标本,不究因果,但治其肺,是难以收到满意疗效的。关于论治咳嗽的文章颇多,这里,我仅概略地谈谈自己对外感、内伤咳嗽中标本、缓急、因果等关系处理的粗浅体会,以及临床治疗咳嗽常用的九种治法的运用,供同道们参考。

治疗咳嗽,不得专以止咳为能事,若不消除致咳的内外因素,徒用止咳之剂,则不仅收效不大,甚至反有留邪碍肺、延长病程之弊;但是,不用止咳之剂,亦终非治咳善法。所以,治咳要善于权衡调整脏腑平衡和止咳诸法之间的种种具体关系。我认为,治疗咳嗽要抓住三个要点:即升降、开阖、出纳。其中升、开、出为散,降、阖、纳为敛。新咳多为外感所致,当以散为主,敛为辅;久咳多为内伤所致,当以敛为主,散为辅。同时,二者都要注意祛除邪气和止咳药有机配合,这是治疗咳嗽的总则。

(一) 外感咳嗽论治

这类咳嗽可分为两个部分来论治。

1. 有表证者 外感咳嗽以风寒和风热为常见,自然还包括秋燥、风痰等证。凡外感咳嗽,初起有表证者,当以解表宣肺为主,不宜降气镇咳,以免邪郁滋变。

风寒咳嗽,重点在散寒、祛风,风寒一散,表证自罢,咳嗽自除。风热咳嗽,当以辛凉解表为治则,风热得以宣,咳嗽亦去。当咳嗽一旦形成,对症治疗是必要的,但因果关系应当分清楚,处方用药才不会紊乱,凡由外邪引起的咳嗽,有表证,各种具体的治法都必须服从于解表这一大法。从生理上看,肺主皮毛,肺气通于皮毛的这种作用称为宣化,肺朝百脉,通于五脏六腑,这种作用称为肃降。因而病理上,肺气不能通达表皮,郁于肺,引起气机不能宣达皮表,则咳嗽甚则咳喘,故外邪在表的咳喘,当以解表降逆为主;外邪在表的咳嗽,当以解表宣肺为主,其间主次应当分辨清楚,方能获效。

值得注意的是,宣化和肃降是肺有机联系着的两种生理功能,临床上应该,而且必须利用这二者之间的相互联系去治疗咳嗽,才能收到较好的疗效。比如说,肺气失宣,水湿停滞,而导致肺失肃降,每因用桔梗、枇杷叶、杏仁之属以开泄肺气,就能获得肺气宣降,水道通调之功,这是因为气化则湿化,气畅则水道通,湿化、水通则肺气能够肃降。再如外寒引动内饮上逆之咳喘,不降其逆,单用辛温解表宣肺是难以奏效的。这是因为浊气不能降,则清气亦不能升,所以单用解表宣肺,往往会更加引起内饮上逆。

感冒风寒,寒邪外束,皮毛闭塞,肺气失宣,开阖失职,发生咳嗽,临床多见喉痒、鼻塞、声重、恶寒身痛、发热无汗等症，当以辛散为主，宜用麻黄、紫苏叶、陈皮、枳壳、桔梗之属，还宜适当地配合前胡、杏仁等清降之品。在咳嗽时，只要有上述表寒见证，无论是急性支气管炎或慢性支气管炎急性发作，就是肺气肿、肺心病，也要治以宣肺解表，待表寒罢，再议治本。支气管扩张症，原则上是清肺润咳、通络止血，如果是由外邪引起复发，或发作时受寒，在咳喘胸痛吐血的同时，出现有明显表寒见症，亦当权与宣发肺气，否则，肺气不宣，咳呛不已，肺络不宁，吐血胸痛亦难望其缓解。

风热犯肺，肺失宣畅，则咳嗽不畅，喉痒，痰稠或痰色发黄，还可见咽红喉痛、恶风发热、头痛、舌苔薄黄或薄白、舌尖红、脉浮数等表证。治当疏风清热、宣肺化痰，可选用桑叶、菊花、蝉蜕、薄荷、牛蒡子、前胡、杏仁、浙贝母、桔梗等。总之，不论何种新老痼疾，一旦出现有风热表证，都当以疏风宣肺、清热化痰为首用之法。

风为寒热兼有之邪，风寒咳嗽，则风从寒化，以治寒为主，宜辛温解表；风热咳嗽，则风从热化，以治热为主，宜辛凉解表。二者均不离解表、宣肺这一治疗有表证之咳嗽的总原则。种种表证的出现，主要是邪气影响到肺和皮毛的开阖功能而造成的，所以，治疗表证当以调整肺之开阖为主，因而解表、宣肺是治疗有表证之咳嗽的总原则。

2. 无表证者 因病变部位已离开肺卫而进一步地深入，故治疗须重视升降。一般而言，热邪为阳，当重清降，寒邪为阴，当重温升。

热客于肺，清降失职，发为咳喘，多见咽喉不利，苔黄脉数，咳则连声有力，喘则痰鸣气急，甚至不得平卧，《金匮要略》称"火逆"，治以清热降肺为主，佐以宽膈祛痰，一般用桑白皮、黄芩、葶苈子、杏仁、前胡、瓜蒌、金银花、芦根、冬瓜仁、鲜竹茹之属，不可妄用升散之剂，以免助其炎上之势。有时热邪不在肺部而在气道，出现鼻干涕稠，咽中不舒，喉间有痰不易咯出，喉部燥痒，呛咳不已，咽喉肿痛，则宜着重加用射干、山豆根、马勃、薄荷、蝉蜕、马兜铃之类，以清利咽喉。另有咳嗽不已，兼见苔腻胸闷，食少腹胀，则属于痰浊上逆之证，宜用温胆汤，加蔻仁、杏仁、薏苡仁之类，以化湿降浊，肺气始得以清降，而清润药又当禁用。

外感寒邪犯肺的咳嗽，往往呈现表寒证候，入里则化热者居多，而里寒无表证者亦少，由于有一分恶寒便有一分表证，因而由寒邪所致的外感咳嗽，多有不同程度的表寒证。其方剂如杏苏散、金沸草散、小青龙汤等，都兼有辛温解表宣肺药物。所以，寒邪犯肺，当以温升为主，以制其寒邪收引之性。

（二）内伤咳嗽论治

内伤咳嗽，远非一般清痰降气散寒方药可愈。治此当辨其虚实、标本，治虚勿忘实，祛邪当顾虚，在扶正治本而不碍邪的情况下，可用补养方药以缓缓治之。一般治湿痰，以燥湿祛痰为主；治痰饮，又当以温阳涤饮为要。若仅知祛痰、涤饮，而忽视生痰聚饮之根源，则会本末倒置，而痰饮将始终难以消除。故临床上，常从肺、脾、肾三脏着手，调整气机、气化，其中脾肾二脏具有治其根本的意义。内伤咳嗽的治疗，以调出纳为根本大法，调出纳的实质就是调整三脏的气机和气化活动。

内伤咳嗽起病缓慢，病程久长，实为痰饮、瘀血；虚为气血、阴阳。病变部位，又有肺、脾、肾三脏之别，部位之辨，颇为重要。如叶天士说"见肺治咳，生气日愈""已经食减便溏，何暇纷纷治嗽"。久病体弱咳嗽，兼有食纳减少，腹胀便溏，泛涎不已等脾虚见症，要多从土旺则金生去考虑治法，不必穷究其嗽，对此，叶桂喜用建中类。我常用香砂六君子汤加味，以健脾摄饮，形不足者，加人参、紫河车等。内伤咳嗽的证型，一般多见为痰湿咳嗽，肝火犯肺，瘀阻心肺，肺热壅盛，脾虚水泛，肾不纳气等。而咳嗽有年，多喘咳并作，易出现心阳不振，饮邪上凌，肾不纳气，虚阳上浮等重危证候。这时，调其出纳就显得更为重要了。

（三）内伤外感综合论治

内外综合之症，就要综合权衡其升降、开阖、出纳，将散和敛、补和攻有机结合起来。就我长期临床体会，归纳出如下几个治疗要点。

1. 有表证时，以解表宣肺为主，辅以止咳降气，而治本、治宿疾则应当放到从属地位加以兼顾，扶正勿碍邪，解表勿伤正。以外感寒邪而致咳嗽中的伏热和留饮两种证型而言，伏热为寒包火，除表寒证外，多有苔黄、口渴、痰稠等症，宜在辛温宣肺剂中配以黄芩、金银花、连翘、瓜蒌、川贝母等清热化痰。留饮除表寒证外，更有苔白、口不渴、吐稀白痰，即《伤寒论》中小青龙汤证。这就是说，内外同病时，为主和从属都必须兼顾治疗，但兼顾中又须主属分明，方能既治现在，又顾将来，取得满意疗效。

2. 凡治外感咳嗽，重点在于祛邪，邪去正安。但如有体虚邪实，应当兼顾，不顾其虚，难去其实。不过，此时的顾虚，是为了祛邪，如不服从祛邪这一目标，缓急标本错置，以为补正即是祛邪，则邪气不除，正气难复，确有滞邪伤正之弊。

3. 急则治其标,缓则固其本,只要能缩短发作时间,减少外邪侵入次数,使缓解时间增长,体质得到改善,即使发展到肺气肿、肺心病,都有希望使其逐渐趋向好转。

4. 外感咳嗽,其病尚浅易治,唯燥与湿二者较为缠绵,难于速愈。内伤咳嗽,其病深而难治,就肝火与痰湿而言,每与情志、饮食有关。治疗时,须嘱病人戒郁怒,薄滋味,方能得到预期的效果。

综上所述,治疗咳嗽的要点,就是将散和敛、攻与补有机地结合起来,主次分明,有条不紊。其结合的方式有两种,一是先后结合,如先攻后补、先散后敛等;二是同时结合,如三分补七分攻、四分散六分敛等。一般说来,咳嗽分内伤和外感两大类,辨证时只需辨明有无外感,有无表证? 病变在何脏腑? 在气血,还是在阴阳? 只要能辨清楚了这些问题,就能把握住标本、缓急、虚实、表里等关系,这样一来,对单纯外感或内伤,内伤外感相兼的复杂情况,都能得到有条有理的治疗。兹举两例验案如下。

吴某,女,60岁。病员咳嗽十年,受凉更甚,仅能自理日常生活。近来受凉,发热,咳嗽加剧,痰稀白呈泡沫状,已经半月。体温39℃。白细胞总数14 800/mm^3,中性粒细胞80%,淋巴细胞20%。脉浮数(110 次/min),口苦,口渴思饮,唇紫,舌质紫胀,苔白,伸舌时满口涎沫,胸闷,常太息。

处方:桑白皮50g,地骨皮50g,紫苏子10g,葶苈子10g,白芥子10g,莱菔子10g,杏仁12g,前胡12g。水煎服,一剂。

二诊,脉搏98次/min,诸症减,汗多,体温37.8℃,仍用上方加枸杞子10g,党参20g,水煎服,一剂。

三诊,汗仍多,诸症悉减,夜寐不安。

处方:生地黄15g,麦冬15g,连翘15g,金银花15g,牡丹皮15g,赤芍15g,桑白皮30g,地骨皮30g,黄芪20g。水煎服。

上方连服四剂后,经检查,血常规正常,体温正常,用六君子汤调理。

此案虽属内伤咳嗽,但有新感外邪入侵,经手诊时,已无表证,邪已入里化热,里热以清降为主,急则治标,以清热肃肺为主,邪去正安,最后不忘调补脾肺。

黄某,男,38岁。病员慢性支气管炎急性发作,住院月余,每日注射青霉素、链霉素,咳嗽不减。舌苔白腻,一身酸痛,恶寒,吐白泡沫痰,量多,便溏,体瘦,脉浮紧。停用一切西药,专以中医治疗后,曾用荆防败毒散、小青龙汤多剂无效。到我诊时,除上述症状外,并询知病员平素气短,食欲不好,不耐疲劳。

处方:黄芪24g,紫苏子10g,党参24g,山药18g,甘草3g,茯苓10g,五味子3g,干姜10g,陈皮10g,法半夏10g。水煎服。

一剂后,即有好转;连服五剂,即能起床活动。调理一个月,他竟又康复如昔了。

临床上常可见到有些病员平素中气虚馁,表现为食少便溏,面白气短,纵有外邪入侵,也当用甘温之法,不得专事解表祛邪。这类病员,有时无表证,而气虚受寒又似表证,辨证一错,治则大谬,临证之时,不可不注意加以分析。此证肺脾虚寒,以温升为主,升即能散,温既能补气,又能胜寒,所以取得较好的疗效。倘初感寒邪的慢性支气管炎发作,则解表药又不可少也。

(四)治咳九法

临床上,我把治咳的多种治法概括为治咳九法,兹简述于下。

1. 宣 肺气通于肌表和上焦如雾的生理作用,称为宣化作用。肺气不宣通而壅塞时,就当用宣法。肺气之壅,可产生于两个方面:一是外邪束闭肌表;二是他脏累及肺,如肝气郁滞等。

常用药物,有桔梗、紫苏叶、陈皮、前胡、麻黄、牛蒡子、浙贝母、香附、桑叶、薄荷、荆芥、枇杷叶等。

2. 降 肺气不肃降而上逆,就会导致咳嗽,这与肺气不宣所致者,在病机上有所不同。但在外感引起的咳嗽中,肺之气机往往是呈现既不宣,又不降的情况,而在内伤咳嗽中,主要是肝气、胃气引起肺气不能肃降。

常用药物,有紫苏子、杏仁、桃仁、旋覆花、白前、沉香、半夏、川贝母、瓜蒌、瓜蒌仁、槟榔、厚朴、射干、葶苈子、枇杷叶等。

3. 清 清有清热、清火、清燥、清肺、清心、清肝、清胆等等区别,但归纳起来,只有两大类别,即清养和清泻。

常用清养药,可参考清润药。常用清泻药,有桑白皮、栀子、生石膏、寒水石、黄芩、知母、青黛、桑叶、大青叶、板蓝根、山豆根、地骨皮等。

4. 温 咳嗽使用的温法,有肺、脾、肾三者之分。

常用温肺药,有干姜、白芥子、紫菀、款冬花、肉桂、白蔻、百部、薤白等。

常用温脾药,有白术、附子、干姜、党参、黄芪、炙甘草等。

常用温肾药,有附子、肉桂、淫羊藿、枸杞子、菟丝子、仙茅、锁阳、肉苁蓉等。

5. 补 咳嗽病之补,也不外是肺、脾、肾三脏之气血阴阳。从联系的角度来说,有培土生金、补肾益肺、补肾纳气、滋阴保肺等法。

一般常用的补气药物,有黄芪、党参、人参、白术、山药、冬虫夏草、蛤蚧、钟乳石等。

6. 润 润有润养、濡润、润燥等含义。有凉润和温润之分,凉润中有甘寒和咸寒之别;温润中又分辛润和甘润两个部分。

常用凉润药,有沙参、玉竹、麦冬、天冬、蜂蜜、梨皮、生地黄、玄参、杏仁泥、藕、柿饼、柿霜等。

常用温润药,有熟地黄、制首乌、当归、龙眼肉、枸杞子、桑椹、黑芝麻等。

7. 收 收乃收敛,久咳不愈,肺张叶举,或肾气浮散等症,用之最宜。但收法亦可用于减轻症状,故而咳嗽厉害时可以佐用,不必囿于纯虚无邪或久病方可使用之说。

常用药物,有五味子、乌梅、罂粟壳、百合、马兜铃、诃子、五倍子、白及、白果、白蔹等。

8. 汗 汗为解表之法,有辛温和辛凉之分。有表证者,非用汗法不可。由于外感有表证的咳嗽,多为风寒或风热,所以这个汗法,多是以散风为主的解表法。

常用辛温解表药,有荆芥、防风、桔梗、枳壳、紫苏叶等。

常用辛凉解表药,有薄荷、牛蒡子、桑叶、菊花、蝉蜕等。

9. 下 由于肺与大肠相表里,通利大便,洁净大肠,能帮助肺气肃降,并且对于热邪犯肺之咳嗽颇能起到釜底抽薪的作用。本法用得好,用得巧,常能取得满意的疗效。

在咳嗽药中使用下法,用于大便不通,或有便秘倾向,属于上病下取的方法,就临床观察来看,常收效显著。对中焦素有湿热,浊气上犯,可用杏仁、枳实、莱菔子、大黄、保和丸消导之;如膈上痰火胶结,宜滚痰丸。

对上述治咳九法的使用,要根据病员的具体情况,去决定主次和配合。一张处方,往往是几法同时配合,有主辅佐使之别,这样治咳九法就可以变化出很多具体治则来。运用治咳九法,我的体会是,首先要熟悉治咳九法的各自适应范围、作用机制,这样,各法运用准确,配合恰当,疗效自然较佳。再者,利用人身脏腑气机和气化的种种联系,巧妙地运用治咳九法,以达到治疗目的,亦是一种很有趣味的治病艺术。

五、温胆汤与滋阴、补气法之配伍

温胆汤证是临床多种病中常见的证型,它的主要发病部位在胆腑,其病机是痰热内扰,主要的症状是:口苦、口黏、呕吐涎沫、胸闷、苔腻、纳呆、虚烦、惊悸、失眠、幻视、幻听等。治疗这个证型的温胆汤,由法半夏、陈皮、茯苓、甘草、枳实、竹茹等药组成。能调和三焦,旁通胆气,通过祛痰化浊清热的作用,达到清净胆腑的目的,是临床上治疗范围较广,疗效较好的一首方剂。

由于温胆汤证的主要病邪是痰热,因而临床上使用温胆汤时,往往只注意到清热祛痰的一个方面,而对于温胆汤证有时还需补气、助阳或生津、滋阴的另一个方面,却常常缺乏应有的重视,所以,关于这方面的专门论述也极少。我在临床中体会到,气虚和津伤常出现在温胆汤证中,如不加以顾及,是会直接影响到治疗效果的,兹分别论述于下:

温胆汤证出现气虚、阳虚,一般由以下三种情况所造成。

1. 痰一方面是发病的因素,但另一方面它本身却又是人体脏腑气化失调后的产物。痰的成因非常复杂,可由风、寒、暑、湿、燥、火、食、郁、惊等原因所造成。但是,这些复杂的原因,只是具备了产生痰的可能性,归根到底,这些可能性都必须在干扰到人体对津液的代谢功能活动,特别是影响到肺、脾、肾三脏的功能活动后,才会使之可能成为现实。另外,体内阴阳、气血、津液的亏损,也都会影响到肺、脾、肾三脏对人体体液的正常代谢功能,从而产生痰。上述各种原因,如果引起肺、脾、肾的气虚、阳虚,从而产生痰饮而导致疾病者,对于这类痰的治疗,正如尤在泾在《金匮翼》中所说:"夫痰即水也,其本在肾,痰即液也,其本在脾,在肾者气虚水泛,在脾者土虚不化,攻之则弥盛,补之则潜消""盖痰本于脾,温则能健,痰生于湿,温则易行也。"《金匮要略》说:"病痰饮者,当以温药和之。"就是指此类而言。这类非温非补不能治其根本的痰,久留体内,郁而化热,可形成本虚标实、本寒标热之温胆汤证。在这种情况下,当然就应该在温胆汤中配以补气或温阳法。

2. 患病之初,纵是体壮,但痰湿久羁,就必然会阻遏气机和气化,影响到水谷精微为人体所用,久之阳气自然会由此而不足,证型也由实而致虚。所以,痰证一久,常常会损气伤阳,出现虚实寒热相兼的局面。

3. 再就治疗来说,使用苦寒清热药物,常可因用之不当或用之过度,而损伤人体阳气,使痰湿更加潴留。另外,"凡治痰,用利药过多,致脾气下虚则痰易生而多"(《金匮钩玄》)。这就说明对于痰热证如果治疗不恰当,是会由此而引起人体气虚或阳虚,这时就完全可能出现痰热与气虚同见的情况。

以上三种情况,不论是由虚及实,还是由实及虚,出现了虚实相兼的温胆汤证,单攻单补、纯温纯清均不适当。单补气或助阳,则痰益固而热愈炽;单消痰清热,则正气又不能支持,痰热不但难以根除,反会变生其他不测。唯有辨清正邪之虚实孰多孰少,而采取相应的消补温清兼施之法。或寓补于消之中,使痰热去而阳气无损;或寓消于补之中,使正气复而痰不再滋生。温胆汤证中出现了气虚、阳虚证时,只有这样处理才比较恰当。冠心病就常可见到气虚或阳虚与痰热共存的温胆汤证,已故名中医蒲辅周,于此类证常用十味温胆汤以调营卫、通心气、化痰湿,如《蒲辅周医案》中心气虚痛等案即是。

眩晕证使用温胆汤的机会也很多,故而前人有无痰不作眩之说。但当温胆汤证出现气虚或阳虚后,就必须加以顾及,不然疗效不佳,兹举一例说明。

蒙某,女,38 岁。病员平素健康,很少服药。1974 年 8 月,因前额昏痛、恶油,经诊断为鼻炎,用 914[①] 针 1 支静脉注射,半小时后即呕吐,自觉天旋地转,住入某医院。6 天后,呕吐得到基本控制,而眩晕如故,卧床不起,起坐如在舟中,卧床如在摇篮,时呕吐,时有妄想幻觉。

1975 年 3 月 13 日,邀我孙儿斯特会诊,症如上述,舌苔白腻,舌尖略红。小便黄,口苦心烦,胆怯害怕。查以前所服方药,有辛夷散、川芎茶调散、益肾丸、镇肝熄风汤、天麻钩藤饮,亦曾有人用温胆汤加菊花、天麻、白蒺藜等无效。此乃痰热沃心,胆失决断,胆胃不和,用苦辛法与温胆汤加味:法半夏 10g,茯神 12g,枳实 10g,厚朴 10g,菖蒲 10g,远志 10g,竹茹 10g,黄连 6g。水煎服。服药两剂后,即能起床。3 月 21 日出院,已能步行 7.5km 归家。病员认为颇有良效,便连服此方二十余剂,眩晕虽递减到能参加农业生产劳动,但总不见彻底消失,且更增四肢无力,气短,食欲不振等症,每受凉后则眩晕又加重。

我认为,这是由于不顾及扶正,无端克伐正气的结果,便用温胆汤加党参、黄芪、枸杞子、山药、玉竹、芡实、熟地黄等,以善其后。至今已过五年,她一直能参加农业生产劳动。可见治之不当,消之过甚,均能耗伤正气,必须加以兼顾。

---

① 广谱消炎灭菌药。

再以哮喘一症来说,久喘之人,本虚标实颇为常见,其中也有出现温胆汤证者,但治疗时却不能忽视本虚的存在,兹举一例说明。

殷某,男,54岁。病员患哮喘十五年,肾阳衰惫,每次发作时治肺,平时治肾,症状逐渐减轻,由仅能自理日常生活,恢复到能参加农业生产劳动。1976年4月,由外感而引起急性发作时,手足心烧,噩梦纷纭,口苦舌麻,痰多色黄,咯吐不畅,恶心,食欲不振,喉中有水鸡声,形寒,小便色清量多,大便稀溏。每晨出一身汗,黏涎,胸腹部明显比他处为多。舌质瘦尖红,苔灰白,声音重浊。此为胆胃有痰热,脾肾阳不足。用温胆汤加补骨脂10g,胡桃仁15g,附片10g(先煎),桑螵蛸10g,五味子6g,干姜6g,桑白皮21g。水煎服,连服3剂,就控制住了这次发作。

通过以上病案,可以体会到温胆汤证出现了气虚、阳虚,如果在治疗上不加以顾及,其结果必然是温胆汤证的症状难以消除,或退而复来,甚至还可能产生新的变症。如果在治疗上加以顾及,不仅可以加速近期疗效,而且远期疗效也较为巩固。

关于阴虚、津伤也会出现在温胆汤证中与痰热并见,并对该证产生重要影响的情况,也并非不可思议。可以从下面三个方面进行推理和讨论。

1. 倘因有热(包括虚热和实热)而生痰者,要注意是否有伤阴现象。因热而生痰者,热是矛盾的主要方面,邪热一方面可以灼液为痰,另一方面又会伤津耗液,具有两重性。人体阴液亏损,则邪热更炽;邪热一炽,则更易熬炼津液而为痰浊。几者相互之间是一环紧扣一环的,不顾及津液之亏,显然是不行的。邪热能伤津,生津能熄火,尤在泾就注意到了这种辩证关系在痰热诸症的治疗中也仍然起着作用,他说:"肺虚阴涸,枯燥日至,气不化而成火,津以结而成痰,是不可以辛散,不可以燥夺,清之则气自化,润之则痰自消。"

2. 平时阴虚火旺之体,虚火本易炼液为痰,这种体质又容易感受燥邪而出现燥痰,从而导致温胆汤证。从治病求本的角度来看,更应该根据津液亏损的程度,适宜地采用直接或间接地保津、生液,这对改善体质,治疗痰热,防止转化等有着不可忽视的积极作用。

3. 对火热的治疗,热宜清,药须凉,过凉又易伐生气;火应直折,药当苦寒,过用苦寒,又有化燥之弊。因此,清热泻火药物的副作用之一,就是化燥伤津。如果使用不当,加减失宜,则难免有此弊病。前人对温胆汤的组成是颇为赞赏的,对方中以枳实、竹茹凉性药物与半夏、陈皮温性药物相配伍,有着清热而不寒,化痰而不燥之誉,这种巧妙的配伍形式,并不意味着任意使用都无伤津耗液之弊,相反,这种配伍形式恰恰会启发我们清热而不要伤津,化痰而不要燥液。不然的话,称赞该方不寒和不燥还有什么意义呢?

在上述三种情况中,都要随时注意到伤津的情况,不能等到痰去热微而津亏独存之后,才去考虑治疗伤津的问题。要防微杜渐,才能减少变症,缩短疗程,少损正气,尽快恢复,否则,痰既难去,热亦难微,何况常常等不到痰去热微,就会因津亏而导致其他变症。这里举一例疗疮治验来说明这个问题。

曾某,男,64岁。病员鼻上生疗,红肿漫延整个鼻梁,疼痛,口苦,口渴,心慌,胸闷,脉洪大而数,服苦寒清热解毒药已一周,疮肿仍有漫延之势,疼痛却无减轻之感。苔黄腻,又增干呕之症,胸闷,不欲食更甚。此案邪火、痰热与津伤并见,其中邪火是痰热和津伤的成因,用苦寒无效,是因为没有顾及痰热和津伤。当三者并存时,往往互为因果,不治其痰,气机难以舒展,中焦难以运药,清热生津之药难以起到应有的作用。所以,前用清热解毒之剂自是枉然,反增干呕胸闷等症。火能伤津,生津又能熄火,当加入清热生津之品,如生地黄、玄参、麦冬一类,不仅在治疗邪火上有用水熄火之意,且于津伤之症的恢复也有实际意义。拟将泻火、化痰、生津熔于一炉,方用温胆汤加味:陈皮10g、枳实12g、法半夏10g、茯苓10g、甘草6g、竹茹10g、黄连6g、野菊花30g、生地黄15g、麦冬12g、玄参15g。水煎服。一剂痛减,二剂肿消,三剂疮愈。

临床上也常见到气阴两亏的温胆汤证,往往不能确切地了解是因虚生痰,还是因痰致虚,但只要虚实并见,我都注意使用通补兼施法以治之。举一心悸病例以说明。

谢某,女,45岁。1977年6月上旬,病员两年来经常出现短暂心动悸、胸闷难受的现象。近来每日心动悸达七八次,且连续发作半月余。脉初触类动,不满30即无力而短,舌苔薄,根黄腻,口苦,夜梦多,有时失眠。乃痰热内扰,心气不足,用温胆汤加党参、酸枣仁、远志、菖蒲、黄连。6月底,上方服至6剂,症有好转。更配生脉散:人参叶60g、五味子18g、麦冬30g,每日一撮泡开水代茶饮。8月,心动悸基本控制,短脉明显好转,且搏动力量增加。至今未曾有类似过去的明显发作。此例痰热内扰,阻滞气道,久之则心气不足,故脉短无力,初触类动。用生脉散之意,不仅是因为时值炎夏,更因为该病员体质清瘦,常见阴虚火旺,何况脉无力而短。气旺能行,津充则润,不仅有利于正能胜邪,而且合乎治病求本的精神。我体会到这种处处顾及扶正的治法,见效快,疗效也较为巩固。

戴思恭说:"故善治痰者,不治痰而治气,气顺则一身津液亦随气而顺矣。"

不少人认为,这是指在治痰方中加些理气药,有助于化痰,我认为还不仅如此。气顺则一身津液亦随气而顺,不是理气一法所能达到的。中医的各种常法和变法使用的目的,都是为了调理人体气机使之顺,在阳气亏损的情况下,不补其气,气机是难以顺畅的,在津液耗伤的情况下,不滋补津液,气机亦难以顺畅,这个道理对于中医学术来说,应该是不难理解的。中医的正虚,从现代医学观点来看,包括各种原因所致的机体衰弱和各个系统、各种性质疾病的虚弱表现,包括神经系统和脏腑功能失调,内分泌、代谢的功能障碍等。补正的治疗作用,包含有调整脏腑功能以及神经、内分泌、代谢系统的功能,补充支持机体和增强非特异性抗病能力等多方面的意义。另一方面,从现代药理研究的成果来看,中医补正的药物并非单纯仅能补正,还有直接和间接的祛邪作用。间接的祛邪作用,如党参、黄芪、麦冬、玉竹、白术、茯苓等,有促进自身免疫或获得性免疫等功效,能提高病员抗病能力。人参、五味子具有适应原样作用,即具有增强机体适应体内外环境不利变化的作用。直接的祛邪作用,如黄芪体外试验表明对志贺菌、溶血性链球菌、肺炎球菌、金黄色葡萄球菌等有抗菌作用;麦冬对葡萄球菌、大肠杆菌及伤寒杆菌也有较强的抑制作用;五味子对炭疽杆菌、金黄色葡萄球菌、白色葡萄球菌、肺炎杆菌、伤寒杆菌、痢疾杆菌、霍乱弧菌,皆有不同程度的抑制作用,对绿脓杆菌有较强的抗菌作用。所以,温胆汤证不论是出现在急性病,还是出现在慢性病,一旦出现了正虚的情况,选用相应的补正药物具有双重意义。既能补正以祛邪,又能加强直接祛邪的作用,何乐而不为呢?与此相应,在正虚的情况下,不配以相应的补正药物,只能更加削弱机体的抗病能力,难以取得满意的疗效。

无虚议补是错误的,有虚不补也是错误的。补正可以祛邪,祛邪可以安正,因此,用温胆汤清化痰热,和胃降逆,清净胆腑,只要用得恰当,本身即是一种祛邪以达到扶正的方法,这点必须注意,不要由一个极端走向另一个极端。

温胆汤在配合补气、温阳法时,一定要注意辨证准确,"恐炉烟虽熄,灰中有火"的警惕一定要有。当与生津滋阴法相配伍时,也一定要想到"清热太过,留湿致困,养阴不当,反成蒙蔽,见证施治,用药最难"(陈光淞对叶氏上条的阐述)。要把这些配伍看作难事,而处处加以小心;看得太容易了,又往往会不顾厉害引起变化,或死灰复燃,或反成蒙蔽;看得太死了,又会束缚手足,错过时机,削弱正气,为邪张目,所以要小心对待,仔细推敲,方不致误。

六、以神养胎和以药养胎

据我多年来的临床观察体会,感到孕妇养胎不可小视。对于孕妇养胎,我强调应注重生活起居、饮食、情志、药物等多种方面。这里仅就神养和药养两个方面,谈谈我的一些体会。

(一) 神养

神养,即以神养胎。神养的实质,就是调七情,要孕妇随时调节自己的情志,使之宁静,而不躁扰,从而能对胎儿的发育产生良好的影响。《列女传》说:"及其有娠,目不视恶色,耳不听淫声,口不出敖言。"这是关于妊娠神养最早的记载。《便产须知》说:"勿乱服药,勿过饮酒,勿妄针灸,勿向非地便,勿举重、登高、涉险,勿恣欲行房。心有大惊,犯之难产,子必癫痫。"《巢氏病源》说:"妊娠三月名胎始,当此之时,血不流行,形象始化,未有定仪,因感而变。欲子端正庄严,常口谈正言,身行正事……欲子美好,宜佩白玉,欲子贤能,宜看诗书,是谓外象而内感者也。"这种通过不听淫声,不出敖言,不登高,不涉险,使孕妇保持心情宁静;通过谈正事,佩白玉,读诗书等方法,加强孕妇的品德修养,培养高尚情操,保持良好的精神状态,可使胎儿未来智力发达,性格端庄,避免胎儿发育缺陷的说法,是有一定的科学道理的。在妊娠期间,胎儿在胞宫内,仰赖母体气血阴阳的滋养而生长发育,孕妇的精神和心理状态的异常和失度,都将会影响到气机和气化的失常,导致气血阴阳的紊乱,胎儿受此异常精气的影响,其发育就必然会受到干扰。中医学认为,如果情绪的变化超出了常度,就会导致气的正常生理功能紊乱,而产生一系列的病变。如《素问·举痛论》说:"怒则气上,喜则气缓,悲则气消,恐则气下,寒则气收,炅则气泄,惊则气乱,劳则气耗,思则气结。"另外,不同的情绪过度,将伤及不同的脏腑,产生不同的病理变化,如《素问·阴阳应象大论》就提出喜伤心、悲伤肺、恐伤肾、怒伤肝、思伤脾等论点。试想,由神而伤及气机、气化、内脏的孕妇,其胎儿何以会处其间而不受影响呢!

《素问·上古天真论》说:"恬惔虚无,真气从之,精神内守,病安从来。"孕妇在怀孕期间能保持心情舒畅,情绪稳定,生活有规律,注意营养和休息,保持良好的心理状态，就必然有益于胎儿的良好发育。我认为，所谓的"恬淡虚无"，并非什么事情都不想、都不做，这对于一个生存着的人来说，也是根本不可能的事情。从积极方面说，应当是使自己达到"德全不危"的境界，才能真正做到"淡泊以明志，宁静以致远"，有利于身心健康的"恬淡虚无"。思想纯洁，无多杂念，就不会患得患失；胸襟开阔，在任何顺或逆的环境中，都能保持情绪稳定，愉快而宁静地生活。成语所谓临危不惧、视死如归、威武不能屈、富贵不能淫等，都是这种心境在不同情况下的具体体现。

心境是指一个人经常保持的一种比较持久的情绪状态。现代心理学认为，心境并不是某种不能控制的东西，树立有价值的、肯定的信念来驾驭不良心境是完全可能的。而且意识到行动的目的以及想到将要获得的东西，是意志行动的主要因素，意志行动始终是自觉的行动。因此，提倡妇女向历史上优秀人物的高尚品质、磊落情操学习，这对保障母亲、儿童的身心健康，提高人口质量，保障民族兴旺发达均有着重要的意义。对于妇女，我主张根据各自的性格、气质、能力、兴趣、爱好、理想、信念等情况，多接触美好的事物，培养自己对日常简单事物的欣赏能力及乐趣。听听轻松的音乐，欣赏优美的风景，观看花卉，阅读有益于身心的文学著作。要能控制自己的情绪，要善于摆脱恶劣的情绪，学会情绪的积极转移，就是要设法使自己的思绪转换到更有意义的方面去。在日常生活中，不要老是担心自己生病，过分地担心反而会带来疾病。在家庭生活中，要和睦相处，尊老爱幼；对社会活动要积极参与，不要有自卑感、压抑感，要以社会主人翁的姿态出现。这样就能保持精神饱满，正气内守，阴平阳秘。另外，人生三分之一以上的时间是在职业活动之中，因此，热爱工作，忠于职守，无私、勤奋、谦逊、大度、顽强、坚定等优良品质，则更使人接近德全不危境界。而在工作中失职、利己、傲慢、浮躁、固执、虚伪、狡诈、偏狭等不良品质，不仅会使人碌碌无为，而且使人心情不易平静。前人说"胎教即是宁静"，试想那些争名于朝、争利于市的人，心境何以会得到宁静？

身心兼顾，神形同治，亦是中医诊治疾病的重要特点之一。《内经》认为临诊应从治神入手，且应以治神为本，故一向强调病员的精神和意志的作用。如《灵枢·师传》说："告之以其败，语之以其善，导之以其所便，开之以其所苦。"从而解决病员情绪和思想上的问题，促进疾病向愈。我认为，医生应该深刻理解语言的作用，利用语言具体的内容，去引导病员的思想情绪与生理活动向有利于疾病向愈改变。但是，如果仅仅强调不给病员以恶性刺激，把病员当作被动的对象而加以"保护"，也是不行的，这仍是消极的方法。比如周围亲人渴望她有个孩子,一旦她怀了孕,就给予特殊照顾,以致造成她特别"娇气",产生各种主诉,这显然不利于胎儿正常发育。前辈医家非常重视"以情胜情"的心理治疗。《后汉书·方书列传》华佗传记载,佗治一郡守笃病久,佗留书骂之,太守大怒,吐血数升而愈;朱丹溪医案曾载一女子,病不食,医告术穷,丹溪诊之,知"思男子不得,气结于脾",乃怒之,诈之,使病愈;张从正《儒门事亲·内伤形》中数案,皆用精神疗法,不药而愈。我觉得研究并运用这些由于某一种情绪过甚而形成的不平衡,激发另一种可以战胜它的情绪,使之平衡,乃是积极的办法。所以,我主张在孕妇就诊和检查时,医生要多从治神入手,采取积极的办法,加强孕妇的意志锻炼,并引导到一定的方向上去,将有利于开阔心胸,控制情绪,提高适应能力,保持心情平静。这对于孕妇、胎儿的身心健康都有着非常积极的意义。

有人根据现代医学的观点,认为妊娠胚胎器官形成期,即停经后27~70天,此时正值胚胎各器官发育形成阶段,要特别注意神养。我根据临床和对社会生活的观察,发现妊娠三个月后,由于种种原因而导致孕妇精神变化,从而影响到胎儿身心健康者,也不是少数。因此,孕妇整个妊娠期都应该重视以神养胎。

(二) 药养

药养,即以药养胎,前人有慎药之说,乃慎重用药之意,并非不用。孕妇患病,即当治病,服药疗疾,不属于药养范围。以药养胎,乃指孕妇在一般无疾的情况下而言,而药养主要可分为两个方面:

1. 对妊娠分阶段进行药养 前人有逐月养胎之说,我认为此说颇有道理,故也提倡分阶段进行药养,不过具体方法因来自自己的临床体验,故与前人有异。

(1)妊娠一个月,有初妊反应时,即当用藿香、紫苏、砂仁、芫荽煎汤,盛入茶壶之中时时嗅之,既能治疗恶阻,又能通畅胎气,有益于胎儿与母体气机流通。素体面白气虚之人,亦可用桂枝汤煎汤入壶,效亦佳。

(2)妊娠三个月后,每月可用人参3~5g,切成薄片,每日嚼服1~2片。《神农本草经》(以下简称《本经》)说:人参"主补五脏,安精神,定魂魄,止惊悸,除邪气,明目,开心益智"。现代药理学研究成果能证明上述结论者多矣。因此,孕妇适当服用人参,有益于胎儿元气充沛,智力发育,五脏协调,出生后不仅活泼开朗,精神充沛,适应能力强,且抗御六淫七情的能力亦强。

（3）妊娠四个月后，可用藏青果3~5颗，炖猪肚汤服2~3次，以清胎热。将来小儿痘麻稀，平时少生疮，也就是说可以减轻胎毒所致的诸种疾病程度。

（4）妊娠五个月，可用当归60g，杜仲30g，菟丝子30g，怀山药60g，龙眼肉30g，续断30g，党参30g，水煎服，服2~3剂，若在暑天可适当减量。就现代医学观点来说，妊娠三个月以后，此时大多数器官虽俱已成形，但生殖系统、牙齿、神经系统仍在继续发育中，而此方能针对上述发育有促进作用。本方强腰脊，健筋骨，益肾精，补气血，畅血脉，颇适宜这个阶段的胎儿发育。

（5）在妊娠后期，当出现足肿时用鲜鲤鱼0.25~0.5kg，熬汤，加少许胡椒、姜、葱服食，每月1~2次。《本草拾遗》说：鲤鱼"主安胎，胎动，怀妊身肿"。据历代文献记载，用鲤鱼治子肿、子气、子满者，不在少数。将它用于临床，疗效确切，作为药养，安胎消肿，两相兼顾。

2. 针对孕妇体质进行药养

（1）气短，多汗者，可常用生脉散，泡开水代茶饮用。其中还可酌情选用红参、参须、人参叶、太子参、潞党参等。

（2）面白，肌肉不丰者，可用潞党参、莲米、怀山药、白扁豆、杜仲、沙苑子、菟丝子、当归、黄芪，水煎服或炖肉食服。

（3）舌淡，头晕者，可用熟地黄、怀山药、潞党参、枸杞子、黄芪、当归、玉竹、芡实、巴戟天，炖鸡食服。

（4）体弱瘦小，舌上苔少者，可用冬虫夏草、生地黄、熟地黄、怀山药、沙参、玉竹，炖鸭子食服。

（5）平素体丰个大者，常有身重带下之人，可用厚朴、川芎、当归、菟丝子、羌活、荆芥、枳壳、白芍、甘草，水煎服；有热时，加素茶、黄芩。

以上药养，可一月半至两个月服用一次，均有助于克服孕妇体质偏差，从而给胎儿带来有利的影响。

另外，孕妇每次洗澡时，可用桂枝10g，加入水中煎至水色变桂枝色，用此水沐浴。沐浴后，每增舒适感。桂枝辛甘温无毒，《本草求真》说桂枝"入肌表，兼入心、肝"，能温经通脉，和肌表，发汗解肌。外用沐浴，则直接作用于肌表，盖孙络满布腠理，桂枝温通，能借孙络以畅通表里气机，和利气血，有利于孕妇与胎儿之间的气血周流和新陈代谢，且能和肌表，实腠理，加强防御外邪；其发汗解肌的作用，又能直接祛除留于肌表之邪气，这邪气既指外来入侵者，又指体内代谢产物留于体表者。正因为它有这样多方面的作用，故用桂枝煎水沐浴后，孕妇每感轻爽。

七、肝气虚、肝阳虚的理法方药

在治肝诸法中,历来强调清肝、疏肝、平肝、镇肝、泻肝等法,而论补肝者少,其中论补肝气、补肝阳者尤少。近年来,关于肝气肝阳虚的诊治不断有人提出,但对其实践意义还阐述不足,这样一来,这个理论就有成为无根之木的危险。事实上,不少同道亦认为此纯属理论问题,而根据这些论述,临床医生对肝气肝阳虚也确较难进行诊断。另外,由于肝脾之间关系密切,张锡纯谓《内经》亦有"厥阴不治,求之阳明"之说,所以,历来对补肝和补脾在气、阳这两方面就更难区分。这里,我就这些问题谈谈自己的一些意见。

中医的理法方药,是一线贯穿的,兹分别论述于下。

(一) 理

秦伯未在《谦斋医学讲稿·论肝病》中指出:"从整个肝脏生理来说,以血为体,以气为用,血属阴,气属阳,称为体阴而用阳。故肝虚证有属于血亏而体不充的,也有属于气衰而用不强的,应该包括气、血、阴、阳在内,即肝血虚、肝气虚、肝阴虚、肝阳虚四种。正常的肝气和肝阳是使肝脏升发和调畅的一种能力,故称为用。"从理论上来说,肝之"体"为"用"的物质基础,肝之"用"为肝脏升发疏泄的一种正常生理功能,因此,肝虚证既会出现"体"不足,也会出现"用"不足。"体"不足而"用"却有余,而这种有余又不是相对的,而是实在的,这种认识,无论在理论上还是在实践上都是荒谬的。所以,肝有气、血、阴、阳四者之虚,缺一不可!在《内经》中,从生理上和病理上谈到了肝气虚和肝阳虚的问题。第汉及唐宋,对肝气肝阳虚的证治都有进一步的研究,如在《千金方》《太平圣惠方》《仁斋直指方》《永类钤方》《简要济众方》等书中,都专门论述了肝之虚寒证治。自金元以后,随着火热学派的蓬勃兴起,这一当时中医学术发展的总趋势,必然会影响到肝病学说的发展和研究。火热学派"六气皆从火化""阳常有余,阴常不足"的基本观点,促使了人们对"肝为将军之官,厥阴内寄相火"的片面吸收,这就使人们忽略了对肝之虚寒证治的研究,直至温病学派盛行的明清时代,基本情况也是这样。尽管如此,肝气肝阳虚的问题,仍断续有人论及,为什么这源远流长,古今又通过临床实践检验过的理论,会被长期忽视呢？我想，除上述原因外，其主要的还有以下几点。

1. 前人对于肝病虽然有深入的认识，但在名词方面有很多含义不明确，有些本来明确的又被后来所误解。如肝气、肝阳，既是生理和病理名词，又为病名，目前均作病理和病名，极少考虑生理方面。此外，由肝脏病变引起的其他脏腑病症，或由其他脏腑病症牵涉到肝的症状，也往往称为肝病，主次模糊，因果颠倒，从而造成了概念上的混乱。因此，肝之气虚阳虚，也往往被混入到脾肾等脏之气虚、阳虚中去了。

2. 基于上述原因，1949年新中国成立以来的有关教材，从理论和治疗上都否认了气虚和阳虚的存在。如《中医内科学讲义》(上海中医学院内科教研组主编，1960年)在肝病辨证施治要点中指出："肝为刚脏，属春木而主风，性喜升发，故肝病多见阳亢的证候。肝之寒证，仅见寒凝少腹厥阴经脉。"中医学院试用教材《内科学》(上海中医学院主编，1975年)在虚劳病气虚中曾说："至于肝病中多见气郁之证，若肝病累及于脾而见神疲乏力，食少便溏可按脾气虚论治。"这就从理论上基本否定了肝气肝阳虚，而一般中医基础理论书籍也都持这种看法。

3. 由于对肝病概念认识上的混乱，以及其他因素的干扰，所以对肝气肝阳虚的诊断上就显得杂乱，不易使人理出头绪，且多和其他脏腑病变相混淆，这就为临床运用这个理论产生了一定的困难。

我的看法是，应当正视肝气虚和肝阳虚的客观存在。肝无气虚、阳虚的认识，是会导致临床上对一切肝病概认为实证，而虚证者只属肝阴虚的认识。在临床上对一切肝病多认为实证，而虚证者只属于肝阴虚，并且对肝阴之补，多从乙癸同源着手。既然肝病以阳证、实证为多，虚证仅见于阴虚，那么，一见肝病恣用攻伐，迭进苦寒，是用这种有缺陷理论指导的必然结果。滥用攻伐、苦寒的结果，往往引起气虚或阳虚证，由于理论上又无肝气虚、阳虚的明确提法，所以，往往直至气虚，阳虚证候明显，才又转弯抹角地混称补脾气、补脾阳。可见肝无气虚、阳虚之说，于治于防均有弊病。

有人说，只要注意到见肝治脾，就可以弥补这个缺陷。实际上那些治肝病牢记"见肝之病，知肝传脾，当先实脾"的人，也还是要吃到肝无气虚、阳虚理论的苦头。临床上，常可见到气虚、阳虚型的目疾、眩晕、痛经、月经不调、胁肋痛等与肝密切相关的疾病，饮食如常，纳化正常，却又疲乏不耐劳累，气短面白，但又无腰酸腿软之肾虚证候。病位既不在脾、肾、心、肺，自然就在肝无疑。这类肝病，如果要议益气温阳，却师出无名，因为肝无益气温阳之理，所以不敢补,也不能补。此举一例。

叶某,男,42岁,干部。病员胁肋胀满微痛两月余,口苦,心烦,夜寐多梦易惊,疲乏无力,食欲及消化均正常。经多方医治,都认为病变部位在肝,因肝无补气之法,虽有不足之症,仍以疏肝养血为主,故用四逆散、柴胡疏肝散、逍遥散等方加减调治,更增有时心悸一症。经我诊时,症状同前,两关脉弦细,两寸不足,此乃肝气不足之象,当用补气之药以治之。处方:党参15g,黄芪20g,酸枣仁15g,生地黄12g,白芍12g,杭菊花10g,茯神2g,柴胡6g。水煎服,服4剂即愈。

由此可见,虽牢记当先实脾,也还是要受到这种理法之缺陷的影响,而使方药不能丝丝入扣,从而给病员带来很大的痛苦。提出肝有气虚、阳虚,也有益气温阳之法,这样就更加严密了中医脏象理论,也丰富了肝病的治法,对于纠正过度攻伐,恣行苦寒等错误做法,是大有补益的。这样对那些无心、脾、肺、肾气虚、阳虚,而又有肝病症状之种种证型的治疗,可以言正名顺地议补、用补;而对于肝之实证、热证的治疗时,则可因肝有气虚、阳虚而时时兼顾到,不至于矫枉过正,能够防患未然。

根据我的临床体会,结合对历代文献的复习,依据传统中医诊断的习惯和方式,我在临床上对肝气虚、肝阳虚的诊断主要是从以下几个方面进行。

1. 首先决定是否为肝病 大致可从以下几点进行:

(1)以肝脏功能、体征、病因的特点去进行归纳;

(2)从病员的体质、发病的时间等具体情况去进行归纳;

(3)根据肝经循行的部位和肝脏归属的部位去进行归纳;

(4)从脏腑间相互演变的关系和特点去进行归纳。

通过从上述诸方面分析,如果病变部位在肝,那么就转入下步。

2. 然后决定是否为肝虚 肝有气血阴阳之虚,四者都有共同的虚证,肝脏富有特征性的虚证有:病者恍惚,妄见,悒悒不乐,如人将捕之,易怒善恐,心烦,胸胁满闷胀痛,小腹痛,口噤,筋挛拘急,身体麻木,指甲枯萎,视物不明,眼生黑花,头晕欲仆,耳鸣,目眩,目涩,雀盲,寒热如疟,月经后错,量少,脉弦细而弱,或如张锡纯所说的"左脉微弱不起""左足太弱"。但这些症候并非需要全部具备,只要出现其中数症,即可诊断为肝虚,其中,肝虚和其他脏腑发生影响所表现的症状,这里未备。

当诊断为肝虚后,即可进行下一步工作。

3. 最后再区别是气虚,还是阳虚 肝为人身五脏之一,肝气为人体元气之一,肝阳亦为人体元阳的一部分,所以,肝之气虚和阳虚与整个人体的气虚和阳虚并无本质差异。之所以为肝不为脾、肺、心、肾,其根本区别点在于上述两项。

(1)气虚:气短懒言,语言低微,倦怠无力,食欲不振,自汗,舌胖质淡苔少,脉虚无力等。其中尤以身疲乏力,脉弱无力为最主要的症状。

(2)阳虚:形寒怕冷,肢末欠温,神疲乏力,阴囊冷,筋缩,倦怠喜卧,舌质淡胖而湿润,这些为诊断的主要标准。一些次要的症状,为面色㿠白,大便溏薄,小便清长或夜间尿多,面浮肢肿,脉沉迟,虚软无力等。

综上所述,肝气虚或肝阳虚的诊断步骤和要点是:首先必须判断是否为肝病,然后再判断是否为肝虚,最后再根据是否出现整个人体所能共见的气虚或阳虚证候,从而得出是肝气虚或肝阳虚的结论。如果按照这种传统中医诊断规律去对待临床,就会发现肝气、肝阳虚在临床上并非罕见,而是一种常见的证型。

(二)法

实则泻之,虚则补之,肝气肝阳虚当如何补之呢?

《内经》说"肝欲酸""肝苦急,急食甘以缓之"。《难经·第十四难》说:"损其肝者缓其中。"《金匮要略》说:"肝之病,补用酸,助用焦苦,益用甘味之药调之。"可见补肝以酸甘为主,因此,补肝气、肝阳,当以酸甘温养为主。另外,《内经》曾指出:"肝欲散,急食辛以散之,用辛补之,酸泻之。"我认为,这是根据肝喜条达,主疏泄的特性和生理,采取以散为补的治法,这就启示我们在补肝气、肝阳时,酸甘温养固为大法,倘不注意辛散之法是不行的。事实上,肝气、肝阳虚的临床见症,多见肝失条达疏泄,补肝气、肝阳之品,亦多具辛散之性。观历代补肝气方剂,就可以更深刻地体会到这点。

补气之品,本多甘温,补肝气亦难例外。肝主疏泄,肝气为肝"用",肝"用"即疏泄,因此肝气虚要寓疏于补之中,才能升散疏泄,不然补会壅滞。至于肝阳虚,温阳之药多辛温,因阳比气更进一层,根据历代先哲的论述,善补阳者,当于阴中求阳。

综上所述,其治疗原则当为:

1. 补肝不离酸。
2. 补肝气以酸甘温养为主,辛温为辅,注意寓疏于补之中。
3. 补肝阳以酸辛温养为主,甘温为辅,注意从阴中求阳。

(三) 方

这里摘录一些前人对肝气、肝阳虚论治的一些方剂,所选录者,都是经过我临床运用,确有疗效的。

《济生方》柏子仁汤

治肝气虚寒,两胁胀满,筋脉拘急,腰、膝、小腹痛,面青口噤。

柏子仁(炒),白芍药,防风(去芦),茯神(去木),当归(去芦,酒浸),芎䓖,附子(炮,去皮),各一两,细辛(洗去土叶),桂心(不见火),甘草(炙)。各半两。

右㕮咀,每服四钱,水一盏半,姜五片,煎至七分,去滓,温服,不拘时候。

《济生方》续断汤

治肝劳虚寒,胁痛胀满,关节疼痛挛缩,烦闷,眼昏,不食。

川续断(酒浸),芎䓖,当归(去芦,酒浸),橘红,半夏(汤泡7次),干姜(炮),各一两,桂心(不见火),甘草,各半两。

上咀,每服四钱,水一盏半,姜五片,煎至七分,去滓,温服,不拘时候。

《太平圣惠方》补肝诸方

治肝脏虚寒,头目昏疼,四肢不利,胸膈虚烦,宜服补肝防风散方:

防风(一两,去芦头),芎䓖三分,黄耆(一分,锉),五味子三分,人参(三分,去芦头),茯神三分,独活三分,羚羊角屑三分,前胡(三分,去芦头),细辛半两,酸枣仁(半两,微炒),甘草(半两,炙微赤,锉)。

右件药,捣筛为散,每服三钱,以水一中盏,入枣三枚,同煎至六分,去滓,不计时候,温服。

治肝虚,头目不利,心膈多烦,筋脉急痛,宜服补肝甘菊花散方:

甘菊花三分,前胡(三分,去芦头),防风(三分,去芦头),决明子三分,黄耆(三分,锉),沙参(三分,去芦头),枳壳(三分,麸炒微黄,去瓤),羚羊角屑三分,车前子三分,枸杞子三分,细辛三分,酸枣仁(三分,微炒)。

右件药,捣细罗为散,每服不计时候,以粥饮调下一钱。

治肝虚寒,面色青黄,胸胁胀满,筋脉不利,背膊痠疼,赢瘦无力,宜服补肝柏子仁丸方:

柏子仁一两,黄耆(一两,锉),白茯苓一两,赭实一两,覆盆子一两,五味子一两,附子(一两,炮裂,去皮脐),石斛(一两,去根),酸枣仁(一两,微炒),鹿茸(一两,去毛,涂酥炙令黄),桂心一两,白术一两,沉香一两,枳实(一两,麸炒令黄),熟地黄一两。

右件药,捣细罗为末,炼蜜和捣三二百杵,为丸如梧桐子大,每服三十丸,以温酒下,空心及晚食前服。忌生冷油腻。

《太平圣惠方》治肝气不足诸方

治肝气不足,筋脉不遂,心膈壅滞,左肋妨胀,不思饮食,宜服白茯苓散方:

白茯苓一两,前胡(一两,去芦头),桂心半两,黄耆(一两,锉),白术一两,沉香一两,鳖甲(一两,涂醋炙微黄,去裙襕),生地黄三分,五味子三分,枳实(半两,麸炒微黄)。

右件药,捣筛为散,每服三钱,以水一中盏,入生姜半分,同煎至六分,去滓,不计时候,温服。忌苋菜。

治肝气不足,则伤胆,胆伤则恐惧,面色青白,筋脉拘急,目视不明,宜服酸枣仁散方:

酸枣仁(一两,微炒),枳实(二两,麸炒微黄),五味子一两,白术一两,白茯苓一两,泽泻一两,芎䓖一两,麦门冬(一两,去心),黄耆(一两,锉),甘草(半两,炙微赤,锉)。

右件药,捣筛为散,每服三钱,以水一中盏,煎至六分,去滓,不计时候,温服。

《神巧万全方》治肝虚方

治肝虚寒,色面青黄,胸胁胀满,筋脉不利,背膊酸疼,羸瘦无力,宜服益肝双补丸方:

细辛,酸枣仁(微炒),白茯苓,楮实子,覆盆子,五味子,附子(炮),石斛(去苗),补骨脂(炒),鹿茸(去皮,酥炙令黄),肉桂,白术,沉香,枳实(麸炒令黄),熟干地黄。已上各一两。

右件杵罗为末,炼蜜丸,如梧桐子大,每服三十丸,空心早晨晚食前温酒下。

治肝脏虚寒,头目昏疼,四肢不利,胸膈虚烦,宜服补肝散方:

甘菊一两,茯神,芎䓖,细辛,五味子,人参,独活,羚羊角屑,白术,各三分,肉桂,酸枣仁(微炒),甘草(炙)。各半两。

右件药,杵罗为散,每服三钱,以水一中盏,入枣三枚,同煎六分,去滓温服。

《简要济众方》论肝脏病

治肝脏虚寒,面青黄色,两胁胀满,筋脉不利,背膊疼痛,瘦乏无力,宜服补虚覆盆子丸方:

覆盆子一两,五味子一两,附子(一两,炮裂,去皮脐),酸枣仁一两,白术一两,熟干地黄半两。

右件药六味,同捣罗为末,炼蜜为丸,如梧桐子大,每服二十丸,空心食前温酒下,米饮亦得。

《备急千金要方》治肝虚寒方

补肝汤:治肝气不足,两胁下满,筋急,不得大息,四肢厥冷,发抢心腹痛,目不明了,及妇人心痛,乳痈,膝热,消渴,爪甲枯,口面青者:

山茱萸,甘草,桂心,各一两,桃仁,柏子仁,细辛,茯苓,防风,各二两,大枣二十四枚。

右九味㕮咀,以水九升,煮取五升,去滓,分三服。

补肝散:治左胁偏痛久,宿食不消,并目䀮䀮昏,风泪出,见物不审,而逆风寒偏甚,消食破气止泪方:

山茱萸,桂心,薯蓣,天雄,茯苓,人参,各五分,芎藭,白术,独活,五加皮,大黄,各七分,橘皮三分,防风,干姜,丹参,厚朴,细辛,桔梗,各一两半,甘草,甘菊花,各一两,贯众半两,陈麦曲,大麦蘖,各一升。

右二十三味,治下筛,酒服方寸匕,日二,若食不消,食后服,若止痛,食前服之。

枸杞酒:补肝治肝虚寒,或高风眼泪等杂病方。

捣碎枸杞子一斗,先内绢袋中,酒二斗,浸讫,密封泥瓮,勿泄曝干,天阴勿出,三七日满,旦温酒任性饮之,忌酢。

《医方大成》治肝病方

《三因方》枳壳煮散:治悲哀伤肝气,痛引两胁。

防风(去芦),川芎,细辛,枳壳(麸炒),桔梗(炒),各四两,甘草(炙)二两,乾葛一两半。

右㕮咀,每服四钱,水一盏,姜三片,煎七分,空心服。

《三因方》枳实散:治肝气不足,两胁疼痛。

枳实一两,白芍药(炒),雀脑芎,人参,各半两。

右为末,每服二钱,姜盐汤酒任下。

《新效方》治肝病方

五补汤:治心肝脾肺肾。

莲子、枸杞子、山药、锁阳。

右四味末之,沸汤调服,加酥尤妙。

仅从上述前人方中,就可以看出,这些方剂在组方上,是与"法"中关于补肝气肝阳三条原则相吻合,各方中所选药物,皆注意肝气疏泄之性矣。

以上诸方,我皆用过,按法施之,确有疗效。如《济生方》柏子仁汤,我用于平素肝阳不足之人,外感风寒,出现筋脉拘急,面青口噤者,所谓口噤,乃寒战的表现症候之一,颇有良效。有一曾在井下工作过的病员,每次感受风寒,则见筋脉拘急,腰、膝、胁肋、胸、腹疼痛,脉弦紧,舌苔白腻且厚,四肢重着,欠温,神疲乏力,喜卧。每用此方才能治愈。又如《济生方》续断汤,载于该书"五劳六极"论治中,此节首言"盖尽力谋虑成肝劳,应乎筋极",续断汤治肝劳,尽力谋虑也可以是此方的病因,临床上有肝气不足之人,每遇焦灼之事,坐立不安数日,就出现胁痛胀满,烦闷,眼昏,疲乏,失眠,不思食,且更见关节筋脉挛缩,嗳气,自觉咽中不舒,其脉舌有寒象者,用此方疗效确实。

总之,上述方剂,不论外感内伤,只要抓准病机,加减运用,不仅能够取得效果,且能启发思路。

(四)药

肝脏本身阳气虚衰,功能减弱,应该属于虚寒一类证型。其治当重在温养,因此,选用药物和组合药物,须在补气养血中使用温药以助肝之升发之力,不能纯用或重用辛散通阳之品。王旭高补肝气用天麻、白术、菊花、生姜、细辛、杜仲、羊肝;补肝阳用肉桂、吴茱萸、花椒。从其选药情况来看,固然深悟肝以散为补之旨,却因此而忽视温养比温散更有益于虚寒治疗这个原则,所以有不尽吻合之处。

张锡纯说:"愚自临证以来,凡遇肝气虚弱不能条达,用一切补肝之药不效者,重用黄芪为主,而少佐理气之品服之,复杯之倾,即见效验。""曾治有饮食不能消化,服健脾暖胃之药百剂不效,诊其左关太弱,知系肝阳不振,投以黄芪一两,桂枝尖三钱,数剂而愈。"黄芪不但补肝气最为得宜,只要配伍得当,补五脏六腑周身之气皆得宜也。

《本经》说:人参"主补五脏,安精神,定魂魄,止惊悸,除邪气,明目,开心益智"。《药性论》说:"主五脏气不足,五劳七伤。"《本草纲目》说:"治男妇一切虚证。"因此,人参大补元气中,包括补肝气,所以,上列方剂中亦有选用人参者。

《长沙药解》说:"桂枝,入肝家而行血分,走经络而达荣郁。善解风邪,最调木气。升清阳之脱陷,降浊阴之冲逆,舒筋脉之急挛,利关节之壅阻。"前人用桂枝明言补肝阳者,也不是罕见。

由于气和阳之间常常是程度上的区别,所以补气和补阳只能大致区别,且可相互选用,这对补阳来说更为明显。兹就一般常用药物来说分列于下。

补肝气:人参(或党参、太子参代)、黄芪、甘草、白术、干姜、五味子、酸枣仁、枸杞子、首乌、木瓜、桂枝、龙眼肉等。

补肝阳:肉桂、肉苁蓉、淫羊藿、鹿角(鹿茸、胶、霜)、巴戟天、菟丝子、锁阳、小茴香、胡芦巴、杜仲、川续断、附子、沙苑子、狗脊、牛膝、鹿衔草、韭子、紫河车等。

临床上,我选用补肝气、补肝阳药物的一般规律是:

1. 阳气与精血同亏者:鹿茸(鹿胶)、紫河车、菟丝子、沙苑子、枸杞子、海狗肾或羊肾、狗肾等。

2. 阳气不足兼痹痛者:巴戟天、淫羊藿、狗脊、牛膝、杜仲、川续断、鹿衔草等。

3. 阳气不足头目不利者:枸杞子、沙苑子、五味子等。

4. 阳气不足阳道不兴者:淫羊藿、锁阳、肉苁蓉、巴戟天等。

5. 阳气不足阴寒太盛者:附子、肉桂、桂枝、吴茱萸、小茴香、细辛等。

6. 阳气不足与脾虚共见者:附片、肉桂、党参、白术、黄芪、山药、芡实等。

7. 全身气虚者:重用党参、黄芪、锁阳、杜仲、肉桂等。其他兼夹情况,也就不再一一举例了。

五脏之间只有各自正常,并相互协调,才能维持正常的人体生命活动。肝为五脏之一,并非单独存在,它的生理和病理都会和其他脏腑发生关系,因此,前举肝气、肝阳虚的治疗方剂,都往往配有其他治则和药物。如果用教科书分类的观点,去看前人的这类方剂,当然是会感到奇怪的,故而有必要强调一句:不能把肝脏孤立起来研究。

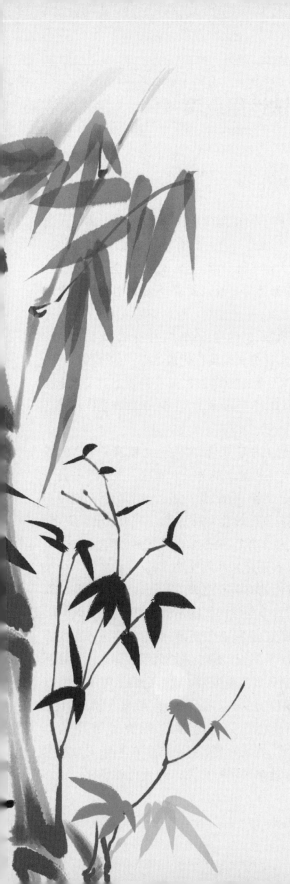

第三部分

治　则

一、涩法运用点滴

(一) 涩法刍议

涩法的主要作用,是固滑收脱,用于制止滑脱症状的发展,使人体气血津液不再进一步耗散的一种治疗法则。而涩药就是具有固涩收敛作用的药物。涩法治疗的病症,大体为开肠洞泻、大便不固、便溺遗失、寝汗虚脱、喘咳上奔、久嗽亡津、精滑不禁、下血不已、崩中暴下等。涩以固脱,凡是针对固脱而设的法则,就是涩法。主要突出涩法的方剂,就是涩剂。涩剂的组成中,大部分方剂有涩药,有些方剂则没有,如玉屏风散、封髓丹、驻车丸、生脉散、当归六黄汤等便是。另外,剂型对涩法也很重要,比如吴茱萸打烂敷足心,可以收敛头汗、唾液,如果内服,则呈温中散寒的作用,无此收敛之功,反有温散之力了。炮制亦是产生和增强、减弱固涩作用的因素之一,如龙骨、牡蛎,煅后固涩作用就会增强。

虚脱证用固涩,从古至今在理论上早已明确,实践上又积累了丰富的经验,可资借鉴。这里主要谈谈我对实证用涩法的体会和看法。在中医书籍中比较占上风的说法,是涩法仅可用于虚者、脱者、病久者,为正虚无邪、滑脱不禁之证而设;凡初病、实病、暴病,或正气已虚邪实未去者,当先攻其邪,不可误用涩法。比如热痢初起、伤食腹泻、火动遗泻、血热妄行等实热证候,虽正气已虚然邪实未去,均非固涩所宜;如果实证轻易使用涩法,则正气和邪气都会被堵住,往往转生其他变证,这就是常说的有敛邪之弊。对于这个问题,我的看法是,这样讲未免有些失之偏颇,与古今的临床实践不甚相符。我的体会是,所有的治则如果用之不当,都会使邪气更甚,正气更虚,而不独涩法才会使邪气留恋。相反的,涩法如果使用得恰当、适时,不唯不敛邪,反而能有助于祛邪扶正。倘若在临床上,一定要等到病久虚象毕露后,才使用涩法,是不是有点类似渴而后掘井呢? 我看这个问题值得探讨。带下过多,咳嗽太频,淋下过度,痢疾太甚,对证适当选用一些固涩之品,以止咳、涩肠、固精、止带,是有助于减轻病人的痛苦。中医传统的观点,就认为涩药有寒热温凉之性,有攻补之用,除固涩作用外,还往往兼备有其他多种治疗作用。现代药理研究也了解到,不少固涩药物除收敛固涩作用外,还具有不同程度的抗菌消炎、滋补强壮、调整神经血管等生理机能作用。因此,可以破除一些老框框,将辨证和辨病结合起来,将理论和经验结合起来,适当地选用一些与病症相符合的固涩药物,让涩法和其他治疗法则配合起来。这样,不仅有助于治标(如止咳、止淋、止带、止痢),而且有助于治本(如补养、抗菌、协调阴阳等)。如此两全之举,我们有什么理由弃而不用呢?

为了进一步说明这个问题,不妨以下焦湿热诸症的治疗为例,来加以说明。由于肾司二阴,肝络前阴,胆降于肠,膀胱通于尿道,所以,利尿通便乃是驱除下焦湿热行之有效的治疗法则。但是,通的目的并不在于通利,而是为了借通利以排出废物和病邪,从而恢复人体功能活动的正常和协调,因此,不能因为强调通而走上另一个极端,忘记了涩。通因通用作为一种祛邪外出的手段,其作用原理并非单纯在于泻下大便和通利小便。泄泻在不断地下,遗精在不断地遗,都是在以通的形式不断地在排除湿热,但病症仍然不能消除。可见,中医学中通因通用的方药,其本身还具有治疗湿热的作用,即通过其他途径,对湿热产生遏止和消除的作用,并非单纯在于一个通字。常用来通下大便的大黄,其作用就不仅在于泻下,而且还能消导积滞,荡涤胃肠,推陈致新,活血化瘀,止血,清降邪火,釜底抽薪。根据现代药理研究,大黄对痢疾杆菌、伤寒杆菌、霍乱弧菌、大肠杆菌、绿脓杆菌、白喉杆菌、金黄色葡萄球菌、溶血性链球菌、肺炎球菌、炭疽杆菌等,均有较强的抗菌作用。因此,大黄配伍在清热解毒利湿等方剂中,除了能通过通利大便,以利排邪外出外,还有加强清热解毒的作用。如果离开了大黄的多种作用,离开了其他清解利湿药物的作用,单纯通利大便,无异于没有用药之下泻一样,是不能有效地治疗下焦湿热的。

同理,固涩药物也并非不分青红皂白,一味地只起收涩敛聚作用,不少固涩药物都具有不同程度的抗菌、生津、滋阴、强壮等作用,纯粹收涩的药物极少。比如山茱萸、乌梅、五味子、诃子、石榴皮、金樱子、五倍子等固涩药物,都有其不同程度和范围的抗菌或抑菌作用。赤石脂一类以涩为主的药物,又可吸附消化道的有毒物质,能起到一定的祛邪作用。其他如鸡冠花、樗根白皮等,传统上都用于湿热痢疾和湿热带下;龙骨、牡蛎、石莲子等,使用在邪气正盛的下焦湿热证中的例子,也是屡见不鲜的。总之,收涩药是能通过扶正、祛邪以及缓解症状等多种不同的途径,而起到固涩滑脱症状的作用。我们绝不能简单地用收涩敛聚这一形式去囊括涩法和收涩药的全部作用,因而使用固涩药物并不能说是完全截止和阻遏了邪气的出路,不能这样看待这个问题。

古人说,文武之道,一张一弛,弦拉紧了不松是会断的。用药治病,也当如此,一味通利,也会使正气大为消耗,反致为渊驱鱼。古人用药,在这方面有不少成法,值得借鉴。寓涩于通之中,方能通而不伤正;寓通于涩之中,才会使涩而不固邪。在下焦湿热证中,将固涩药与清利湿热药配合起来,只要配合得适当,就能相反相成,两全其美。前人治疗下焦湿热诸证,不论是自觉还是不自觉,都是使用了涩法和涩药的。清化湿热,通利膀胱,以治疗膏淋的主要方剂萆薢饮(《医学心悟》)中,即有文蛤粉和莲子肉;治脾胃湿热下注膀胱的萆薢分清饮(《仁斋直指方》)中,即有乌药、益智仁,二药相合乃缩泉丸。湿热痢中,常用方剂芍药汤(《宣明论》)中,主药是酸收之芍药;而张锡纯的化滞汤中,选用了酸收之芍药、山楂;燮理汤中,有生山药、芍药。湿热下注扰动精室的遗精,《卫生宝鉴》用猪肚丸,方中就有牡蛎;而一般治疗湿热遗精之症,亦少不了要选用一些固涩药物。肝郁化热,湿热下注的带下病,《医学入门》用侧柏樗皮丸,方中有固涩之樗根白皮。张锡纯的易黄汤,亦用芡实、山药各30g;清带汤,用龙骨、牡蛎、山药以固涩。这些例子,都足以启发我们的思路。中药是使用复方,各种药物之间,有相互协调和相互制约的关系。另外,由于中药多为动物、植物和矿物,其结构不能与收敛的西药相比,其作用往往是多方面的,也就是说,一味中药也常是一个复方,而方剂的组成,又往往是多种治则的相结合。所以,我们应该打破一些凝固地对待涩法和涩药的陈旧观点,使之能更加广泛地发挥其应有的作用。

我父亲根据对文献的学习和自己的经验体会,给我们众兄妹传下一条清规,治疗咳嗽、崩漏、带下、遗精、痢下、泄泻、汗出、喘息、潮热等病势向外类疾病,在并无明显虚象时,也要自觉地将涩法与其他法则配合起来,要善于利用相反相成以达到邪去正安的目的。我父亲说,这样做的理论根据在于:人体的气、血、津、液贵在流通,但它们必须在一定的范围和轨道上流通方为正常,而保证这种正常流通的就是人体收敛功能,离开了人体的收敛功能,就会出现气脱、血溢、汗泄、二便失常等滑脱症状,涩法和涩药的作用,就是帮助人体收敛功能恢复正常的手段。所以,从防微杜渐这种意义上说,邪实或早期使用涩法,并非不可以理解。以带下为例,一般谓带下黄稠腥臭属实热者,须清化湿热,不能使用固涩法,只有在带下清稀无臭之偏虚寒者,才能使用固涩法以止带。临床上,我治疗湿热带下,不论带下红白黄色,只要属于实证热证,就常在重用清热解毒之品的同时,选配牡蛎、龙骨、樗根白皮、白果、山药、芡实、山茱萸之类以固涩。特别是山茱萸,用于红白相兼带下,有显著疗效;缺药时,我常用金樱子、乌梅炭、生山药合用相代。通过妇科检查，将清解药与收敛药配合起来，不仅能有效地减轻症状，而且对愈合宫颈糜烂、减少炎症部位渗出物，均有不可忽视的良好作用。诸书在治疗痢疾的禁忌中常说，下痢初起，邪实未去者，不宜过早固肠止泻，即使久痢（利）不止，若积滞未去，湿热不清者，也不可使用涩法，只有在邪实去，积滞消，正虚滑脱的情况下，才可使用固肠止泻法去进行治疗。对此，我在临床上也不奉为圣旨，选方常选芍药汤、白头翁汤、葛根黄连黄芩汤等，并选加收涩药物如石榴皮、赤石脂、五倍子等。伤阴时，选加乌梅；脾虚时，选加山药等。对于那种里急后重，下坠感特别明显者，我常用大黄类攻下药与收敛药同用，每收捷效。总之，治疗痢疾泄泻，我是将清热、解毒、导滞、收涩等治则熔于一炉，根据具体情况，而各有所侧重。至于外感内伤咳嗽而痰多者，虽日久不愈，先应祛痰，不可早用涩法，以防恋邪之说，也不可过于拘泥。我在临床上感到，纵然久咳不愈，耗气伤阴，致使痰少难咯者，不配伍化痰之品，单用敛肺之药，咳虽减少，但却常会加重痰不易出、胸闷等症。因此，问题的关键还不在于使用涩法的早晚，而在于如何使用涩法。《伤寒论》中的小青龙汤能解表化饮，用于肺有痰饮兼感风寒的病症，方中收涩药物五味子半升，白芍三两，剂量并不少于发散之麻黄三两，桂枝三两，这种收与散相配伍的方法，赢得了医家的称赞。补气固表止汗的玉屏风散，临床上老幼感冒风寒，我常将此方作为基本方去加减使用，对于容易感冒的病员，此方之效已为不少报道所证实。真正治疗气虚自汗，牡蛎散显然比此方更为中肯合拍。因此，对于各种实证，只能说需要慎用固涩方药，而绝不能说必须禁用固涩。

另外，涩法用于实证，还可以避免和减少祛邪药的副作用，以及防止药力过度而造成伤正的情况。如《伤寒论》大青龙汤方下说："汗出多者，温粉粉之。"《伤寒论》所用的温粉究系何物，书中未曾记载，但使用的目的在于遏止大青龙汤所致汗出过多的作用却是显明的。根据唐代孙思邈《千金要方》记载，是用煅龙骨、煅牡蛎末、黄芪末各9g，糯米粉30g，诸药合匀，用稀绢包，扑身。此亦是属于涩法范畴者。

至于涩法能不能治本，在中医书籍中，一般还是认为不能治本，带有对症治疗（治标）的意思。我认为，涩法除了治标外，应该还能治本，表虚固表，里脱固里，只要我们不把涩法当作涩药的简单组合或参与去看待，那么，就是一种包含着治本意义的治则。治疗疾病的目的是什么？归根到底，还是为了使人体的功能活动重新恢复正常和协调。滑者涩之，也如热者寒之，寒者热之，闭者通之，惊者平之等治则一样，都是治本之法，也就是说，都是针对疾病基本病机加以调整的治疗法则,这应当是很容易理解的道理。休克汗出,用生脉散是治本还是治标? 湿热痢用芍药汤是治本还是治标? 诸如此类的问题,是很容易加以判断的。

综上所述,那种认为涩法是为纯虚无邪、滑脱不禁之证而设,若邪未去,当先攻其邪,不可误用涩法,需待邪去才用固涩的观点是站不住脚的。这种结论的产生,是把涩法和治疗复杂疾病割裂开去的必然结果,这种结果有它正确的一面,它注意到了使用固涩方法不当,会导致出现收敛邪气并使之不易祛除的情况。但这种观点也有它凝固和僵化的一面,不善于利用涩法的收敛作用去扶正和祛邪。涩法作为一种治疗法则,也同其他治疗法则一样,各自有其适应范围,不能相互取代,只能相互补充、促进。各种治疗法则,针对复杂多变的疾病,只要配合得恰当、巧妙,就能减少病员痛苦,缩短疗程,促进康复。由于疾病的情况会受到气候、体质、情志等方面的影响,从而呈现复杂的情况,因此,相应的治疗方药,就不能限于一方一法,涩法在这些错综复杂的情况中,完全有发挥作用于邪实诸证的可能性。

总之,随着中医学的日益发展,把涩法仍禁锢在旧有的认识中,是既不恰当也不可能的了,应该而且必须让涩法这一祖国医学遗产中的一株灿烂之花开得更加绚丽多姿。

(二) 再谈初病、实证可用涩药

我认为初病、实证是可以使用涩药以收敛正气的,对于咳嗽、崩漏、带下、遗精、痢疾、泄泻、汗出、喘息、潮热等病势向外的这类疾病的治疗,在并无明显虚象时应该自觉地将收敛法与其他法则配合起来,这就是说要善于利用治法上的相辅相成,达到邪去正安的治疗目的。这样做的理论依据在于:人体气、血、津、液贵在流通,但它们必须在一定的范围和轨道上流通才能称之为正常,而保证这种正常的流通,乃是人体的收敛功能,人体的这种收敛不足就会出现气脱、血溢、汗泄等滑脱外泄症状。涩法就是帮助人体收敛功能恢复正常的手段,所以,从防微杜渐这种意义上讲,邪实和早期使用涩法并非不可理解。

湿热带下,一般症见白带量多如米泔,或黄绿如脓,或带中夹血,有臭气,外阴瘙痒,小便短赤,口苦咽干、发热、舌质红、苔黄、脉数。对这类病人,我并不喜用止带方(《世补斋·不谢方》)、龙胆泻肝汤之类苦寒清解方剂,而常用自拟方:党参15g,白茯苓15g,白术15g,巴戟天12g,薏苡仁20g,墓头回15g,椿根白皮15g,以此方煎汤内服。另用当归15g,白芍12g,栀子10g,茯苓10g,

柴胡 3g,楝根皮 12g,蛇床子 15g,黄芩 10g,煎水冲洗外阴,再用川贝母 3g 研为极细末,洗后扑于外阴上。

湿热带下,用上法内服外洗疗效显著。我主张解毒利湿清热着重于洗剂,因为苦寒每每碍胃,久服病人又往往难以坚持到湿热尽除,况且带下出于阴道,尚有需要解决局部的问题。而洗剂既能弥补内服之不足,又能解决局部问题,可谓一身兼二任焉。倘着重于内服,不外用洗剂,则往往中途停药而遗留慢性炎症致使缠绵不愈,况且久用苦寒之品,一旦伐胃,而脾胃虚则更易引起带下,此又不可不知。

二、下法运用点滴

历代前贤都强调治疗有邪之疾,其中特别是有形之邪,当为邪气开辟出路。所谓开辟出路,一般即指借汗、吐、下、利四条途径,其中利是指通利小便,用之临床,开辟与不开辟出路的治疗效果大不一样。今试就我使用下法的粗浅体会整理简介于下。

(一) 下法的作用

下法的作用,主要有以下五点。

1. 荡涤、疏通、清洁胃肠,直接排除肠胃内的有形之物,如痰、饮、食、血、燥粪、蛔虫等。

2. 攻逐邪热,分间接和直接两个方面。凡肺胃郁火、肝火、风热怫郁于上,都可使用下法,以釜底抽薪,这是间接撤热,直接就是针对中下焦热盛,热结胃肠等证,使用下法可以起到斩关夺将的作用。

3. 攻逐寒积,暴饮过量冷物,冷积停滞于肠胃,或寒痰结滞,脾胃冷积,寒实结胸等证,均可用下法以去有形之邪。

4. 调整气机,脾胃是全身气机升降的枢纽,脾升胃降,利用下法下行的趋势,顺应了胃肠、胆、肺之气的下行,借以调整全身气机升降流通,消除清理人体各部的有形或无形郁滞。这样一来,就能影响人体气化活动,对人体气血津液之间的相互转化,以及人体对饮食营养的吸收都会产生一定的影响,只要善于利用这种影响,就能达到治病疗疾的目的。

5. 通下补虚,下法能补虚,前人论述有二: 一是运用得当,可以借通为补、借攻为补;二是叶天士所提出的"胃虚通补"说,主张脾胃分治。叶氏认为,胃为六腑之一,主受纳,司传导,泻而不藏,满而不实,动而不静,降而不升,见症如噫嗳、反胃、痞塞、便秘、腹胀者,皆因胃虚气乱,浊气在上,变通为滞,由降反逆。若遵李东垣风药升阳,徒使气逆,甘温守补,反致壅胀,补虚要顺其性而用之,方为得体,胃宜降则和,所以胃虚当通补为是。叶氏通补之通,并非专以下法为限,但其中包括下法。各种急性病后期,以及其他慢性病表现出消化系统功能减弱、胃肠蠕动减慢,出现腹胀、便秘、食欲不振等一派虚弱的证候,我常在补益方中,根据具体情况而配以不同程度的润下、缓下、间隔下等不同方式的下法,对促进胃肠功能的恢复,以及虚证的改善,均有积极的作用。另外,关于下法能直接补虚,将在后面讨论。

(二) 下法的形式

下法分急下和缓下两大类。这两大类又可进一步分为燥下和润下,再进一步还可以分为热下和寒下。若连续使用它们,就称为连续下;若间隔使用它们,就称为间隔下。

(三) 对下法的评价

下法是攻逐体内结滞,通泄大便,疏通清洁胃肠的一种治法,具有排除蓄积、调理气机、攻逐邪热等作用。如果运用得巧,可以借通为补、借攻为补。张子和所说:"陈莝去而肠胃洁,癥瘕尽而营卫昌,不补之中,有真补存焉。"这是颇有见解的。

但是,下法并非纯为泻法,可分为补和泻两个门路。泻法以燥下为多,主要用于实证,其使用范围较广,正如丹波元坚在《药治通义·下法》中所说:"干霍、暴痛等诸危急证,宜峻下之,固不待言。凡沉滞痼癖,如顽痰、宿饮、积食、老血,及狂痫、霉癫诸疾,皆有不可不下者。"下法不仅使用范围广,而且能提高疗效,加速疾病好转,张子和就说过:"病生于外者,太仆以为瘴气贼魅,虫毒、蜚尸鬼击、冲薄坠堕、风寒暑湿、矵射剥割、撞扑之类。至如诸落马、堕井、打扑闪胁损折、汤沃火烧、车碾大伤、肿发焮痛……可峻泻。"润下以补为多,属胃虚通补之法,不少润下药物,如蜂蜜、玄参、三角胡麻、当归、松子仁、生首乌、芝麻等,均具滋补之力。因此,下法就不单是一个补法,也不单是一个泻法,也不单是一个借通为补的治法,它本身就是直接通补的治法,因而也可以说是一个借补为通的治法。由于下法有轻重缓急润燥之分,又能与多种治则相配合,特别是它下行的趋势正顺应了六腑气机运行的方向,因此,我主张对下法应当广用、善用和巧用,对它不应当畏之如虎。

(四) 临床举例

1. 跌打损伤 《素问·缪刺论》说:"人有所堕坠,恶血留内,腹中满胀,不得前后,先饮利药。"后世宗此说者不在少数。《沈氏尊生书》说:"恶血在内,先要清心行血,通利大小肠。"《得效方》说:"先用通二便药,和童便服。"《伤科秘要》说:"瘀血停滞或积于脏腑者,宜攻利之……先逐其瘀,而后和营止痛,自无不效"。《金匮要略》指出:"斯须通利数行,痛楚立差,利及浴水赤,勿怪,即瘀血也。"这些文献论述,说明下法是治疗跌打损伤所致瘀血证的有效、有力而又迅速的治则之一。不过,这里应当强调的是,使用下法时,即使无便秘症状亦可使用,在跌打损伤证中,特别是伤及胸腹腰肋的情况下,更应该根据瘀血蓄积的情况,使用不同形式和程度的下法。我在临床上治疗此等证候,不论伤处颜色如何,也不论是否出血,只要伤处在胸腹腰肋部位,即使并无便秘现象,也在祛瘀疗伤的应证剂中,酌情(即根据体质等情况)加入泻下药物,如大黄、番泻叶、当归、胡麻仁、生首乌等,能增强疗效。如泻下之物色黑,乃瘀血也,可根据情况,再使用下法,至大便色正为度。

殷某,男,56岁。负重跌仆,胸部挫伤十余日,疼痛不可转侧,呼吸引痛,用血府逐瘀汤、跌打丸、七厘散等内服无效。大便正常,舌质红,苔黄腻,用柴胡疏肝散加苏木、枳实、厚朴、大黄,泻下数次而疼痛递减,两剂后,即活动自如,遂愈。

2. 痢疾 凡痢疾初起,因宿食积滞,里热较甚,使用下法,最为适合。《简明医彀》说:"里邪实热者下之,及头目周身火热炽盛皆可下之,痢疾腹痛等证,下之即畅……如痢始初失下,大痛口渴,肛门肿闭,小便不通,粒米不进,气息机微,一下霍然。"近年来,颇有仿效西药抗菌、抑菌的原理,只重视对有抗菌作用的中药,加以收集组合,因此,很少使用下法等为邪找出路的方法。但这种仿效西药的方法而转为慢性,或后遗性肠炎等类疾病的病员较多,这可能与炮制、剂型不当,药物苦寒伤胃,以及抗菌、抑菌作用终不如西药强等因素有关。我认为,中医治疗感染性疾病,是通过多种途径进行的,使用下法以荡涤胃肠,推陈致新,亦是一种有效途径。治疗痢疾,不管是细菌性的,还是原虫性的,使用下法以通导,上述后果就比较少见。古今文献对此都有颇为精辟的论述,如朱丹溪说:"痢疾初得一二日间,以利为法,切不可便用止涩之剂。若实者,调胃承气,大小承气,三乙承气下之。"以桃仁承气汤治疗痢疾来说,吴昆认为:"痢疾初起质实者此方主之。若初起失下,反用固涩之药,以致邪热内蓄,血不得行,腹痛欲死者,急以此汤攻之。"吉益东洞认为,桃仁承气汤主治"痢疾小腹急痛者"。我在临床实践中,也加深了对下法的体会,这可能是因为泻下药不仅有抑菌杀菌作用,而且还能使肠道得到较好的清理,使细菌及毒素得以迅速排出体外,从而减少了全身毛细血管中毒症状等,这样就能减少后患。因此,痢疾的治疗中,调气、行血、解毒固然是重要的,而攻下法亦是不可忽视的有效治则。

对于经常发作或反复发作的慢性肠炎、慢性结肠炎、慢性痢疾,凡是伴有腹痛症状者,我常使用泻下法,使痛随泻减。即使不伴腹痛者,亦间隔使用泻法,如芒硝冲服,或配大黄,或配番泻叶,泻下数次后,即停服泻药,然后仅服应证方药,不仅病员主观感觉良好,而且疗效亦颇佳。在用理中汤、四神丸等方治疗上述病症时,我亦喜加用大黄和肉桂各3~4.5g,为末冲服,疗效比不加这两味更好。当然,急性者用此二味入方亦是颇有疗效,肉桂用于急性滞下,前人方中常可见到。《普济方》中桂连丸,即用桂心、黄连各等分,治小儿痢下赤白,腹痛不可食。《河间六书》之芍药汤治湿热痢,方中亦有肉桂。用肉桂之意,在于取寒温之间相须相使之义。因此,也有用其他温性药者,如朱良春氏用《镜花缘》验方痢泻散,方中川乌与大黄合用,对细菌性痢疾及急、慢性胃肠炎,均有显效。

张某,女,32岁。病员发热,恶心,腹痛,痢下赤白胶状黏液,经氯霉素治疗5天,疗效不佳,转中医治疗。现腹痛加剧,痢下鲜红胶冻样,日10余次,里急后重明显,舌苔黄厚腻,质红,脉数。处方:当归15g,白芍15g,槟榔10g,滑石18g,木香6g,枳壳10g,莱菔子12g,石榴皮15g,大黄(后下)6g,肉桂末(吞服)3g。两剂后,里急减轻,大便色黄,日5次。再服两剂,便色正常,质稀软,日4次,无里急后重现象。去大黄、肉桂,加焦三仙、白术,服两剂,即痊愈。

3. 上部出血证 临床遇肺胃、肝胆、郁火或实火所致之咯血、鼻衄、眼部充血等上部出血证,我常用大黄或芒硝、番泻叶等泡服,以釜底抽薪,撤火止血、祛瘀。特别是儿童、青少年鼻衄不止,并见口苦,舌质红,脉数,心烦者,用之更佳。

刘某,女,13岁。病员素患鼻衄,反复发作,今鼻出血止而复来,达半月之久,仅用大黄一味泡开水服,泻下数次而不甚。数次后,鼻衄即未再发,不仅止血快,而且不再缠绵。《圣济总录》曾记载治鼻衄不止,用玄明粉,卧时用冷热水调下两钱匕。

近年来,多有报道大黄粉口服治疗上消化道出血,认为除肝硬化食管静脉曲张破裂出血外,不受年龄、出血轻重及有无并发症的限制,特点是止血快,有效率高,腹泻次数较多。不少文章指出,这不仅与大黄具有止血作用有关,而且与大黄的泻下作用有关。用这种止血逐瘀法,既能达到迅速有效的止血目的,又能及时排出瘀血,使大便隐血转阴时间明显缩短,而泻下又有助于临床对出血是否继续的鉴定,并减少了瘀血所致的吸收热和氮质潴留,由此可见,下法对上消化道出血的治疗有着重要的作用。黑便,中医认为是瘀血,应当排出体外,在有热象时,我常根据前人经验,用桃仁承气汤之类下之逐瘀;虚象出现者,可加人参等补正。虚寒性上消化道出血而导致的黑便,我常用黄土汤温脾摄血,再吞服止血散,由干漆粉1g(对漆过敏者忌用)、大黄粉15g、白及粉20g、赤石脂粉20g组成,四药和匀用汤药吞服,每天10g。疗效比单用黄土汤一类温摄之剂效果好。《张氏医通》认为,黑便属于蓄血证,主张攻下逐瘀,论之颇详,并引不少医案以证之,读后能发人深省。我认为,虚寒证亦不当例外,补虚逐瘀,不仅两不相碍,且能互有助益,可以并进。

张某,男,27岁。病员近三年来,每年农历七月左右即出现黑便。经吞钡透视,诊断为十二指肠球部溃疡。前两年出血,用黄土汤加仙鹤草、艾叶炭、茜草炭,吞服三七粉,另服维生素K片等,都是4~5天大便转黄,7~12天大便隐血转阴。这次出血,用黄土汤加服止血散,未服其他西药止血,2天后大便转黄,4天大便隐血转阴。

4. 斑疹、感冒、手掌足底脱皮 一般来说,在表邪未解,里实不甚之时,治疗应根据先表后里的原则,首先解表,只有表邪已解,里实已成之时,方可使用泻法,否则就会引邪入里。但有一般也就会有特殊,临床上往往还可以看到里气郁而致表气不通的情况,所谓表气不通,是指表证不为汗解或用发表剂不能作汗,斑疹一类不能透发等。里气郁是指诸如食滞、停饮、腑实、痰遏等有形之物阻塞于内。在这种情况下,如果在发表剂中佐以通里法,里气一畅,升降正常,表气往往随之即能宣发,这在临床上是效能复制的。

李某,男,5岁。病员发热39℃,手足抽搐,无汗,皮肤灼手,脉数,舌尖红,苔薄滑、微黄、中心略腻,经推拿颊车、地仓、头维、人中、承浆、上星等穴后,抽搐止,仍无汗。用藿香正气水一支(10ml),大黄3g,泡开水兑服,大便泻下极臭,出汗后,体温即退。

王某,男,6岁半。病员体温39.5℃,麻疹隐隐,色暗,昏睡,神识朦胧,腹胀拒按,气息粗,脉紧数,舌苔黄腻,口中有秽气,大便一日未解,视其所服之方为:金银花、连翘、蝉蜕、葛根、升麻、芫荽须、枳壳、防风、牛蒡子等,然而无效,乃里气郁滞的缘故。仍用上方加莱菔子、芒硝、大黄,服一剂后,病员疹透,神清,哭声朗然。

杂病中此症亦多,只有疏通里气,才能有效治疗在表之证。我治疗手掌足底脱皮,喜用猪苓汤加味,疗效颇佳。又曾治一手掌足底脱皮的男性青年病员,其肠间时时水鸣、腹满,用《金匮》已椒苈黄丸,为水煎剂而取效。肠燥津枯便秘之人,一旦出现皮肤发痒、麻木,甚至燥裂起屑,往往与里燥有关,用当归、首乌、党参、黄芪、桃仁、郁李仁、核桃仁、陈皮、枳壳等为末,以蜂蜜收膏,每日服用,效果良好,在这里,润下起到了畅里疏表的作用,使津液能畅达表里。

5. 肝火头痛、眩晕,肝风抽搐、麻木 肝火上攻于头,常见头痛眩晕、面红目赤,耳聋耳鸣,胁肋疼痛,口干口苦,脉弦数,舌质红、苔黄。而肝风内动,一是热极生风,为高热抽搐;二是阴虚阳亢,如类中风;三是肝失濡养,多表现为肢端麻木,肌肉震颤。以上情况,不少病员往往伴有便秘、便闭等症,于此,我常根据其具体情况配用适当的下法,一般是肝火上炎和热极生风多使用峻下,肝失濡养者多使用缓下和润下。为什么要使用下法呢?我的认识是因为脾胃为人身气机升降的枢纽,黄坤载就说过,脾气升则肝气升,胃气降则胆气降。不论是肝火上炎、肝血不足,还是热伤津液,造成胃气不能正常下降而导致便闭,就又会反过来影响上炎和内动的病机。肺与大肠相表里,胃肠便闭,就不仅会通过胆而波及肝,而且还影响到肺气的肃降,这样就会加重或促成肝火犯肺、犯胃而导致咳血、吐血。对于类中风来说,便闭势必加重气与血并走于上的病机。使用下法,胃肠通畅,气机下降,就能引血下行,降低脑中血管的压力,减少脑中继续溢血或促使瘀血疏通。至于肝失濡养证,便闭又会干扰到肝之疏泄,而缓下、润下通过下能帮助肝气疏泄,且润下之品,既能滋补,又能通络、息风、润肝,多方面都能兼顾。

雷某,女,26岁。病员头晕,吐涎,咳嗽,时头面烘热,烘热时耳鸣如潮,头痛如裂。嗳气,不思食,两颧嫩红,体质清瘦,面色㿠白,舌光如镜,中有裂纹,舌根部略有白色无根腐苔。此肺胃阴亏,肝阳上亢。处方:蒺藜10g,菊花10g,石决明15g,牡蛎(先煎)16g,钩藤12g,白芍12g,当归10g,石斛10g,台乌3g。水煎服,3剂。

二诊,诸症依旧,上方加生地黄25g,雅连(黄连)3g,天麻10g。水煎服,

3剂。

三诊,能思食,头晕如故,面热耳鸣,头痛略减。自诉大便干燥,近1个月来大便逐渐为2~3日一次,有时甚至4~5日一次,且干结如羊粪。处方:钩藤12g,菊花10g,蒺藜10g,珍珠母(先煎)24g,决明子15g,生地黄12g,玄参12g,白芍10g,白薇10g,天麻10g,玉竹10g,夏枯草10g,三角胡麻10g,生首乌12g,生大黄6g(泡开水兑服)。

服药后大便通畅,病自此后迅速发生转机。食欲、消化增强,头痛、头晕、耳鸣、头面烘热皆明显减轻,能下床活动,解除了长达两月的卧床痛苦。

6. 胃气虚弱兼便秘的诸证 下法能补虚,这个补不是指的借通为补的补,乃是说下法能直接补正,且补也并不仅限于补胃虚。这是因为一方面不少润下药物,均具有滋补之力,如蜂蜜、玄参、三角胡麻、当归、松子仁、首乌、芝麻仁等;另一方面,下法顺应和帮助了胃肠气机的下降,这就调整了胃之受盛、大肠之传导、小肠之分清泌浊的功能活动。由于下法有轻重缓急润燥之分,又能与多种治则相配合,特别是它下行的趋势正顺应了六腑气机运行的方向。因此,下法就不仅能通补胃虚,且能通过调整人体六腑气机之降,而达到调整人体五脏气机之升,所以这种补法的作用就比较广泛了,对多种虚证的治疗,能起到良好的调整作用。特别是润下法,并不单是一个借通为补的治法,它本身就是直接的滋补之法。现代医学亦认为,中医的下法能及时恢复胃肠功能,加强其对食物营养的吸收,这仍是着眼于胃肠功能,其实下法的作用远非仅作用于胃肠。由于下法在使用时的配伍形式,选用泻下药物的不同,再加上下法的化学、物理等作用,以及病员当时的种种具体情况,其临床作用早已不被局限在胃肠范围。因此,我在临床上使用下法补虚时,主要用于两种情况,一是胃虚,兼大便干燥之诸证;二是其他虚损病症出现便结、便秘。

下法补虚,一是选用润下药物,这类药物既能致下,又能补虚;二是选用硝黄一类下药再配以补药,使之相伍,这种配伍的方式能否谈得上是补虚的下法呢?我认为,不论从作用机制上讲,还是从药物作用的配伍上讲,都可以肯定这种下法是补虚的下法,而非攻逐实邪的下法。只不过这种补法与其他补法的名称不同,不叫滋阴补虚、温阳补虚、益气补虚,而叫作通下补虚罢了。

在临床上,当胃气虚弱,精神疲乏,食欲不振、纳而不化,腹胀闷不舒、呃气,大便干结时,可以用下法以通补胃气,使胃气得到舒展充盛。而其他各种虚损病症,一旦出现上述胃虚症状,或者出现便秘并由此而加重虚证时,都应当根据具体情况而配用通下补虚法,方能使病情得到迅速的机转。例如,《金匮要略》的大半夏汤,是治"胃反呕吐"的方剂,我每用此方于胃气虚弱之呃气、不思食、大便干结、汤药入胃则呕者,屡建奇功。特别是在不少疾病的后期(主要是指急性热病),大病去后,出现胃气虚弱,形体消耗,纳而不下,下而不化者,更见效力。用方的关键是蜂蜜的用量要在患者能接受的情况下尽可能偏多。

赵某,女,46岁。病员平素体弱,大病后自认为已无生望,心中忧郁悲伤,时发干呕,不能饮食,嗳气,脘胁不舒,腹自觉胀而按之平软,气短,心悸,面浮,目窠微肿,大便干结,舌淡苔薄白,脉濡。处方:大半夏汤(方中用红参)加青皮、桂枝、茯苓,嘱少量慢饮,不拘次数。一剂后,即能食少量稀粥;十日后,胸胁胀减,食欲增,大便日行一次,较畅,自觉胸膺舒展。停服三日,又感不舒,连服一月而诸症悉除,健壮如昔。

另外,如脾胃虚寒之习惯性便秘,我对中阳虚者用理中汤加大黄末吞服,中气虚者用四君子汤加砂仁、炒莱菔子末吞服。当久病之后,或年老体弱之人,正气虚衰,皮肤干燥起屑,食少便艰,干燥有如羊粪,每次便后,顿觉舒畅,而一旦数日不通,一身便觉不可言状之苦楚,每至此时,常用砂仁泡水,搅入蜂蜜,加姜汁数十滴,少入陈皮末当茶饮,每获良效,便通食增,对身体恢复颇有益处。

长期实践,使我体会到,各种虚弱病员,只要具备胃虚便秘之症,都应当使用通下补虚法,才能增强疗效,加快正气恢复。可见胃气强则重病可望来苏这句话,实实在在对于临床有着重要的指导意义,不可忽视。

(五)注意事项

1. 量人虚实,度邪轻重,察病缓急,揣邪多寡,投药毋太过不及,以早拔病根为要。

2. 纯属卫分表证,恶寒较显著而热势不甚,或老年体弱,孕妇及妇女经期,宜慎用。

3. 脾虚溏泻,或肾虚关门不固者,均当慎用或禁用。

4. 使用下法,要注意下法轻重缓急和润燥的区别,以适应病体的新久缓暂,寒热虚实,而灵活运用。

使用下法,有常有变,但变法亦是根据常法善用和巧用而来。总而言之,知常则达变,由会用进而巧用,就能收到很好的临床效果。那些畏下如虎和滥用攻下都一样,都有可能在临床治疗上错失良机或矫枉过正,从而给病员增加痛苦。下法的实质就是这样,必须认真审慎对待。

三、热因热用举隅

用温热药物治疗表现为有温热性证候的病症，就是热因热用。热治之法，即是温治之法，有温补、温下、温开、温通、温散、温气、温阳等温法，各有其适应的范围和使用特点。热因热用之热用，也离不开使用上述具体热法。热证有虚热和实热之分，实热证能不能用热药，古今医家众说纷纭。我认为，实热证中用得巧疗效非常好，如果做些理论上的总结工作，还会丰富中医治则，提高中医治疗艺术。在临床上，我使用热因热用法，可归纳为以下十一种形式：

（一）真寒假热，阴阳离决

人体阳气不足而呈本质上的虚寒，又表现出种种假热的症状。这种阴阳离决而表现真寒假热的情况，主要包括两种类型：一种是戴阳证，表现为上热下寒，症见气短，呼吸迫促，倦怠懒言，头晕心悸，四肢冷，小便清，大便稀溏，舌质胖嫩，苔黑而润等真寒表现。又能见到面色微红似酣，烦躁，口鼻有时出血，口燥齿浮，咽喉疼痛，脉浮大或沉细，按之空虚无力等假热症状。当急用回阳救逆方剂，可加猪胆汁或黄连少许反佐，亦可冷服，以防寒热格拒。另一种类型是格阳证，表现为内寒外热，症见恶寒、神倦、肢冷、下利、脉微等内真寒证候外，还能见到身热却反喜盖衣被，口渴却喝水不多，或索水又不想喝，或喜热饮，手足躁动，但神态安静，脉虽洪大，却按之无力，或脉微而弱，或数而虚。由于两种证型的本质都是真寒假热，阴阳离决，所以治疗原则，都是以回阳救逆为大法。我常以人参、附片、干姜、甘草为基础方加味治疗。就临床观察来说，二者进一步皆可出现亡阳证候，戴阳以额汗为多，格阳以体汗为多，尽管出现的地方不一样，而病机是一样的。根据具体证候表现不同，在临床上对上方我有如下的加味法：

1. 脉浮大无根，或脉微细，吐利不止，体润，汗出，但见一症，均为气阴两伤之象，单用辛热峻烈则更伤气阴，故俱加龙骨、牡蛎、黄芪、五味子等敛阴固脱之品。

2. 脉沉细，舌苔白腻且厚，加肉桂或桂枝、茯苓、白术。

3. 舌苔薄白，舌质瘦小，加白芍、鸡子黄或童便、猪胆汁，以回阳复阴，并缓和姜、附燥热之性。

4. 舌质胖大而有齿痕,可加白术、黄芪、龙骨、山茱萸。

但是,这里应当加以强调的是,阴阳离决之前是早有征兆的,要早期使用救逆回阳之剂,不要待离决时再用。

(二) 血虚发热

血虚发热,多为低热,临床见症是在血虚证候的基础上,再出现发热症状。一般来说,面色苍白或萎黄,指甲色淡,心悸,失眠,脉细,头晕眼花,唇舌淡白,是各种血虚的主要证候。血虚之发热,其特征为小有烦劳即能引起低热,轻者但觉头面烘热,手足心烦热,出汗,体力疲乏异常,心情不好。情绪不佳时,更明显出现上述热象。血虚证由失血过多或生血不足所致,所以常伴见气虚的症状,因而对血虚发热的治疗,我认为不能脱离甘温濡养大法,即使有外感郁火、实热,也必须在这个大法的基础上去清泄和祛邪。一般常用的药物,如党参、黄芪、当归、首乌、龙眼肉、枸杞子、阿胶、鸡血藤、白芍等;常用的方剂,如当归补血汤、参芪四物汤、归脾汤、圣愈汤等。血虚发热倘兼有实热证候,亦可用苦寒之品,如当归六黄汤。产后发热,多为血虚发热,这里举一例产后外感风寒而致发热治验。

张某,女,28岁,教师。产后发热,体温38.5℃,舌淡苔白,头痛,身痛,恶寒,汗多,畏风,口中和,脉浮紧。处方:桂枝、附片(先煎)、泡参、防风、白芍、桔梗、秦艽、甘草、鲜竹叶、大枣、葛根,水煎服。两剂热退,痛愈,用益气补血剂调养。

(三) 气虚发热

急性热病日久不愈,或治疗不当,都能引起气虚发热。慢性病久病正虚,亦常见气虚发热。治疗多用甘温除热法。

急性热病后期,病员常会出现疲乏无力,气短胸闷,食欲不振,精神委顿等症候。这时体温常稽留在38℃左右,虽然热象犹存,但由于气虚亦见,治疗时就应当适当地增添人参、黄芪、白术、甘草、茯苓等甘温益气之品,这种扶正祛邪并举,标本兼顾的治法,不仅病员主观感觉较好,而且余热消除也较快。

吴某,男,9岁。1975年9月20日初诊。病始发热,口渴,嗜睡,不思食,咳嗽,胸部隐隐作痛,迭经青霉素注射、输液十余日。目前口渴,一昼夜喝三瓶半开水(约7.65L),思温饮,站立则发抖。目半闭而精神委顿,面色潮红,消瘦,热汗时时涉额过腮,脉数,舌质红,无苔但伸舌时有痰涎起丝状。胸中感到发胀发热。曾进清瘟败毒饮、白虎汤,以及千金苇茎汤等无甚疗效。乃肺胃阴亏,痰热阻遏,寒之不寒,责无水也,宜甘寒生津,清热化痰。

处方:沙参 12g,玉竹 12g,麦冬 15g,扁豆 10g,天花粉 10g,石斛 12g,山药 10g,桑叶 10g,菖蒲 3g,胆南星 3g,枳壳 10g,牛蒡 10g,金银花 12g,连翘 12g,葛根 10g,姜汁数滴。水煎服,2 剂。

二诊(9 月 22 日):服上方第二剂时,患儿于 21 日午后阵阵恶心,继而呕吐浓痰两大堆,约 300ml,浓痰中夹有血丝,血色鲜红。吐出一小时后,患儿精神逐渐好转,口渴、胃胀、发热、汗出等症状亦减轻,下午略有思食感,为十余日来所未有的好转现象。再服上方一剂。

三诊(9 月 23 日):22 日又吐浓痰,性状同前,约 70ml。现饮水基本正常,胸部有舒适感,自呼要吃东西,能下床略为行动。消瘦,面色苍白,有汗,脉数,舌质红而无苔。因要返家,处方两张,交替服用,至症状消失,舌苔复生止。

处方一:沙参 10g,玉竹 10g,麦冬 12g,冬桑叶 10g,扁豆 10g,天花粉 10g,山药 10g,粉葛根 10g,石斛 10g,金银花 10g,连翘 10g。

处方二:党参 10g,白术 10g,茯苓 10g,粉甘草 3g,砂仁 3g,木香 3g,当归 6g,京半夏 10g,大枣 4 枚,生姜 3 片,陈皮 6g,怀山药 12g。

本案诸症减退后,即出现面色苍白等脾阳不足之象,可见当时思热饮是欲借温力以行积水,而脾阳不足引起积水,又为热邪煎液为痰造成了条件,这是本病产生的内在因素。故尔,病变后期舌红无苔,却须配伍阳药,否则苔将无从生矣。正因为顾及于此,所以患儿恢复较快,且愈后也较为巩固。

在慢性病中的气虚发热,为低热,有外感时热度可增高,治疗亦不离益气之法。正如张景岳论补中益气汤说:"东垣用此以治劳倦内伤发热等证,虽曰为助阳也,非发汗也,然实有不散而散之意,故于劳倦感寒或阳虚疟疾及脾气下陷等症则最所宜也。若全无表邪寒热,而但有中气亏甚者,则升、柴之类,大非所宜。"

汤某,男,45 岁。自诉三个月来腰背疼痛,左边上下肢麻木,低热,心中烦躁,脉细无力,舌苔白略腻。并询知其长期坐办公室。遂用补中益气汤加木香、麦冬、香附、羌活、乌药、防风。三剂后,手足麻木大为好转,仍低热、乏力,用八珍汤加陈皮、法半夏、桂枝、羌活、防风、秦艽、牛膝。四剂后,麻木基本消失,腰微痛、低热、乏力明显减轻,气血未复,用十全大补汤加牛膝、秦艽、杜仲,服十剂痊愈。

(四)阳虚发热

阳虚的常见症状为形寒,乏力,面色㿠白,或灰滞,或面目浮肿,或腰酸腿软,舌质淡白,舌体胖嫩而有齿痕,舌苔白或灰黑滑苔,或黄腻苔,但苔质不粗糙反较细嫩。阳虚为气虚进一步发展的结果,由于阳气是营血和津液温运的根本动力,所以阳气一虚,常伴见水饮留聚和血运瘀滞。如心肺阳虚,常见口唇青紫,脉象结代等,脾肾阳虚常少浮肿,痰饮病当以温药和之的治疗原则,也含有这种意思在内。因此,阳虚发热有三种情况,一是由阳损及阴,阴虚生热;二是阳虚而致停水留瘀,郁而化热;三是阳虚之质受外感而致发热。三者的治疗,虽各有别,但补阳却是必须顾及的共同点,因而甘温或辛温的补阳法,为阳虚发热的基本治疗法则。

王某,男,49岁,干部。近六年来,无法上班工作,胃痛吐酸二十余年,曾作空腹胃镜检验,吞钡透视并摄片,诊断为慢性肥大型胃炎。六年前因患急性肾炎,曾住院治疗8个月,肿势虽减轻,但却呈反复间歇水肿。肢体浮肿,腰酸,便溏,面色㿠白,四肢清冷,肩背不温,肢乏体倦。精神委顿,舌质淡白无华,苔白而滑润,边有齿印,脉沉细。但小便却黄少,口苦,眼角生眵,心中烦热,每一感冒风寒则口鼻干燥,如有椒面刺激,无涕等燥热证更加严重,平素亦少津液润泽上窍。

处方:党参20g,黄芪20g,枳实10g,附片15g(先煎),干姜15g(先煎),白术12g,甘草3g,茯苓10g,厚朴10g。经服药治疗5个月,胃痛、水肿基本痊愈,恢复正常工作。

(五)外感寒邪发热

外感寒邪发热者,其时有体若燔炭的情况,其着眼点当在于体温虽高而口不渴,咽喉、舌质之红与体温并不成正比,舌苔亦可无热象,一般薄白而润,或厚腻而白,而且肢体疼痛酸楚明显,不若风温外感发热,往往舌苔薄白欠润,舌边尖红。此种发热不欲去衣被,与温病之欲去衣被有别,且脉少见洪大,常有紧感。治宜辛温解表,误认为热证使用寒凉之剂,往往会偾事。

黄某,女,27岁。上下肢关节疼痛,双膝红肿发热,抚之灼手,行动艰难,心跳,畏寒,发热,体温39.5℃,左膝有环形红斑现于皮下。舌边尖不红,咽喉肿痛却不甚红,口不渴,舌苔白腻多津,恶寒,衣着较厚。查血:血红蛋白9g/L,红细胞3 650 000/mm³,白细胞8 800/mm³,中性粒细胞80%,红细胞沉降率

102mm/h(长管法)。脉紧略数。处方：干姜 6g、附片 6g、制川乌 4.5g(三味先煎半小时)，麻黄 6g，细辛 3g，防风 10g，威灵仙 12g，甘草 3g。一剂后，即能下床活动，体温正常，而疼痛顿减，后以此方加减，连服十余剂，并配合艾灸而愈。复查红细胞沉降率三次，均在 20mm/h 以下。并已能参加农业生产劳动。

以下几个部分，均是着重探讨实热证使用热药的机制。

(六) 热毒壅盛，表卫不通

里热壅盛而卫分无汗的证候，常需在清泄攻下法中，少配以辛温宣发之品，以助清解。这类病员表里俱热，三焦火盛，壮热无汗，面赤目红，鼻干口渴，小便短赤或大便秘结，甚则谵妄鼻衄，或发疮疡肿毒，脉滑数或洪数。这类热毒充斥一身表里上下皆热之证，治疗除常法清热解毒或通腑泄热外，还可以根据身热无汗的表卫不通证候，配以适当的辛温发表之品，使汗出，邪火得以通行，能有外达的去路。如《宣明论方》中的防风通圣散，功用为散风解表、清热泻火、通便，多用于表里俱实、风火壅盛的实热证。见症有恶寒壮热、烦躁、头痛、便秘、尿赤、舌苔厚腻或垢浊、脉滑或弦数等，为表里双解的复方。方中宣通表卫选用了辛温的防风、荆芥、麻黄等。我在临床上，还将此方加减用于急性荨麻疹、过敏性药疹、痈肿初起、急性副鼻窦炎、丹斑瘾疹等，属于里热壅盛，表卫闭郁者。我根据此方汗、清、下并用的特点，对常在火旁工作，或饮食又较肥美之人，外感风寒而见面赤、口干、便秘者，颇有良效。肝阳上亢之证，常导致热郁胃肠，而见便秘腹满、头晕头昏头痛加重，再症现目赤、口鼻干燥、体丰者，用此方后血压下降，病员感到轻快，颇佳。《外台秘要》石膏汤，方中使用麻黄、淡豆豉，亦属同一机理。凡外感热病致发热，宜体表微微有汗，特别是邪在卫分气分尤应如此，倘身热无汗，即为表卫闭郁，当开发之，可用辛温走表之品，表卫开泄，邪热自易溃散。

(七) 实热郁积

在实热证中，特别是热毒之邪最易郁积，如疮、痈、疽、疔、疹、疖、流注、白虎历节、火邪犯肺之咳嗽、口糜、胃痛、痞结等一类病症，都是热邪郁积之象。对这一类病症的治疗，就应该针对具体情况，相应地配合一点热药，以达郁散积。治疗痈肿的代表方剂仙方活命饮，方中就选用了防风、白芷散风消肿，当归活血，陈皮行气，乳香调气托毒外透，这些温热性的药物起到了清解药物所起不到的作用。《外科正宗》透脓散中之生黄芪、川芎、当归;《金匮要略》薏苡附子败酱散中之附子,尤在泾对此解释说:"附子则假其辛热以行郁滞之气尔。"《景岳全书》所载肠痛秘方,以好酒两碗,煎一碗服,其酒乃温热之品。以上这些都是根据性用相须则寒热相济的原则而具体运用的。《丹溪心法》之左金丸,是治疗肝火旺盛,左胁作痛,吐酸吞酸,舌红脉数之症,方中辛热之吴茱萸,不但能行气解郁,并且还能制止黄连苦寒伤损胃阳,热药在这里起到了一箭双雕的作用。钱乙清泻肝经实火的泻青丸中,用了辛温的防风、羌活,以搜风散火;刘河间治疗肝胆实火的当归龙荟丸,方中亦选用了辛温的木香、麝香,以调气,助诸药清热泻火的力量更加迅速猛烈。另外,如龙胆泻肝汤、普济消毒饮、清瘟败毒饮、栀子豉汤、黑膏方、芍药汤、升阳散火汤、泻黄散、消斑青黛饮(陶节庵)、辛夷散、苍耳散、紫雪丹、至宝丹、安宫牛黄丸、神犀丹等清热泻火之剂中,都适当地选用了温热类药物。《伤寒论》中之半夏泻心汤,方中亦有辛温的干姜、半夏,其中也明显含有寒温相济之义,所以,本方应用很广,不仅伤寒误下成痞,即不由误下而寒热中阻致痞,以及湿热留恋,脾胃虚弱,升降失调致痞者,多从此方加减,而且疗效颇好。

归纳起来,上述清解方中佐用一定温热药的作用大致为:①由于寒则冰凝,热则流通,热之性本为行,所以为防止寒凉药以治实热证时会产生凉遏格拒壅结者,非热莫属;②热性流通,有助于气机畅利,已经郁积之热,可得热性以助行散,含有火郁发之之义;③大队寒凉药中配伍一定温热之品,能利用阳药去推动阴药,增其流动之性,有助于寒凉药物发挥作用。综上所述,当热邪郁积之时,佐用一定比例的温热之品,是有必要的。

这里举两例病案加以说明。

魏某,男,10岁。病员高热39℃,大便不通已6日,口渴,腹痛拒按,小便黄,有矢气甚臭,舌苔黄腻,舌质红。查血,白细胞12 000/mm^3,中性粒细胞80%。处方:蜂蜜30g,生姜汁15g,大黄6g。一剂而便通,所下如败酱,臭秽异常,腹痛顿减。连服三剂,体温正常,腹痛递减至消失,用沙参玉竹麦冬汤以善其后。

魏某,女,36岁。病员左鼻孔旁生一疔,整个颜面红肿,左边尤甚,脉滑数,舌质红,苔黄,口渴,心烦,疼痛厉害,说话困难。此毒热蕴邪,火毒结聚(鼻疔),当清热解毒消肿,处方:辛夷10g,黄芩12g,杏仁10g,薄荷6g,薏苡仁18g,冬瓜仁20g,苇根30g,蒲公英20g。水煎服。两剂后,肿消大半,前方去杏仁,减黄芩为10g,蒲公英为12g,加蝉蜕6g,桃仁9g,苍耳9g。另用菊花、甘草适量,泡水当茶饮。三日后,平复如常。此案方中辛温之辛夷,使用于整个治疗过程之中,后又选加苍耳,亦温药也。其作用除二味所具的通肺窍功效外,还具有上述所归纳的三条作用在内,故而疗效较好。倘纯选苦寒清解之品,效既无此速,且还有壅遏之弊。

(八) 壮火食气

少火生气,壮火食气,食气后须配热药以补气。壮火食气,可产生于两个方面:一方面热盛会耗伤阴精,阴精耗损到一定程度,就会减少生发阳气的物质基础,从而出现气虚,甚至可以引起阳虚。另一方面,正如《内经》所说"炅则气泄"。就是说热盛的本身也会直接耗伤阳气。因为热盛产热过多,必然也会导致散热过多,散热须肌腠开泄,开泄过甚则阳气必然散失,暑病就是典型的例子。暑热病常有心悸、气短、四肢乏力等气虚表现,重症中暑就更是阳气暴脱的征兆,所以《素问·刺志论》说:"气虚身热,得之伤暑。"基于上述两方面的因素,壮火在一定的情况下,就会出现食气的病理状况。

张景岳说得好,"阳和之火则生物,亢烈之火反害物,故火太过则气反衰,火和平则气乃壮"。认清了这个道理,在热病的治疗中,就能掌握主动权,就不会对火热之证的治疗只知清热泻火。正因为如此,所以在对温病、温疫的治疗各种大法中,回阳固脱法仍占有重要的地位,而未能偏废。也正因为壮火会食气,所以温热病的治疗中,常会出现不同程度的气虚情况,如人参白虎汤证、东垣清暑益气汤证、竹叶石膏汤证、生脉散证等,都是不同程度的壮火食气后所表现出来的证型。这类方剂中,均用了适当温热之品以益气,这些行之有效的良方,实在值得我们深思其中三昧。

在临床中,我体会到,壮火食气的理法方药是一个值得深入研究和探讨的重要课题,只要认证准确,选药恰当,对疾病的治疗、病体的康复,从远期疗效来看,均有着非常积极的影响,不应该忽视这个问题。

(九) 热药之用

热之性本为行,以上是讨论了用热药之性的一些问题,这里准备讨论取热药之用于热病治疗中的作用。

取热药之用,而不顾其热,或巧借其热以疗热病的例子,在古今方剂中不胜枚举。麻黄为平喘要药,但性温,麻杏甘石汤治肺热之喘,取用麻黄是主要取其功用;又如《宣明论方》桂苓甘露散为清暑泄热、化气利湿之方,方中官桂也即取其用。总之,在大队寒凉药中,再配伍一定的温热药,既能利用阳药去推动阴药,增其流动之性,又能顾及阴阳互根之理,不使矫枉过正。不论是用其性,还是取其用,药一下咽,性用都会发生作用的。因此,常会因用之巧,而发生良好的、同时取得多方面的作用。需要注意的是,在上述的情况下,使用热药,都要恰当掌握寒热之间的比例。如果不适当地重用热药,就会喧宾夺主,非但不能发挥其巧的作用,反而会抱薪救火,酿成燎原之灾,此不可不慎。

(十) 体质的需要

阳气不足的体质,发生各种热证,都要注意使用以热治热的方法。平素脾胃阳虚或肾阳不足之人,外感风寒或风热,都要注意使用温补中下焦之品,单用辛温或辛凉解表,或用苦寒清里,往往更伐阳气,使热势缠绵不已,延长病程,我称此举为只顾现在而丧失将来。倘热势一旦控制,不顾阳气之亏,更会变症丛生。我于 1979 年 9 月,咳嗽一月余,吐浓痰,干酪状,色黄成块。体温39.5℃,查血,白细胞 14 000/mm³,中性粒细胞 86%,双肺可闻及粗糙呼吸音,并有干性粗啰音。汗多,脉浮数,口不渴,舌质红,苔黄欠润。处方:黄芪 15g,白术 15g,防风 10g,苇茎 30g,金银花 15g,连翘 15g,桃仁 10g,杏仁 10g,薏苡仁 15g。五剂后,痰转稀白,体温正常,因食欲不好,用大半夏汤善后,一个月后精神食欲均回复到未病时。另外,临床上常可见到久病脾虚的病员,出现发热口干不思饮,舌质淡而光亮,舌苔黄腻,尿短色黄,属于湿热蕴结之象。虽用清热利湿、芳香化湿等法,但舌苔黄腻、尿黄等热证依然存在。如在上述治法中加入补益脾气之药,如人参、黄芪、白术之类,黄腻苔即可转为薄白,且口干亦解,尿黄亦退。

(十一) 病的需要

《金匮要略》说:"病痰饮者,当以温药和之。"痰饮病员即使有热象,也要顾及以温药和之这个原则,远期疗效才会好,否则,常造成弊端而遗患无穷。我在临床中体会到,不仅痰饮病是这样,瘀血病也往往是这样,都当注意以温药和之,正如《医碥》所说:"血属阴,非阳不运,故遇寒而凝。"寒凉过度,是会加重或造成新的痰饮和瘀血。凡是病的本身需要使用温法者,遇有热证,纵是实热,都应当重视使用以热治热之法,偏废和忽视热药的配合运用,往往会为今后造成某种麻烦。湿邪的治疗,也是属于这种情况,以湿温病为例,其治则归纳起来,大约有三,即化、清、攻下。化是指苦温芳化,治湿不可远温,温才能化,凉遏冰伏乃会助桀为虐。我认为,凡是津液、营血等物质代谢障碍而发生潴留的慢性疾病,都要恰当地以温药和之,这是因为气机、气化正常,津液才会正常运行于体内而不潴留,而气机、气化得以进行的根本动力是阳气。

综上所述,热因热用的实质,主要有两点:①抓住疾病的本质进行治疗,这就透过了发热的现象;②巧妙地运用热药的性和用,以帮助机体阴阳的调节和清解药物发挥作用。总之,研究和使用热因热用,实是一件富有趣味和引人入胜的事情。

四、甘温除热法的使用

甘入脾胃,温益阳气,甘温剂者,即温补脾气之剂也。由于人以胃气为本,元气充足,须赖脾胃之气无所伤,所以,甘温法能通过对脾胃阳气的补养,对升降出入的调整,使人体元气充沛,增加抗病能力,至于帮助消化,增进食欲等,只是上述作用结果的一部分,而不是全部,这些概念首先是应当明确的。甘温除热法,就是用甘温之剂去治疗发热证,这种治疗法则是构成东垣脾胃内伤学说中的一个重要内容。甘温除热法的基本精神,是扶正达邪以协调阴阳,治虚实夹杂之证,其虚为中焦阳气虚,其实为各种致热之病邪。我认为甘温除热法的结构,一般由三个方面组成:①温补中气,也就是说用甘温补气;②调整升降出入,消除由气机、气化失常所致的病理产物;③祛除各种致热的病因。为什么会得出这样的结论呢?这是因为脾气(阳)不足,脾胃升降出入功能就会发生与之相应的紊乱,这样就会影响到津液和水谷的正常代谢过程和途经,久之,还会波及血,从而造成水、饮、痰、食、瘀等病理代谢产物潴留于体内致病,这些有形之邪壅塞可以化热,郁积更可以化热,这是气虚和发热共存的一种可能。另一方面,中气一馁,元气不足,邪气也容易乘虚入侵,六淫侵袭,也是引起发热的原因之一。这两种热,不论其热势高低,都是由实邪而致的热,非虚热也。如把这种热当作虚热,就容易混淆概念,无法正确地进一步推论下去。另外,当气虚进而产生阴虚后,体内又会因阴虚而产生热,这种热才是虚热。这种虚热和上述邪热都是在气虚的基础上错综产生的,故为虚实夹杂之热。因此,东垣的脾胃内伤学说,其基本精神在于扶正达邪,脾胃内伤病症,并非单纯的虚证,绝大多数是虚实夹杂证。据我在临床上的体会,东垣所说的"阴火",大多数是指的实邪所致之热,这种热是与脾胃气(阳)虚同时出现,这种局面的产生,不论是由虚及实,还是由实及虚,在治疗上都必须共同解决。从东垣的用药规律中也可以看出这个问题,因为是实邪所致之热,所以才用黄连、黄芩、黄柏泻火,用羌活、防风、葛根、柴胡散火。除此以外,东垣使用甘温剂还常常与祛除气机、气化障碍的代谢产物的治法相配合运用,如利水用猪苓、茯苓、泽泻;化湿用苍术、陈皮、木香;理气行气用青皮、陈皮;活血祛瘀用当归、川芎、红花、苏木;消食积用麦芽、神曲、三棱、莪术等。从东垣到今天,甘温除热法的各种配伍已经大大地扩展了,但无论如何扩展,都不过是从如何正确地处理气(阳)虚、热象和气机、气化障碍及其产物这三个部分而出发的。这个基础结构一直没有发生变化。

东垣用药,药量小而药味多,后世对这种用药方法有褒有贬,赞者云其多而不乱,恶者谓之杂乱无章。我几十年的临床体会到,当"脾胃之气下流""阴火上乘",津液和营血又容易瘀积的时候,既要权衡升降,又要掌握补泻,已非易事,再感六淫,或伤七情,病情自然就会更加复杂。试问,那时到底抓住哪个环节,才能够出现理论上所谓的纲举目张? 所以,东垣的这种用药方法,也是从临床实践中不断摸索出来的治则。药味多,才能处处兼顾到,药量少,才不会再伤脾胃。临床证明,这种从实践中产生的多方兼顾的用药法,有它的客观道理,有它的使用范围,这绝非杜撰标新,而是行之有效的。因此,有在临床实践中进一步发展、完善和充实这种用药法的必要。

使用甘温除热法,要想取得较好的疗效,我认为必须抓住以下几个要点。

1. 脾宜升则健,胃宜降则和,升降运动是脾胃的主要活动,而这一活动又是全身气机升降的枢纽。升降是相辅相成的,有时清气不升,是因为浊气不降,降浊则清升;有时浊气不降,是因为清气不升,升清则浊降。所以,使用甘温除热法,要善于权衡升降,不要把升降看得绝对,要灵活地运用升降间相互调整的规律。

2. 发热和气机障碍的产物之间,总是相互联系、相互影响的。痰、瘀、水、湿、食等有形之物,可以郁而化热,这种热多为低热,外邪入侵又往往与之相结合而形成痰热、瘀热、湿热等,往往又表现为高热。我把这种情况称为外内合邪,治疗上不内外兼顾是不行的。

3. 人身五脏六腑、十四经脉,三百六十五络,不可能是一热俱热,一寒俱寒,总是此寒彼热,此虚彼实。从整体上看去,就是寒热并存、虚实共见的局面。因此,甘温除热法应根据具体的情况,与清化湿热、温化水饮、温补肾阳、滋养肝肾、疏风解表、活血化瘀等治则相配伍,这不仅在理论上合乎逻辑,而且临床实践也证明了其正确性。

4. 脾喜刚燥，胃喜柔润，甘温之剂除要权衡升降外，更要注意调整其润燥。倘病员肝肾阴亏，或胃液不足，而中气又虚馁，用药就既要忌腻滞以防更伤中阳，也要避温燥以防更耗阴液。但这个忌和避不是绝对不用的意思，像圣愈汤中参、芪和地、芍同用，说到底，就是一个燥润得宜、刚柔相济的问题，此时，甘温濡润，最为得宜。

5. 发热之疾需用甘温剂者，其诊断要点有：面色㿠白或暗，疲乏，精神委顿，困倦，语音无力，甚者觉气息下坠，食欲不佳，或劳动后食量当增而反不欲食；脉不论浮、沉、迟、数，以虚为主；大便常溏薄不成形。不论病的证候表现得如何复杂，这些本质性的表现总是兼夹在其中，只要从中抓住它们，就可以放胆地使用甘温除热法与其他治则相互配合。兹举两例验案于后。

张某，女，27 岁，教师。1976 年 9 月 12 日，病员从本月 7 日发病，腰痛甚，心中发冷，皮肤发热，呕吐，口干，汗多，纳差，饮水即吐，卧床五天，转中医治疗。脉沉数，舌质红，苔干黄且厚，平素面白疲乏，大便溏薄。处方：草果 10g，知母 10g，乌梅 10g，生姜汁 1 勺，厚朴 10g，黄芩 10g，法半夏 10g，天花粉 12g，麦冬 12g，党参 20g，黄芪 15g。水煎服，一剂。

9 月 13 日，病员呕吐、自汗均止。午后潮热，面红耳赤，发热时有汗，仍用上方加青蒿 10g，鳖甲 10g。水煎服，2 剂。

9 月 15 日，病员能起床活动，食欲及诸痛好转，午后潮热减，舌苔减少，口苦，小便黄，大便溏薄。仍用上方加炒白术 10g。水煎服，2 剂。

9 月 19 日，热解痛微，双手肩髃穴至合谷穴中有冷痛感，口干，脉弦细，面色白，精神不振，舌质淡红，苔白薄滑。此正如叶天士所说的"面色白者须要顾其阳气，湿盛则阳微也。法应清凉，然到十分之六、七，即不可过于寒凉，恐成功反弃，何以故耶？湿热一去，阳亦衰微也"。用《济生方》归脾汤，五剂，得以恢复，返回工作单位，其体力精神均已恢复如昔。

刘某，女，36 岁。七月盛夏，陪客游玩，出汗较多，又食油腻，归家后次日即高热 40℃，困倦乏力，精神委顿，汗多口渴，面色潮红，尺肤灼热，自觉气息下坠，烦躁欲死，舌质红，苔滑微黄，日痛泻五六次，所下秽臭如酱，服王孟英清暑益气汤，无效。越三日邀我诊时，症状仍如上述，病员面色灰如着粉状，蜷卧懒言，脉虚大而缓，此乃暑伤元气，兼夹湿邪。用李东垣清暑益气汤加味：党参 10g，黄芪 10g，苍术 6g，升麻 3g，泽泻 10g，陈皮 4.5g，白术 9g，当归 6g，麦冬 10g，炙甘草 4.5g，炒神曲 6g，炒山楂 6g，炒麦芽 6g，生姜 1 片，大枣 3 枚，黄柏

10g,青皮 5g,葛根 10g,五味子 4.5g。水煎服,一剂。

服药后,于当日晚即趋平稳,次日来诊,已能起坐床头,原方再服两剂,遂愈。

孟英方适用于暑热偏重、胃津耗损的病员,症见肌肤灼热,舌绛咽干,汗出烦渴,食纳不佳,大便燥结,脉呈弦细而数者。东垣之方用于暑中夹湿、暑伤元气者,症见四肢无力困倦,精神委顿,胸满气促,身热心烦,口渴多汗,大便溏色黄而脉虚者,此乃甘温除热剂也。

总之,所谓甘温除大热者,即中气(阳)不足之人,因外感六淫,或内伤七情,以及夹杂痰、饮、食、湿、瘀等有形之邪而致发热的病症,此等情况,不用甘温补其中气(阳),正气不支,则邪难退却,实乃治体顾正之法,并非甘温本身即能除大热也。经云"甚者从之",就是这个意思。

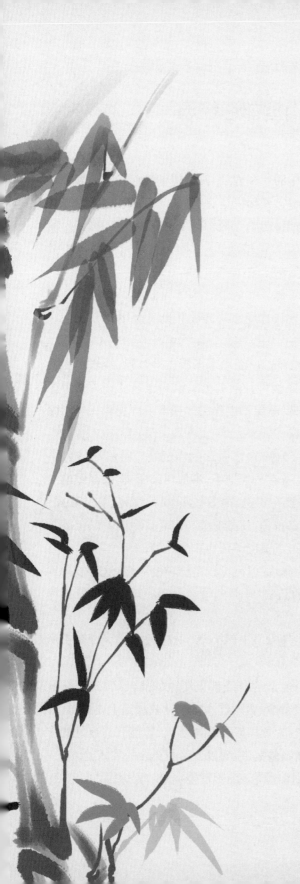

第四部分

方　剂

一、傅山宣郁通经汤

宣郁通经汤是《傅青主女科》中的一个方剂，傅氏用于治疗经水未来腹先疼，疼痛数日后，经来多是紫黑色血块，其病机是肝中之郁火焚烧，用此方补肝血、解肝郁、利肝气、降肝火。方药组成：白芍(酒炒)15g，当归(酒洗)15g，牡丹皮15g，山栀(炒)10g，白芥子(炒研)6g，柴胡3g，香附(酒炒)3g，黄芩(酒炒)3g，生甘草3g，川郁金(醋炒)3g。水煎服，连服四剂。

几十年来，我运用此方，积有所得。临床上感到颇为顺手。这里主要介绍我对宣郁通经汤使用的诊断要点和在虚寒与肝火并见时运用本方的一些体会。

傅氏在书中指出，运用此方的证候为：经水未来腹先疼数日，经来多是紫黑血块。但据我的临床体验，这些证候即使对典型的病例也只能作为其中一部分诊断依据，对于较为复杂的病例，就更不能作为诊断要点。我临床使用此方的主要指征，可以归纳为如下三点。

1. 主要是用于治疗肝郁化火，血瘀胞络而致的痛经病。就临床体验来看，痛的时间，有在经前，有在经后，有在行经期中，不似傅氏所讲，仅在经前疼痛。其月经多表现为先后不定期、经行不畅、少腹作胀、乳房胀痛、胸胁胀闷、脉弦等症。至于疼痛的性质，有参考价值，比如胀痛厉害者，可加台乌、沉香等行气之品；如刺痛明显者，可加蒲黄、五灵脂等活血止痛之品。

2. 经来时，既可以是紫黑色的血块，但也可以是淡色的血液，这可以根据病员的具体情况而有所不同，着眼点还在于月经量较少和经行不畅等肝郁气滞症共见。

3. 舌质红，舌苔或白或黄一般不厚，口干、口苦，脉弦数，心烦易怒，头痛耳鸣，眼睛有红丝。

不论是单纯的，或是兼夹较为复杂的肝经郁火所致的痛经病，只要在肝气郁结的基础上，再具备痛经、月经量少，舌质红、口苦、脉弦数等主要症候，都可以使用此方。再根据临床上的其他具体情况，加减出入，皆能获得良好的疗效。试举两例虚寒和肝热并存的痛经验案，说明以上诊断要点的临床运用。

冯某，女，33岁。1964年，经期涉冷水后，便发生痛经。经来量少，色淡，少腹疼痛,有时经期疼痛厉害,简直无经血,有时经来色紫,但经水有瘀块的时间极少。经期延后。多次到外地检查治疗,诊断为虚寒性痛经、习惯性痛经,但经治疗却无效,一直未生育。1979年五、六、七3个月月经来时,疼痛特别厉害,发生不同程度的昏厥。

初诊(1979年7月10日):正值经来,脉沉略数,舌边尖红,苔白,四肢微冷,月经量少色淡,口苦,心烦,少腹疼痛厉害。用宣郁通经汤合玄胡金铃子散:当归15g,白芍15g,香附12g,牡丹皮12g,白芥子10g,柴胡3g,郁金6g,栀子12g,黄芩10g,延胡索10g,川楝子10g,水煎服,3剂。

二诊(8月11日):病员服上方后,经期疼痛明显减轻,由往昔连续疼痛2~3天减少到5~6h,痛时自觉双下肢发冷,准备服药预防痛经,仍处以上方3剂,嘱经期服。另开一个月经过后服方:党参15g,白术15g,茯苓12g,莲子12g,陈皮10g,炒谷芽10g,炒麦芽10g,炮姜6g。

三诊(9月16日):病员8月份月经来前基本不痛,经来后也仅痛2小时左右。昨日晚又开始行经,双下肢微冷,胃胀,疼痛明显短暂,约40min。舌质赤,脉弦数,心烦,神识有时恍惚而不能控制。询其原因,谓今年4月份晚上行路被惊吓后,不仅使5、6、7月份痛经更加严重,并且增加神识恍惚一症。

处方:

一方:栀子10g,良姜10g,香附10g,丹参20g,枳壳10g,没药3g,鳖甲15g,柴胡3g,僵蚕10g,甲珠3g,桃仁6g,土鳖虫3g。水煎服。

二方:白术10g,山药20g,党参50g,茯苓10g,巴戟天10g,扁豆12g,白果10枚,莲子15g,桃仁6g,红花6g,木香8g。水煎服。

嘱病员经期服一方,平时服二方。

此案痛经,长达十五年之久,得病之由,为经期涉冷水,自后经来量少色淡,四肢发冷,脉沉,经期延后。这些症状很容易使人诊断为虚寒性痛经,经云"寒甚则痛",厉害的疼痛自然也很容易使人联想到是寒客胞宫。但此病员舌边尖红,心烦,口苦,脉虽沉却略数,这些症状却无法用虚寒痛经的病机去得到完满解释,而是痛经的本质表现。在临床上,不论病员的兼夹情况表现得如何复杂,这些本质性的症状却往往夹杂在其中,在变化中保持着不变的地位,抓住了它们,就能把握住整个病机。所以,此案使用宣郁通经汤后疗效颇著,使长期的痛经病在短期内得到控制。

黄某,女,23岁。1977年7月初诊。结婚时适逢经期、淋雨,后即发生痛经。经来量少,夹少量血块,色紫,乳房胀痛,胸胁闷胀,少腹冷痛,痛时喜蜷缩,盖被而卧。经期有时提前,有时又缩后,极不规则。平时畏寒,面白,颜面略浮肿,肌肉松弛,四肢无力,疲乏,大便溏。结婚三年未生育。今舌边尖红赤,苔薄白,口中腻而微苦。诊其脉并不沉迟,也不浮数,70 次/min,应指无力,白带量多有时色黄。

处方:

一方:当归 15g,白芍 15g,香附 12g,牡丹皮 12g,白芥子 10g,柴胡 3g,郁金 6g,栀子 12g,黄芩 10g,木香 6g。水煎服。

二方:党参 12g,白术 12g,茯苓 12g,甘草 3g,巴戟天 10g,山药 15g,益母草 20g,陈艾叶(醋炒)10g,陈皮 10g,煨姜 2 片。水煎服。

嘱病员经来时服一方,平时服二方。

二诊(8 月):病员经来疼痛减轻,精神好转,上两方已各服三剂,这次月经来时经量较前为多,畏寒、疲乏、便溏等症均有好转。仍用上两方,服法照旧。

三诊(11 月):近几月来,痛经基本痊愈,经期亦正常,上一方加丹参 5g,二方加桑寄生 12g,仍照旧服用。察精神好转,食量增加,体力渐旺。

1978 年 2 月,停经两月,出现妊娠反应,处以第二方,去陈艾叶、巴戟天、益母草,加青果 10g,黄芩 10g。

孕妇足月后,顺产一男孩。

此案病起于结婚遇经期、淋雨之后,即出现月经不调、痛经,其中面色㿠白、浮肿、肌肉松弛、四肢无力、大便溏薄等症,为脾气虚的常见证候。而舌边尖红赤、心烦、口略苦,经来有少量紫色血块,又为肝经郁火兼夹瘀血之特征。这里值得提出的是,肝经郁火又何以脉不数?从理论上推测,脾胃虚寒脉当迟,肝经郁火脉又当数,二者相合,所以脉之至数反较正常。因此这类病症,着眼点应当放在舌质和舌苔上,特别是舌质一般很难受到干扰。当虚寒重于郁火时,脉反呈迟,当郁火重于虚寒时,脉又会偏数,但不论迟或数,均难以出现实证的有力搏动。

以上两案,均确有虚寒证候,但按虚寒治疗,却疗效较差。这都说明导致痛经的直接原因是肝郁化火瘀阻胞宫,而虚寒乃是其他脏腑的问题,并不是构成痛经的直接原因。由虚寒而直接引起的痛经,往往表现为绵绵而痛,受凉更甚,得温即缓,舌质淡。我治疗这种寒热夹杂的痛经病,在月经期中用宣郁通经汤,平时使用甘温补剂,这种治法通过临床实践,是行之有效的,颇能切中病机,对于体质的改善,疼痛的缓解,均比寒热攻补,处处兼顾,汇于一方不分时间服用者为好。这是为什么呢?我认为,痛经是有规律的经来腹痛,既然肝经郁火、瘀阻胞宫为导致痛经的直接原因,那么,经期疼痛时,理所当然应该以清肝泻火祛瘀为主要治则。当月经过后,疼痛停止,而虚寒证仍存,这时他脏虚寒也就自然上升为主要矛盾了。因此,如果把温、清、补、泻汇于一方,表面上似处处都顾及了,实质上却主次不分,阶段不明,使治疗的针对性发生了误差,所以,治疗不分阶段和时间,是造成上述两案久治不愈的根本原因。

综上所述,此方不仅可以用于除肝经郁火外,其他脏腑亦同时呈现热象的痛经,也可以用于其他脏腑同时呈现虚寒证候的痛经,其病机区别的关键在于痛经的直接原因是否是由于肝经郁火、瘀血阻滞胞络而引起。只要这个基本因素存在,其他脏腑的寒热虚实均不影响对此方的使用。

使用此方的诊断要点为:痛经,经来量少,舌质红,心烦,口干,口苦,脉数。其中特别是痛经,量少,舌质红(临床上主要是舌边尖红)为必具的症状,这几点在行经期间其表现尤其明显。至于经来有血块、色紫黑等,乃是对典型证型的叙述罢了。

使用此方治疗痛经,最好是在经期阶段服用。在开始有疼痛感觉时,服药至月经干净,只有在这个时候服用此方疗效最佳。若平时服用,有的人根本毫无效果。而平素虚寒者,甚至可能有副作用。

二、三 甲 散

(一) 临床应用

薛生白仿吴又可三甲散,由醉地鳖虫、醋炒鳖甲、土炒穿山甲、生僵蚕、柴胡、桃仁泥六味药组成。薛氏将此方用于湿温证中,暑湿不得外泄,深入厥阴,引起络脉凝瘀,心主阻遏,灵气不通,而出现神识昏迷,默默无语,口不渴,与饮食亦不却等症候,进辛开凉泄、芳香逐秽之法俱无效者,用此方"破滞通瘀,斯络脉通而邪得解矣"(薛生白《湿热病篇》34条自注)。

薛氏方中桃仁、地鳖虫善破血行瘀,鳖甲、地鳖虫能软坚消癖,僵蚕、鳖甲消痰散结,甲珠是透达经络的要药,柴胡则疏肝理气、宣畅气血。整个处方性偏寒凉,味属咸苦,是一张逐瘀消痰、软坚散结的昆虫动物类通络方剂。早年行医时,我按薛氏所叙之症运用,尚属应手,临证时间长了,逐渐体会到薛氏方对于痰热与瘀血胶结脉络,阻碍人体气机,从而表现出的多种病症均能异病同治,并且有着较好的疗效。从络脉分布情况来看,十五(六)络脉不断分支,脉气逐渐细小,由线状延展扩大为面状弥散,输送营卫气血以渗灌温养濡润周身组织,络脉不仅分布于体表,也进入胸腹里,联系内脏。如《灵枢·痈疽》说:"中焦出气如露,上注溪谷,而渗孙脉,津液和调,变化而赤为血。血和则孙脉先满溢。"十五大络统率全身络脉,《内经》对十五大络所举其病变的具体内容虽然不多,但从中可以看出,基本上是符合于十二经脉脏腑证候的范围。这就说明络脉病变完全可以通过内在的联系进而影响到十二经和五脏六腑发生病理变化。由于细小的络脉遍及全身各处,所以湿热和瘀血既可能相互胶结在心包,造成薛氏所叙之症,也可能阻遏在另外的部位,造成另外的危害,引起其他的证候。因此,这张处方,完全可以异病同治痰热和瘀血相互胶结于任何络脉之中的所表现出来的任何病症。今试举几种病症的治验来加以讨论,谈谈我对薛氏方的临床使用体会。

1. 胃痛(湿热瘀血痞结胃脘痛)

胥某,女,27岁,社员。1973年8月初诊。病员胃脘部持续疼痛,拒按,不思饮食,心中烦热,时觉畏寒,已二十余日。形容消瘦,面色青白,语音低微,呻吟不已。妊娠七月,脉弦数,左寸隐伏而涩。舌下金津玉液两穴处青筋显露肿胀,色紫黑,苔灰腻、微黄。属湿热痞结胃脘,夹瘀作祟。治以辛开苦降,佐以活血化瘀,用吴鞠通椒梅汤加减:乌梅10g、白芍10g、法半夏10g、黄连10g、黄芩10g、良姜10g、枳实10g、党参12g、丹参18g、花椒20粒、木香6g、官桂10g、乳香3g、没药3g。水煎服。

二诊:疼痛略减,寒热除,余症如前,攻邪即是保胎,亦如急下存阴,本属一理。宜继续用药,更进一筹。

栀子10g、良姜10g、香附10g、丹参15g、延胡索10g、鳖甲16g、甲珠6g、地鳖虫10g、柴胡10g、桃仁10g、没药3g。水煎,少量频服。

三诊:疼痛大减,渐思饮食,脉诊仍不见胎脉,续服此方,小其制,减桃仁为6g,丹参10g,地鳖虫6g,加煅牡蛎12g。水煎服。

四诊:疼痛更减,发作之时亦少,昨夜腹胀骤加,以致不能入寐。滑利之胎脉已现,知其气道已通,气化欲行。灰黄之苔色已去,惟余腻象,今之胀者,乃欲行之气化阻于水气不通也,通之即快。

山楂31g、莱菔子(炒)10g、紫苏梗10g、通草6g。水煎服。

五诊:痛去胀止,大病去后顿感疲惫,拟用加味四物,一靖余氛,一养胎元。

当归12g、川芎10g、生地黄20g、白芍10g、杜仲10g、川续断12g、黄芩

10g,芡实 31g,青果 10g,桑寄生 15g,菟丝子 12g。水煎服。

三月后,孕妇顺产一女孩。随访至 1981 年,身体健康,智力正常。

2. 头痛(阳气虚弱、痰瘀互阻头痛)

李某,女,51 岁,干部。病员近十年来头汗颇多,脉却沉细而微,每年入冬两足厥冷不敢相倚。1976 年 2 月值夜班于凌晨 4 时许,曾昏迷,自后时时感到疲乏头昏。3 月份洗头后,即感右颞痛,适刮大风,即此卧床不起,右边前额、眼眶并连及牙齿时刺痛、时压痛、时酸痛、时胀痛,总之,无法形容疼痛难受的感觉。痛时痛处潮润多汗,口鼻气冷。病员素体阳虚,手足夙昔不温,今更甚,必重衾厚帽。每因天气变化而加重,尤以吹风天最难受。舌质淡,苔薄白根部微腻。近半年来,曾服羌活附子汤、麻黄附子细辛汤及白通汤、白通加猪胆汁汤、选奇汤、四逆汤、当归四逆汤等,均无甚疗效。因考虑到病变部位如此固定,痛处皮色较他处为深,眼眶略肿,7 月中旬以后,就开始将温阳益气之剂与血府逐瘀汤合方,服数剂后,疼痛程度虽未明显减轻,但发作时间有所减少。8 月中旬,我诊视后,书与薛氏之方合四逆汤,其效甚著,三剂后,疼痛基本得到控制。为了巩固疗效,至 11 月份,续服此方 30 多剂,停药后,除头痛未曾复发外,在服薛氏方期间,还明显感到有特殊好转现象:头汗有所好转,沉微之脉与厥冷双足有好转;幼时不慎压坏了右手食指,指甲凸起增厚变形,几十年来一直未曾长好,服薛氏方后,居然逐渐完好矣;痔疮多年,平时经常出血下坠,年年春秋必然大发作,今已数历秋春,尚未再度发作。

3. 梅核气(痰瘀胶结梅核气)

白某,女,37 岁,社员。1975 年 11 月初诊。平素心胸狭隘,稍不惬意,即郁郁不乐。1975 年 5 月份,感到大杼、肺俞穴处有疼痛酸麻感觉,食管喉头部似有物阻塞,吞之不进,吐之不出。此症于 1974 年亦曾发生过,但没有这次严重和持久,两次发作均在连续生气之后才出现。医生以梅核气治之,所服方如四七汤、半夏厚朴汤、瓜蒌薤白汤等等,一时有效,一时又无效。食管吞钡透视,无异常发现。口苦,心烦,急躁。脉弦滑,舌尖略红,苔黄根腻。乃用温胆汤加柴胡、延胡索、香附、木香,初服尚可,续服却依然如故。其舌质虽无瘀点,但病程长,病位恒定,情怀抑郁,气滞既久,必致留瘀积痰,治痰不效,乃痰瘀胶结未能兼备之故也,舌下青筋肿胀,完全支持这种看法。用薛氏方加枳壳、菖蒲、法半夏,服六剂后,就控制了上述症状。尔后偶有发作,一服上方即愈。

4. 痿痹(湿热淫筋、气钝血滞痿痹)

李某,男,3 岁。身体素壮。1976 年 11 月麻疹愈后,右下肢突然不能站立，晚上发热，饭量减少，经X医院检查，疑为小儿麻痹症，每日注射加兰他敏，口服泼尼松、维生素B_1片剂等，住院治疗一个月无效，而转中医门诊治疗。

1976年12月26日初诊。患儿能坐不能立，立则哭泣，肚脐右边见一小疱，发红，舌苔黄腻，小便黄，额热有汗，脉浮数，喜饮温水，患肢皮下青筋明显隆起。此湿热淫筋，气钝血滞之痿痹，宜薛氏方加味。

金银花18g，连翘18g，牡丹皮10g，赤芍10g，重楼12g，白芷10g，僵蚕10g，柴胡6g，桃仁6g，甲珠6g，鳖甲12g，地鳖虫3g。水煎服。

1977年2月13日，共服六剂，每服后肌表均透发一次痒疹，而逐次减轻，痿痹也随之而逐渐好转，五剂后，患儿即能如从前一样跑跳和站立，仅一身发痒但不甚。夜寐常蹬被，此湿热外透之佳兆。口渴舌质红，用叶氏养胃汤加土茯苓10g，地肤子15g，以善其后。随访至1981年，健愈如初。

5. 心悸（心脾两亏、痰瘀阻遏心悸）

郭某，女，33岁，干部。1972年12月底，被猪咬住摔伤，左脚膝上和右下腹部破皮出血。不久又长途乘敞车受凉感冒，适逢月经到来。自此即感心跳、心慌，严重时行动都感困难，只能卧床休息。每次发作时，脉搏却基本正常。平时有一种莫名其妙的害怕感，甚至听到别人高声说话，也自觉心跳不已。如果心中觉得拿不起一个茶盅，那么，未拿之前就觉疲乏和心跳，怎么也没有力量去拿。倘若事先没有想到过拿不起，那么，拿比茶盅重几倍的东西也是轻而易举的事，既不疲乏，也不心跳。病员也自知这些，但无法克服，不仅如此，且愈想克服愈不能控制。在某精神卫生中心按神经症治疗一段时间无效，后转中医治疗，大抵为安神镇静、补养心脾之剂，逐渐好转到能支持上班工作半天。

1976年9月，刚上班几天，因口鼻气热，经某医书方（黄连、黄芩、黄柏、滑石、生地黄、地骨皮），服一剂后遂使诸症严重复发。9月底便住入某医院，请我诊治，舌面两袢有明显瘀点，舌下青筋显露，得知病起于猪咬伤和经期受凉，更兼之病程长久，病位固定，症状无甚变化，乃处以薛氏方合仁熟散（柏子仁、熟地黄、枸杞子、五味子、山茱萸、桂心、党参、菊花、枳壳），服一剂后果然收到良效。自此以后，病情厉害时，就服薛氏方合仁熟散，发作轻时就用血府逐瘀汤合仁熟散，平时则服用《济生方》归脾汤。到1975年12月，已能整天工作，随访至1981年，疗效仍然巩固。

薛氏方中使用了昆虫动物类药物，这与相同作用的植物类药物有一定的区别。唐容川在《本草问答》中指出："草木植物也，昆虫动物也，动物之攻利，尤甚于植物，尤其动物之性本能行，而又具有攻性，则较之植物本不能行者，其攻更有力也。"所列验案,似能支持这种看法。例一有一般活血祛瘀之剂与薛氏方的对比,例三有一般豁痰破滞和清化痰热药物与薛氏方的对比。而例二用血府逐瘀汤有些疗效,用薛氏方则疗效显著,例五轻时用血府逐瘀汤有效,重时就只有求助于薛氏方。由此可见薛氏方破滞破瘀、化痰散结比同类植物药物作用更强。因此,临床上用一般植物对证之药无效,但无弊,或有效不显著者,均可选加同类昆虫动物类药物治疗之。正如叶桂所说:"久则邪正混处其间,草木不能见效,当以虫蚁疏通逐邪"。

叶桂说:"非辛香无以入络。"而薛氏通络方却以咸味为主。对治疗痰瘀的药物来说,一般辛味疏散开通理气,流畅和利血脉,咸味攻坚削垒,软坚散结消癖,较之辛味更有力于固结之邪。另一方面,叶氏又强调病情留伏较深,必用虫蚁搜剔,病情轻浅,多用行气活血之品。并认为虫蚁迅速飞走诸灵,能使血无凝着,气可宣通,可以松透病根,治疗一些干血、恶瘀结聚很深的劳伤血痹等顽固疾病。而虫蚁之品其味又以咸味为主,因此,我认为辛升咸降,辛散咸软,辛流气和血,咸软坚消癖,在对痰瘀固结证候的治疗中,于咸味中佐以辛香,能有协同作用,既攻坚垒,又畅气血,对气机的恢复,痰瘀的排除,比单用咸味更能顾及周到。具体使用方法有两种:一是配伍以辛香之药,如例一配伍香附,例五配伍桂心、枳壳等;二是炮制,使之具备辛香,如酒炒地鳖虫、土炒穿山甲、炒香枳壳等。

《本草纲目》认为,穿山甲能消痈肿,排脓血。《本经》说:鳖甲"主心腹癥瘕坚积、寒热,去痞息肉、阴蚀痔恶肉。"僵蚕亦有行经散结的作用,陈源生老中医临床治验,用僵蚕配乌梅蜜制为丸,治各种息肉。一般来说,活血祛瘀和软坚散结的方剂,均有除旧生新的作用。从例二痔疮好转和指甲复原的情况来看,是与薛氏方的这些作用有关。对于攻坚破积,软坚散结,破血消癖,从而推陈出新的方剂的使用指征,我的体会是不能完全局限在视之有物、触之有形这个范围内,因为这里有个由量变到质变的过程。坚谓坚固,血有死血,络脉蚕丛而弥漫,痰瘀留于其中,亦是癖,也是结,胶结于细微曲折之处,就是坚。于此等证候,猛剂攻消无益,辛香疏散不易,唯宜用软坚散结、破血消癖、通络化瘀之剂缓缓图治,尚望络通,络通则气血流畅,气机、气化正常自能去旧生新。因此,我使用此方,不仅用于有形之疾,更用于无形之疾,诸如梅核气、瘰疬之类疾病的治疗,就是基于这种认识去指导施治的。

有诸内必形诸外,络诊方法,古已有之。《灵枢·经脉》说"凡此十五络者,实则必见,虚则必下""胃中寒手鱼之络多青矣,胃中有热,鱼际络赤"。一般规律是以络脉的隆起和下陷来判断病变的范围。络诊对薛氏方的使用有一定的指导价值，痰瘀交阻属实，脉络隆起易见。所举案中一种是注意病变部位的脉络情况，如例二痛处皮色较他处为深，眼眶略肿；例四患肢皮下静脉青紫隆起明显。另一种是采用张赞臣医师"舌下望诊法"文中介绍的，"如舌下经脉粗胀，色作青紫，甚则带青黑色，大都为肝郁失疏，痰热内阻，瘀血郁积之证……舌下经脉与心肝两经有密切关系，不论身体任何部位有何瘀积或痰湿内阻，脉道不利时，皆可现之于舌下经脉，且其部位又在薄膜之内，清晰可辨，检查方便"。我认为，络诊方法确实能补充其他诊法之不足，像"然经年累月，外邪留着，气血皆伤其化为败瘀，凝痰混处经络""远客路途，风寒外受，热气内蒸，痰饮日聚于脏之外，络脉之中"（《临证指南医案》）。诸如此类病症，倘若舌苔不腻，舌质无瘀点、瘀斑，就只能从"久病入络"去进行诊断，倘辅以络诊，则诊断准确性就可以提高，否则，往往会因为舌苔不腻，舌质无瘀点，瘀斑，而忽视或无视对痰瘀互阻的诊断。

《素问·六元正纪大论》说："黄帝问曰：妇人重身，毒之何如……岐伯曰：大积大聚，其可犯也，衰其大半而止，过者死。"妊娠患者，需要使用通络之剂，也必须遵照以上原则。何谓大半？标准为何？关于这一点，各人有各自不同的体会，临床中我发现不少需要使用攻逐之剂的妊娠患者，常常是脉诊无胎脉感，因而我使用攻逐之剂，就是以胎脉出现为不再使用的标准之一。如例一脉诊无胎脉，胎脉出现后，即不再使用薛氏方。至于此案服药采取少量频服，是既便于观察情况，又有利于中病即止，还能使药力持续。我体会到这种服药方法，既不影响疗效，同时保险系数又大，值得注意。例二系素体阳虚，用此咸寒之剂的原因何在？例二头汗多，环项而止，是局部早有化热现象，所以半年来服温阳益气、祛风除湿而无甚疗效。这里就需要将整体与局部的矛盾兼备起来，四逆汤合薛氏方正兼备了这点，故尔见效较速。另外，薛氏方亦可用于寒证，单取其破滞破瘀的功用，也如性寒之大黄一样，有大黄附子之配伍形式。

络病之邪，除血瘀凝痹外，往往兼夹有痰饮、湿浊、阴寒、燥火等邪，而薛氏方所治之证，以血瘀痰浊凝着，兼夹燥火为主的络病，临床上诊断的要点如下。

1. 有络脉瘀阻之征，如疼痛，脉涩，面色、舌色、舌底有瘀点、瘀斑、紫暗，腹腔痞胀、积聚等；

2. 有痰浊留瘀滞络的表现，如苔腻，舌下青筋肿胀，舌体略胖等；

3. 病程较长，病位固定等。

无痰瘀胶结之证，阴寒之证均当慎用薛氏方，用之不当不唯不效，反而有时会加重原有症状,因为薛氏方毕竟是咸寒通络之剂。

(二) 三甲散理法再探

三甲散出自吴又可《温疫论》,方由鳖甲、龟甲、穿山甲、蝉蜕、僵蚕、土鳖虫、白芍、当归、牡蛎、甘草等十味药组成,治疫病中之"主客交浑"证。吴氏谓其病机是"客邪胶固于血脉,主客交浑,最难得解,且愈久益固"。但对症状,却仅说"谷食暴绝,更加胸膈痞闷,身疼发热,彻夜不寐"。

薛生白可谓善于吸取前人经验,他在《湿热病篇》中,将吴氏三甲散加减为:醉地鳖虫、醋炒鳖甲、土炒穿山甲、生僵蚕、柴胡、桃仁泥,治湿温证暑湿不得外泄,深入厥阴,导致络脉凝瘀,心主阻遏,灵气不通者,是已超越治疫范围。薛氏对病机亦有更清楚的说明,认为主客浑受乃是"阴阳两困,气钝血滞而暑湿不得外泄,遂深入厥阴,络脉凝瘀"。用三甲散"破滞破瘀,斯络脉通而邪得解矣"。由于吴氏言之较略,薛氏又把适应证局限于厥阴,更兼其他种种缘故,三甲散所传不广,临证使用范围较窄。而此方一旦运用得法,又颇能显出其独特疗效,故值得进一步阐发。

综观叶天士论述络病当用虫类药物时,其语言酷似吴氏"客邪胶固于血脉,主客交浑"等语。故而薛氏便逕言三甲散证为络病。《内经》所举络病症候范围,未离十二经脉、五脏、六腑,叶天士络病症候亦未超越这个范围。由此可见,脏腑支配经脉,经脉统率络脉这个规律,在络脉的病变中仍起着作用。我认为,络脉病变的产生有两种途径和传变趋势,一是脏腑经脉病变引起络脉病变,二是络脉病变进而引起经脉脏腑发生病变。叶氏初病在经久延血络的说法,应该说只讲明了络病产生的一个途径和发展趋势。而络脉自身和直接的病变,应当是初伤血络,久延脏腑。不承认络病有两种产生途径和发展趋势,也就是说不承认初病即有伤络和在络的情况,就不能很好地解释和指导临床。比如虫、蛇、蝎等咬伤中毒的过程,疔疮走黄过程,由经穴伤而造成内脏伤损,由针刺而造成气胸,溃疡引起穿孔,都明显是由络病而延及经脉脏腑,至于跌打损伤则更是初伤络脉了。只有正视和承认络病既可由经脉脏腑久延而来,又可直接产生的客观事实,才能提高临床络病的诊治水平。

吴、薛二氏的三甲散,共同药物为土鳖虫、鳖甲、僵蚕、穿山甲。此四味皆为虫类药物,合用则收剽,通透血络的作用较强。鳖甲擅长于软坚消癖,《本草便读》说:"性本咸寒,入肝达络,功行瘀癖,退热潜阳。"《医学衷中参西录》说穿山甲:"气腥而窜,其走窜之性无微不至,故能宣通脏腑,贯彻经络,透达关窍,凡血凝、血聚为病,皆能开之……若但知其长于治疮,而忘其他长,犹浅之乎视山甲也。"僵蚕息风解痉,化痰散结是其主要作用,《本草纲目》指出:"治风、化痰、散结、行经,所谓因其气相感,而以意使之也。"综合起来,其作用为行瘀消癖、软坚散结、解痉化痰,这些作用可以广泛用于多种络病的治疗。何以说此四味可以广泛用于络病的治疗呢? 这是因为络脉中运行的是气、血、津、液,因此,一旦络脉瘀阻,虽以血瘀凝癖为主,却自然常会兼夹痰饮、湿浊,倘外邪相加,还会兼夹阴寒、燥火、风湿等。吴氏所谓疫邪胶固血脉,薛氏所谓暑邪深入厥阴,就是指此而言。这些邪气兼夹沉混,阻于络脉,用此行瘀消癖、软坚散结之品,就其病理机制来说,是再恰当不过的了。

(三) 三甲散证的诊断要点

络病可因其病变范围的大小、部位的不同而表现出多种多样的病变和症状,因此,对三甲散证的临床诊断不能局限为某些病或症。不论何种病症,只要病变部位比较固定,就具备了络病的根本特征,不论其病程长久与否。目前临床上一般认为,疼痛、脉涩、舌有瘀点、瘀斑或紫暗、腹腔痞块、积聚等,为有络脉瘀阻之征;以苔腻、舌下青筋肿胀、舌体略胖涎多等,为有痰浊阻络的表现,我在临床上也重视这些诊断方法。但我认为,当不具备这些明显的外在表现时,只要病位比较固定,再加上有络脉不通所表现的症状,三甲散就可以作为基础方而加减使用。归纳起来,诊断要点有四。

1. 病变部位比较固定。

2. 出现明显的痰瘀胶固络脉证(可参考上文讨论)。

3. 表现为局限性经络的异常而呈持续的状态,如疼痛、麻木、酸胀等。

4. 有直接损伤络脉的病史,如血证、外伤、经产、手术等,这些病史又为其他病症产生的原因。

前三个要点中,第一条是根本,非此莫属络病,在其基础上出现第二条或三条,而第四条必须出现前三条中的情况,就可以作为三甲散的适应证。至于病程的长久与否,并不能决定三甲散之能否使用,但却能帮助对络脉瘀滞程度的了解,所以,我一般不列入诊断要点内。

由于叶氏强调久病入络之说,所以,一般对虫类药物的运用,以久病为依据。但是我在临床上,发现不少疾病病变并不长久,也常常具备上述络病特征,用一般草木之剂无效,或有效不显,则使用三甲散以通络则常获显效,这就为初病亦有在络的理论提供了临床实践依据。所以,我在归纳诊断要点时,未将时间长久作为依据,事实上,临床中久病不入络者亦非少见。我认为,薛氏使用三甲散之证亦非久病,我在临床上所见这类证型不少,除薛氏所叙情况外,妇女热入血室的类型中亦可见到,我也曾用薛氏原方治愈多例暑温病人外伤后变为典型薛氏所谓深入厥阴之证,其病史均在数天之内。所以,对三甲散的运用千万不能拘泥于时间之长短,要以上述四条综合判断。兹分析两例病案以证之。

曾某,男,30岁,驾驶员。五年前曾患坐骨神经痛,经理疗及服中西药治疗月余而愈。今出差至潮湿地区一月半,回来后数日即感左下肢从环跳至承山处麻木、重着,腿伸直则拘急疼痛。舌质正常,苔薄白,脉弦紧。处方:土鳖虫3g,鳖甲12g,僵蚕9g,穿山甲6g,白花蛇1条,全蝎1.5g,当归12g,牛膝10g,桂枝12g,桑寄生15g,细辛4.5g。水煎服。服十剂,即痊愈。

此症初起,但病变部位固定,呈持续的麻木、重着,且并不移动游走他处,因此,具备了络病的基本要素。症见太阳经脉所过之处拘急、麻木,是明显的经气不通,因最近在潮湿地区工作后才发生,可见与湿邪有关,虽然舌苔不腻,但麻木、重着乃湿邪阻遏经络的证候,所以在疏风祛湿、散寒温阳药的基础上,使用三甲散,就迅速取得了疗效。可见三甲散这类虫药搜剔之剂,在初病也仍然可用,并且能够有效地遏止病情发展。

刘某,男,35岁,教师。1979年1月上旬,打篮球时胸部被撞,但并不严重,时值感冒风热,自此后胸部就一直隐隐作痛,有时又似胀闷,经养血祛瘀、疏肝理气等法治疗三个多月无效。5月经我诊视,问明致病经过,虽找不出其他有瘀之兆,处方:土鳖虫3g,鳖甲12g,甲珠3g,柴胡10g,瓜蒌12g,桃仁10g,栀子10g,良姜10g。水煎服。服三剂,即痊愈。

此案外伤后,有持续的疼痛和固定的病变部位,这就具备了络病诊断要点中的两条,显为络病无疑,所以用三甲散加味取得了满意的疗效。

(四) 三甲散应用注意事项

三甲散虽性偏寒凉,但对于虚寒或实寒之络脉痹阻者仍可使用,且不影响疗效。比如我临床对虚寒性的痔疮、痹证、慢性肝炎、慢性盆腔炎等,就常用三甲散配伍大剂附片、干姜等温阳之品,每获良效。

《本草新编》说:"鳖甲善能攻坚,又不损气,阴阳上下有痞疾不除者,皆宜用之。但宜研末调服,世人俱炙片入汤药中煮之,则不得其功矣。"从中医文献看来,虫类药入散、丸剂比入汤剂作用大的记载不是少数。我对于积聚、痞滞、梅核气等慢性疾病,常用三甲散打粉冲服,既能节省药物,又能增强疗效,更便于久服。

罗某,男,32岁,社员。咽中如有一物,吞之不进,吐之不出。夜寐梦多,心烦,已有三年。攻补诸药遍服,极难有效,情绪不佳时更甚。处方:生鳖甲12g,土鳖虫10g,穿山甲10g。桃仁12g,红花10g,僵蚕12g,马勃6g,山豆根10g。共为细末,用青果泡开水吞服,日2~3次,每次1~2g。水煎服。服两剂后,即痊愈,仅极度生气后稍有不适的感觉。

三、当归贝母苦参丸

《金匮要略》说:"妊娠小便难,饮食如故,归母苦参丸主之……当归、贝母、苦参各四两,上三味末之,炼蜜丸如小豆大,饮服三丸,加至十丸。"

古今文献对这条经文的看法,归纳起来不外三种:一是认为方证相符;二是认为方证不合,存疑,无法解,三是认为小便难应该是大便难之误。我认为,这条经文方证是相符的,用于治疗大便难对指导临床也确有补益,但这也和用于治疗其他多种病症一样,都不过是中医辨证论治中异病同治的表现罢了,也可以说是后世人对前辈人经验的继承和发挥的结果。我在临床上,常将此方用于内、妇、儿以及皮肤科中的多种疾病,均能获得满意的疗效,兹略述于下。

(一)妊娠大小便难

贝母苦寒清热,功专治肺,《本经》记载主淋沥邪气,可能如尤在泾所谓与开肺气助肃降有关。肺主周身之气,司"通调水道,下输膀胱",既是水之上源,又与大肠相表里,肺气以肃降为顺,肺气郁就可能会影响到大小便的通畅。反过来看,大小便不通畅,又会引起肺气郁闭,对这种情况的治疗,就必须上下兼顾,方不至于掣肘。尤在泾就是用这种肃降与大小便之关系的观点来解释此方治疗妊娠小便难的机理,他说:"当归补血,苦参除热,贝母主淋沥邪气,以肺之治节行于膀胱,则邪热之气除,而淋沥愈矣,此兼清水液之源也。"前人称这类治法为"提壶揭盖法"。临床上我使用此法,热者寒之,用贝母、瓜蒌之类;寒者热之,选桔梗、白芥子之属,这种治法对大小便难都具有一定的辅助作用。前人在这方面也有不少经验,李东垣认为:"渴而小便不利者,是热在上焦,宜清肺为滋其化源也。"并且制定了清肺饮(《兰室秘藏》)。此后,李士材以生脉散加紫菀,治金燥不生水的溺闭(《医宗必读》);马元仪以紫菀、葛根、杏仁、紫苏子、薄荷、枳壳、桔梗治金被火制,气化不及膀胱的小便淋闭(《印机草》);李冠仙以沙参、天冬、麦冬、黄芩、知母、甘草梢、车前子治肺失清肃,小便不通(《仿寓意草》)。自《史载之方》以一味紫菀立法,清肃肺气,以治大便秘结后,叶天士屡用开降肺气的方法,治便秘肠痹,这不仅是"腑病治脏",也含有"下病治上"的深义。前人的这些理法,对当归贝母苦参丸治大小便难机制的理解是很有启发意义的。

由于苦参清心腑小便之火,治溺有余沥,用于湿热内蕴,小便不利症,能建清热利尿之功,当归补血润燥滑肠通便,对血虚肠燥便秘者,颇为惬当。所以,贝母与当归、苦参相配伍,无疑有助于治疗大小便难。但是,此方却不独用于妊娠之疾,一切燥热之证,只要有肺气闭郁和下焦湿热并存时,均可以选用此方加减使用。下焦湿热之小便难,是指溺有淋沥之苦,大便难是谓肛门有灼热感而解便不舒。临床上常常见到此方肺气郁的症状是:燥咳、痰少、胸闷等,肺郁和大小便难是相互可以影响的。

(二) 带下

湿热带下,凡症见舌尖红,苔黄腻,脉数,心烦,口苦,尿黄淋沥,阴道痒痛,带下秽臭,质浓者,即可用此方随症加味治之,此略举数则加味情况于下。

1. 兼有头昏闷、精神不振、食欲减少等脾虚症状者,可将此方为丸,用傅山完带汤加白果、贯众煎汤吞服此丸。

2. 兼有眩晕、腰酸、腘软等肾虚症状,可用益肾止带汤(郭贞卿方):鹿角霜、菟丝子、巴戟天、芡实、枸杞子、山茱萸,煎汤吞服此丸。

3. 如湿热证候严重,甚则黄白带下,中夹血丝,外阴红肿、充血、糜烂者,用此方加白头翁煎汤坐浴;并用此方加土茯苓、萆薢、车前草、樗根白皮,水煎服。

(三) 湿热痢疾

前人有用当归、苦参治湿热痢疾的记载,并非少见。在《本草纲目》中,有苦参治肠风泻血、热痢,以及血痢不止的记载。而当归、芍药是自古治红白痢的要药。因此,我常用此方加白芍、黄连、枳壳、槟榔、地榆,方中贝母选用浙贝母,治疗湿热痢疾症见痢下红白相兼、腹痛和里急后重较著,对发热、心烦、口渴、脉数、苔黄腻且厚、舌质红者疗效颇佳。倘湿邪偏重，症见恶心胸闷、脉濡、苔白腻者，加藿香、厚朴、苍术。

如湿热痢疾，痢下不爽，日十数行，登厕难解者，我常于加味的方中，再加大黄、肉桂，大黄常用9~15g(一半生用，一半炒炭合煎)，肉桂3g，常能取得满意效果。此种加味法，亦用于治疗湿热痢疾，兼有呕吐，不能进食和进药的情况。

(四) 黄疸

前人有云，治湿热黄疸，不利小便，非其治也。苦参有利湿清热的作用，用于黄疸湿热盛时，较为合拍，当归活血，贝母解郁，用之皆合法度。临床上，我治疗阳黄，症见一般阳黄必具之症外，倘出现心烦、口苦、溺黄且涩、舌苔厚腻而黄者，常将此方与茵陈蒿汤相合，加木香、郁金、龙胆草，方中茵陈一般用量为21g。随着湿热的减轻，苦参的剂量也应当减轻，当腻苔退净后，苦参应当减去不用，而当归、贝母仍可留用方中。周学海在《读医随笔》里论黄疸时说："黄之为色，血与水和杂而然也。"对一般湿热发黄及阴黄的治疗，"总须兼用化血之品一两味，如桃仁、红花、茜草、丹参之类，为其已坏之血不能复还原质，必须化之，而后无碍于新血之流行也。"我宗这种观点，所以选当归养血行血，至于选用贝母是因黄疸乃血与水杂合之故。舌苔黄腻时，用浙贝母，以清化痰热，散结软坚；舌苔退净后，用川贝母，以消痰解郁，润心肺。我认为，当归与贝母合用，能治疗痰热与瘀血互结的证候，二者配伍力量虽不甚强，却正切合黄疸病机，倘痰瘀互结证候已经明显，就要加强这种配伍的力量。临床实践证明，这种治法有利于肝脏回缩，能加快退黄的时间。近年来，很少有人使用苦参治疗黄疸，我认为这是一件憾事。

(五) 阴痒、疥疮

湿热蕴毒而致皮肤疮痒，用当归活血，苦参渗湿，本是对证主药。《本草纲目》载贝母治恶疮，《本经》又谓其主金疮，亦有用于治紫白癜斑者。前人和今人用苦参治疗大风癞疾、湿疹、遍身风疹、皮肤瘙痒、疥癣恶疮、阴痒等症的记载，则比比皆是。《本草纲目》谓当归能润皮肤，治痈疽，皮肤病中是取其和血润肤之用，有一定的好处。因此，用此方治疗皮肤病，在理论和实践上都是有一定根据的。试举三则于下。

1. 治妇女前阴瘙痒。此症是一种比较痛苦的皮肤病，多是由于湿热生虫所致。凡症见阴痒带下,常流黄水,心烦,溺赤疼痛者,可用此方加蛇床子、枯矾、黄柏、百部,煎汤冲洗外阴。如阴痒而阴道又干涩,可用此方加花椒、硼砂、桃仁,煎汤冲洗之。

2. 疥疮、皮肤局部干燥脱屑之瘙痒症,均可用此方加槟榔、白芥子、僵蚕、硫黄,共为细末,前者用香油调匀擦患处,后者用细末(由于方中有当归、白芥子,故细末油润)直接擦搓患处。

3. 湿疹溃烂流黄水,又痒又痛,用此方加黄柏、甘草为细末,撒于湿疹上面。如与内服药相结合,疗效更好。

关于此方的《金匮要略》条文,尤在泾、赵德芳等认为,"小便难而饮食如故,则病不由中焦出"。我认为这种看法虽不为错,但并不十分中肯和完善。苦参苦寒碍胃,忌用于脾胃虚寒而饮食减少者,妊娠后,小便难而需要用当归贝母苦参丸时,要注意到饮食如故才可与服,炼蜜为丸更是考虑到遏制苦参苦寒伤胃而设,临床上,食减便溏之脾胃虚寒患者,服用苦寒剂,常常发生不良反应。因此,这样理解似能贯穿中医辨证论治的精神,对所治疗各种病症来说,如果将此方内服,都要注意到胃是否能够接受。就临床观察来看,若饮食正常的病员,使用丸剂内服,一般不会影响到脾胃功能。如果病员口苦苔腻,且平素无脾胃虚寒的情况,用汤剂也无妨碍,不仅如此,反而往往随着口苦苔腻的好转而增进或恢复食欲。

四、经验方二十首

(一) 楂蔻饮

风疹块即荨麻疹,是一种变态反应性疾病。我治此病,特别是慢性反复发作的荨麻疹更强调三点,即祛风、和血和改善体质,因为正气内充,气血流畅,何病之有。治疗此病,我以楂蔻饮为基本方剂,使用五十多年,疗效较好,对一些慢性反复发作者尤佳。舌质不红者不宜。

方剂组成:山楂45g,红蔻16g,蝉蜕6g,僵蚕10g,防风10g,绿豆皮30g,紫荆皮21g,竹叶心1束,白砂糖30g。

煎煮取汁,兑入白砂糖调匀服,急性每日服5~6次,慢性每日2~3次。

加减法：血燥血虚者，加当归、赤芍、熟地黄、首乌；血热者，加生地黄、牡丹皮、紫草；风胜者，加苍耳子、乌梢蛇、地龙、甲珠、浮萍；夹湿者，加薏苡仁、土茯苓、白鲜皮。

五十多年前，曾治一孕妇，平素吃鸡、鱼、魔芋后，即有腹痛、浑身发风疹块等情况，但一日半日即过。这次发作却较为厉害，瘙痒难忍，并伴呕吐，更医数次，而无甚疗效，已一月余。适逢我二哥到此，为之诊视，处方：山楂45g，红蔻15g，绿豆皮30g，老白糖30g，竹叶心1束，因其瘙烂处红肿，更加金银花12g，连翘12g，续服四剂，痊愈。随访病员数年，未曾复发。自此后，我即用此方加味治疗漆疮、药疹等多种过敏性疾病。兹举一例。

徐某，女，49岁，干部。1977年3月，病员鼻孔内生一疖，红肿、痒痛，恶寒，经服清解中药肿痛已减。因局部外用磺胺软膏后，诸症较前更为严重，整个颜面出现红斑丘疹，流黄水，舌质红、苔黄，口渴，心烦。用楂蔻饮加辛夷10g（包煎），苍耳子10g（包煎），牡丹皮10g，赤芍10g，菊花10g，甘草3g。服一剂后。瘙痒减轻，黄水减少。续服三剂，大量脱皮而痊愈。

用此方时，山楂宜用大剂量，一般不得少于45g，根据具体情况，还可酌情增加。在前人方剂和民间验方、单方中，亦有用山楂治疗荨麻疹的。据现代药理研究，山楂含有黄酮类物质，有抗过敏作用。此外，似也应当与山楂解肉积、活血祛瘀、行滞散结等作用有关。

（二）固表祛邪方

我早年行医，接受父亲的经验，对于老幼以及常易感冒之人，只要具备鼻塞多嚏、流涕、头痛、恶风等主要症状，常用玉屏风散加味治疗。后来，我在这个基础上，制成固表祛邪方，专用于老幼和常易感冒的青壮年病员。近年来，我对于一切人感冒，只要无继发感染者，都以此方加味治疗，对症状的改善和感冒的预防确有好处。

方剂组成：黄芪24g，白术12g，防风10g，葛根12g，羌活10g，薄荷6g，甘草3g。先用温水浸泡1~2h，后用武火煎，沸3~5min，日服三次。

加减法：风热者，可减轻黄芪用量，加金银花、连翘、芦根（均重剂）；咳嗽者，加杏仁、贝母、前胡；头痛较甚者，加桑叶、菊花；热盛痰唾黄稠者，加知母、瓜蒌皮。风寒者，加白芷、辛夷、生姜、葱白；咳嗽者，加金沸草、款冬花、百部；头痛甚者，加川芎、细辛；身痛者，加桑寄生、秦艽；夹湿一身重痛者，加羌活、独活、苍术；胸闷，呕恶，纳呆者，加厚朴、半夏、茯苓之类。夹暑，暑重于湿者，加麦冬、五味子、滑石、荷叶之类;湿重于暑者,用芳香化浊之藿香、佩兰、蔻仁,或用辛开苦降之厚朴、半夏等,当视症而定,但均可加香薷。

我认为,婴幼儿为纯阳之体,稚阴稚阳,元真未充,老年元真不固,根本动摇,治疗他们的伤风,就应以补为攻,守住根本,不可一味表散。就临床观察来看,对老幼感冒尤为稳妥,而对平素常易感冒或气虚感冒的青年、中年、壮年病员,服用此方,不仅症状改善较快,而且感冒次数也明显减少。根据《本草备要》记载,黄芪"生用固表,无汗能发,有汗能止……温分肉,实腠理,泻阴火,解肌热"。《本草汇言》载有黄芪"补肺健脾,实卫敛汗,驱风运毒之药也"等论述,再结合我的临床体会,感到黄芪的补肺实卫,以及"解肌热""祛风运毒"的功用,不仅有利于解表祛邪,而且有助于腠理致密抵御外邪侵袭,于治于防,两能兼之。故对一切感冒病员,以此方为基础方,临床证明,确有较好的疗效。

(三) 二甲二虫散

咽中如有炙脔,咯之不出,咽之不下,是为梅核气,常伴有精神忧郁、胸闷善太息等症。其病因病理,主要是由于精神不遂,气郁生痰,痰气交阻所致。我的体会是,此证初伤气分,久延血分,痰瘀交阻,郁而发热,草木攻病,难以见功,不若用虫类搜剔,使散剂缓攻,能达消而去之的目的。于是选善化瘀之土鳖虫,养阴消癖之鳖甲,消痰散结之僵蚕,透达经络之穿山甲,组成一张性偏寒凉、味属咸苦的昆虫动物类的逐瘀消痰通络方剂。

方剂组成:鳖甲、穿山甲、土鳖虫、僵蚕。其分量的比例为 4:1:1:4,共为细末,每服 1g,日两次。

《本草新编》载:"鳖甲善能攻坚,又不损气,阴阳上下有痞滞不除者,皆宜用之,但宜研末调服,世人俱炙片入汤药中煮之,则不得其功。"其他如僵蚕、甲片、土鳖虫当须为末吞服的记载,亦复不少。此方治梅核气久者较佳,久病入络,叶天士主张丸药缓攻,用散剂亦有缓攻之意。缓缓图治,络通痰消则气血流畅,病自消除。我主张使用散剂,一是服用方便,二是便于久服,三是疗效确比汤剂好,这与文献中对此几味药的最佳服法是为末吞服的记载一致。此方对于慢性扁桃体炎、慢性咽炎、慢性鼻窦炎等而致的梅核气,在无急性感染的情况下,疗效颇佳,对于由精神刺激或精神紧张、心情抑郁等疾病引起的梅核气,亦较令人满意。

服用此散剂,我常根据具体病情,处以汤剂吞服,一般用法是,血虚肝郁者,用逍遥散;心脾两亏者,用归脾汤;痰气交阻,胃失和降,偏寒者用半夏厚朴汤,偏热者用温胆汤。

(四) 加味小柴胡汤

火眼,通常称为红眼病。由外感风热引起,突然发病,眼睑红肿,结膜呈鲜红色网状充血,又痛又痒,怕热怕光,睁眼不开,流热泪,眼眵多,通常兼有头痛、鼻塞、恶寒、发热等症状。治疗此症,我用加味小柴胡汤,疗效确切。

方剂组成:柴胡 15g,法半夏 9g,沙苑子 10g,栀子 10g,甘草 3g,羌活 3g,黄芩 10g,芒硝 9g(用酒溶化,待诸药煎好后,再兑入),日服三次。

使用此方应当注意:一是使用辛温的羌活量要少,取其既能祛风镇痛,又能反佐苦寒;二是使用咸寒软坚的芒硝,不一定要有便秘之症,泻下能釜底抽薪,使上焦之壅热能随泻下而得到排出。临床上,此症往往泻后痛减痒轻,次日肿退眵少,疗效颇为满意。

加减法:泪多者,加夏枯草、秦皮、青葙子、桑叶、龙胆草等;肿甚者,加车前草、木通、密蒙花、泽泻;痒甚者,加荆芥、防风、菊花、薄荷;充血严重者,加仙鹤草、紫珠草、红花、白茅根、牡丹皮。

服药期间,忌辛辣油腻,保持二便通畅。

(五) 夜啼方

小儿为稚阴稚阳之体,生机蓬勃,尽管易虚易实,易寒易热,但痊愈和恢复也较迅速。因此,把小儿纯粹当作成人的缩影是错误的。小儿用药宜轻,所谓轻者,一是清淡,二是轻灵,三是中病即已,同时用药还要有引导性。基于这种思想,我选用民间验方蝉花散加味名为夜啼方,以治疗此症。

方剂组成:蝉蜕(去头足)7 个,薄荷叶 1.5g,广木香 1.5g,通草 1.5g,甘草 1.5g。水煎,日服三次。

加减法:心热者,加淡竹叶,兼导赤之意,况蝉蜕甘寒能散风热,薄荷叶辛凉能疏解风热,二药又善清心除烦。脾寒、脾脏虚寒,阴盛气滞,以致郁积不舒,或绵绵腹痛而致夜啼。轻者,方中有甘草、广木香,已足以对付;重者,根据其程度,加炮姜、砂仁等。惊吓,在一般情况下,我不主张用重镇安神药,如龙齿、琥珀、朱砂之类。小儿思维和成人迥异,惊则气散,气散常并痰升,上逆于心,他不会因为思虑忧愁而加重气散;小儿常会由痰升阻碍气机,使气散不得归,因此,受惊后的主要问题,在于气散痰升,所以,只需要在夜啼方中加胆南星之类。

(六) 加减玉女煎

牙痛有虚实之分,虚责之于肾,实责之于胃。足阳明入上齿龈,手阳明络下齿龈,但肾主骨,齿为骨之余,所以,牙痛无不关乎于胃肾,治疗上需要善于调整二者。

东垣清胃散(当归、黄连、生地黄、牡丹皮、升麻),治实火牙痛。《医方集解》引录此方时,更加石膏,则清胃之功更显著。景岳的玉女煎,本为少阴不足、阳明有余之牙痛而设,实有深义。经我长期观察,发现阳明气火有余,少阴阴精不足的牙痛,不是少数。绝大多数的牙痛患者,都有不同程度的阴精不足现象,因而加减配成此方,作为临床治火热上攻牙痛的基础方。

方剂组成:生地黄20g,牛膝12g,石膏30g,麦冬18g,知母10g,防风10g,蒺藜12g,骨碎补10g,蜂房10g,蝉蜕10g,地骨皮20g,细辛4.5g,白芷10g,升麻10g。水煎服。

阳明为多气多血之经,胃热多为血气俱热,故除清阳明经热的石膏、知母之外,更配伍凉血的地骨皮、生地黄。《内经》说:"火郁发之。"用防风、蒺藜,正合此义。从东垣清胃散看来,升麻一味既能作为引经药,又具有清热解毒之功,况石膏与升麻并用,除能升泄阳明气分之热外,又有清解炎上热毒之效。牛膝导热下行,骨碎补苦温补肾、活血、坚骨,治牙疼古有记载。露蜂房治风火牙痛,方书中多以嚼、搽或漱的方式用药,至于入煎剂,我体会也较好。细辛的作用当一分为二,辛温之性能起反佐作用,镇痛之用可治其标。麦冬与生地黄相合,是取其金水相生之义。临床用之,常有效应。

加减法:大便干燥者,加大黄;疼痛厉害者,用花椒、细辛、石膏煎水漱口;牙痛久治不愈者,加肉桂1g,附子1.5g,以引火归原;有风热表证者,加薄荷、葛根;项下结核、目赤耳鸣者,加夏枯草、栀子。

忌一切辛燥、油腻、腥腐之物。

(七) 丹参鳖甲饮

郁热瘀血而致胃痛,临床症状常表现出如下几个要点:①心烦,舌苔微黄略腻,苔可薄可微厚,但舌尖红、舌边有瘀点或瘀斑,或舌下青筋紫暗、粗隆;②除胃痛症状外,还具有肝气不舒的症状,如肋胁胀闷、呃气等;③胃痛时间较长。具备以上几点主要症状后,即可使用丹参鳖甲饮以加减治疗。

方剂组成:栀子12g,良姜12g,香附10g,丹参20g,白芍12g,枳实10g,没药 3g,鳖甲 15g,桃仁 10g,甲珠 3g,柴胡 3~10g。水煎服。

加减法:疼痛明显者,加延胡索、川楝子;胸腹胀闷甚者,加檀香、佛手、降香;口苦,苔黄者,加黄连。

使用此方时,舌苔厚腻和无苔都不很适宜;倘舌体胖大、色淡,也不适宜。

(八) 公丁散

寒湿胃痛,临床上的诊断要点为:①舌苔厚腻、色白或淡灰;②舌质色正,口中和或泛清涎;③胃痛绵绵不休,有畏寒感。见此主要症候者,可用公丁散。

方剂组成:公丁香、吴茱萸、小茴香、广木香、官桂、砂仁、良姜,各等份,共为细末,用白饮吞服,每日服 2~3 次,每次 3~6g。

配合服法:外感风寒,恶寒无汗者,可用辛温解表剂,如荆防败毒散之类,煎汤吞服此散;脾胃气虚者,神疲肢冷,大便溏薄,舌淡而胖嫩,用黄芪建中汤一类,煎汤吞服此散;至于寒热错杂,用清热除湿之方煎汤,吞服此散,效果亦颇佳。

口渴,舌质红,苔黄、无苔等,俱不适宜使用此散。

(九) 解郁舒心汤

情志之郁,总由乎心,隐情曲意不伸,是为心疾,最易波及肝脾。伤心则出现神志恍惚,悲忧善哭,时时欠伸等症状,伤肝脾则腹中窄隘不舒。解郁舒心汤治郁伤心神为主,而肝气郁结为主者,不在治之范围。使用本方临床表现要点为:①有明显的精神刺激病因;②表现为曲意不伸之精神症状;③脉或弦或紧而数,舌边尖红,有舌苔。

方剂组成:香附 10g,茯神 10g,炙甘草 6g,白芍 10g,川芎 10g,天花粉 10g,藕节 10g,黄芩 10g,延胡索 6g,灯心草 6g。

冷水浸泡半小时后,文火煎。每日服三次,空腹服。

加减法:心烦,口苦者,加黄连、青黛;痞满腹闷者,加厚朴、枳壳;舌质紫暗,胸肋刺痛者,加桃仁、红花;舌苔白腻,咽中有物阻者,加半夏、瓜蒌、胆南星,另用肉桂炭吞服;悲伤欲哭,舌苔少者,加小麦、大枣;胃脘痞闷,饮食不消者,加麦芽、山楂、神曲;失眠者,加夜交藤、合欢皮、琥珀。

本方对忧思气郁伤心,临床运用疗效颇佳。病案举例。

童某,女,46 岁。素常心胸狭隘,吵架后,过度悲痛。《灵枢·口问》说:"悲哀愁忧则心动,心动则五脏六腑皆摇。"怒郁伤及肝脾,而致胸肋胀闷,喉中如梗,纳谷不香,食而难化。郁伤心神,则精神恍惚,夜梦纷纭,悲伤欲哭,时时欠伸。舌苔白腻,舌质暗,脉弦细。病历一月,为时不久,诸其可治,嘱其能怡情自遣,宽怀调养。用解郁舒心汤加小麦,大枣,四剂后,诸证向愈。因其白带多且清稀,用傅青主完带汤两剂善后,三月后追访,病未复发。

刘某,男,48岁。因被诬陷受罚,怒郁难伸,因之精神恍惚,无故痴呆苦笑,长吁短叹,胸胁疼痛,多方调治,诸证如旧。经我诊时,舌边尖红,苔薄微黄,脉弦数,用解郁舒心汤两剂而心胸开展,精神明显好转,续服几剂,恢复常态。

方义解释:方中香附、川芎、延胡索,皆为行气和血止痛之品,其中延胡索以治诸痛为主,川芎、香附为行气开郁之要药。三药皆通而能窜,是能行能走之动药。白芍养阴补血柔肝,且能镇痛,与川芎、香附配伍,刚柔相济;与黄芩一炉,则能清泄血分热结,与甘草同行,则酸甘化阴。郁伤心神,除引起气机升降出入逆乱外,心阴心神常因神伤而亏,何也?夜难成寐,神不守舍,神无宁时,精气必过耗而致亏损。故切忌纯用刚药以解郁耗气。我常想,比如灯暗挑灯,纯用刚药是只挑灯芯不加油,促其早灭,只用柔药是加油而不挑灯芯,有油而不亮,只有又加油又挑灯芯,才能维持其持久的光明。天花粉清热生津,能助白芍、黄芩、灯心草清心降火,利尿安神。用清热药何故?这是因为郁能化热,郁怒越速,越烈,则化热愈快,不清热利尿则心热无出路,不生津则川芎、香附嫌其燥。至于用"凉血养血,利水通经"的藕节,有防其动血的另一层含义;用平肝安神的茯神,自是理所当然的。

(十) 楂通莱苏饮

饮食过度,恣啖酒肉油腻,或脾胃伤损,稍多纳入,则停饮留食,可谓之积。《医学心悟》说:"脏腑筋络肌肉之间本无此物,而忽有之,必为消散,乃得其平。"此方主要治疗饮食停滞,气机不畅所致以气胀为主的腹胀,症见嗳气,腹胀,叩之如鼓响,舌苔腻或腐。

方剂组成:山楂30g,通草6g,莱菔子18g,紫苏梗10g,广木香3g。水煎服。

加减法:大便干燥者,炒莱菔子可用至30g;小便不利者,加泽泻、茯苓、车前子等;苔厚呃腐者,加炒焦麦芽、神曲;饮食停滞者,加槟榔、枳实;胀而且痛者,加延胡索、厚朴、青木香;大便不通者,加大黄、槟榔、厚朴。

(十一) 猪苓止泪汤

症见眼睑红烂,流泪不止,舌质红,苔黄,口渴,脉数等,此病现代医学称为睑缘炎,中医称为睑弦赤烂,俗称红眼边。此症以热与湿毒相搏,停于眼睑为多,可用此方加减治疗。

方剂组成:猪苓 12g,茯苓 12g,泽泻 12g,滑石 18g,木贼 10g,玄参 12g,白芷 10g,菊花 10g,阿胶(烊化)10g,大黄 6g(酒泡后下)。水煎服。

加减法:炎症明显,红赤较甚者,加蒲公英;糜烂、红久不愈者,加白蔹;畏光较著者,加山栀、青葙子、野菊花。

(十二) 地竹润目汤

眼目中自觉干涩,且痒,揉拭则略好,停后又痒涩,且愈揉愈干涩。平时并无红赤现象,亦无其他明显痛苦,此乃血虚风邪乘之,可用地竹润目汤,补肝肾之阴,祛风邪,润目止痒。

方剂组成:熟地黄 20g,生地黄 15g,玉竹 18g,石斛 12g,夜明砂 10g,桑叶 10g,黑芝麻 30g。水煎服。

加减法:痒甚者,加蒺藜、花椒、防风;有轻微红赤者,加当归、红花;苔腻者,加猪苓、茯苓、车前草;有气虚者,加党参、黄芪;血虚者,加当归、首乌、阿胶。

(十三) 健脾消胀汤

脾虚之胀,症见腹胀,按之中空无物,矢气或嗳气后较为轻松,食欲不振,倦怠无力,舌淡苔薄,口中无味,精神抑郁,时呃腐,多见于体质较差或老年人生气或伤食之后。

方剂组成:白术 15g,茯苓 12g,薏苡仁 15g,甘草 5g,官桂 9g,枳壳 10g,党参 15g,山药 15g,神曲 10g,车前子 10g,莱菔子 10g。水煎服。

脾胃虚弱之人,怒郁伤肝,肝气不舒犯脾,或略为多食,及食不易消化之物后,所致腹胀不思食。治疗此症,要以健脾理气为主,略佐消导,而单从疏肝理气及消导着手,很难见效,且易致伤损脾胃。

加减法:血虚者,加当归、白芍;气虚下陷者,加黄芪、升麻;脘闷者,加薄荷梗、香附;伤食者,加焦三仙。

(十四) 檀香汤

肝气犯胃而致呃气,胃脘胀痛,干呕,胁肋不舒,舌苔腻或白或薄黄,口苦,脉弦,心烦。可用檀香汤加减治疗。

方剂组成:丹参20g,檀香6g,延胡索10g,川楝子10g,白芍12g,甘草3g,砂仁6g,良姜10g,广木香4.5g,官桂10g。水煎服。

加减法:口苦,呕吐者,加竹茹、黄连;肠鸣,腹痛且泻者,加陈皮、白术、防风;泛吐酸水,时时嘈杂者,加煅瓦楞子或左金丸,以平肝和胃。

(十五) 益气补肾汤

本方主治眩晕,视物旋转欲倒,严重者不能张目,胸中泛漾欲吐,动作则加剧,舌质淡或胖嫩,脉细。特别是持久劳累后所致四肢无力,肢节疼痛,头昏晕,不思食等症,更为适当。

方剂组成:熟地黄24g,山药18g,枸杞子15g,芡实30g,巴戟天12g,党参20g,玉竹20g,当归15g,天麻10g。水煎,日服三次,体弱者,加鸡炖服。

加减法:五心烦热,舌质红,脉弦细,加桑椹、菟丝子、首乌、银柴胡、胡黄连;四肢欠温,腰膝酸软或疼痛,舌质淡者,加鹿角胶、肉桂、菟丝子、狗脊、杜仲;面色㿠白,神疲力乏者,加黄芪、白术。

(十六) 清肺解毒饮

鼻上生疔起疖,或鼻窍内发热,红赤,出气觉热等,又肺痈、咳吐脓血臭痰,胸中隐隐作痛,脉滑数者,均可用此方加减治疗。

方剂组成:浙贝母10g,辛夷10g,甘草6g,黄芩15g,杏仁10g,薄荷叶6g,薏苡仁12g,蒲公英20g。水煎服。

加减法:痰多质稠者,加桃仁、桔梗、冬瓜仁;发热甚者,加金银花、连翘、牡丹皮、鱼腥草;肝火旺者,加牡丹皮、山栀、夏枯草;伤阴者,加玄参、石斛、麦冬;气虚者,加黄芪、白术。

(十七) 固经汤

《济生方》说:"崩漏之病,本乎一证,轻者谓之漏下,甚者谓之崩中。"崩漏的病因,多是血热、气虚、气郁、血瘀等,但发病的主要机理,还是由于冲任损伤,不能固摄所致。所以,治本之法,当是固摄冲任,故以固经汤为治本之剂,以此随症加减。此方主要用于血热不甚者。

方剂组成：党参（重者可用红参）20g，白术 15g，熟地黄（血热者用生地黄）18g，山茱萸 15g，五味子 9g，杜仲 9g，远志 3g，炙甘草 6g，乌贼骨（煅）12g，莲房炭 15g。水煎服。

加减法：血热者，加青果、地榆、白茅根、生地黄；气虚者，加黄芪，党参易人参；血瘀者，加五灵脂、蒲黄、三七、花蕊石；血寒者，加艾叶、吴茱萸、黑姜；气郁者，加益母草、血余炭、藕节。

方中党参、白术、炙甘草补气培元固中；熟地黄滋阴补血；山茱萸、五味子温补肝肾，涩精固气；杜仲甘微辛温，甘温能补肝肾之阳，辛温能畅气血之滞，使无留瘀作弊；远志交通心肾，与归脾汤中用此同义；乌贼骨收敛止血，用于下元不固。莲房炭为治崩漏出血之专药。整个处方，偏于温补，因此治疗崩漏，又不可用于热象较显的病员，主要用于崩漏日久，气血两亏，或素体气虚之人患崩漏，以及崩之太盛而致血去过多，时虽不长，却气随血衰。临床表现为体倦、食少、面色无华，精神萎靡，腰膝酸软，耳鸣，心跳等症，至于所下之血色，可随证而变，血热色紫，血瘀凝块，血寒色淡。在血热崩漏证，过用寒凉后，或日久不止者，出现上述症状，亦当用此方加减使用。

（十八）参蛇洗剂

此方主治外阴瘙痒。此症为一种妇科常见而又痛苦的病症，我根据前人蛇床子散衍化为此方，治疗感染及外阴湿疹所致的阴痒，有明显疗效。对于其他如糖尿病之尿液的刺激、外阴静脉曲张、外阴白斑等病出现的瘙痒症，仅适用于其中湿热下注的类型。

方剂组成：蛇床子 12g，当归 10g，花椒 10g，蒺藜 12g，黄柏 12g，贝母 3g，苍耳子（或叶）10g，苦参 12g。

水煎后澄净，冲洗外阴部。

本方对阴道、外阴有霉菌、滴虫、阴虱和蛲虫等感染，对外阴湿疹等均有明显疗效。对于湿热带下，不论有无外阴瘙痒，均可用本方煎水冲洗外阴，有一定的治疗效果。

（十九）催乳补虚汤

产后乳汁甚少，或完全无乳，均称乳汁不下。若属气血虚弱者，乳房无胀痛感，面色萎黄或白；若属肝气郁结者，乳房胀满且痛，甚或发热，精神郁闷。

总之,产后以虚为主,肝气之疏泄亦关乎乳汁之通畅与否,所以,大补气血和疏肝通络当为治此症的大法。据此,拟定此方。

方剂组成:当归15g,黄芪20g,党参20g,黄精15g,山药20g,白芷9g,通草6g,甲珠6g,王不留行10g,墨鱼2条,金钩6g,淡菜15g,猪蹄1对。

炖汤吃,可以放盐、葱花等调味品。

(二十) 云母散

产后腹痛,即产妇分娩后,子宫收缩的过程中,所出现的阵发性腹痛,按之有硬块,一般称为"儿枕痛"。因产后有血虚多瘀和气滞的特点,因此,产生本病的原因,主要是气血运行不畅,而导致不畅的机理,一般认为又有血虚、寒凝两种证型。综合起来,总的治疗原则是以养血调气为主,佐以温散、行滞、活血之品。我认为,产后特点不仅是血虚多瘀和气滞,而且还有积水的问题存在,治疗产后腹痛,还要注意区分蓄血和蓄水的孰多孰少。基于这种认识,我自制此方为治此证的基本方,临床验证,用之对证,屡试成功。

方剂组成:党参15g,当归12g,茯苓12g,防风10g,云母石15g,萆薢10g,木瓜10g,薏苡仁10g,炒川楝子10g,蚕砂12g,海桐皮9g,附片(先煎)9g,川芎6g,益母草12g。水煎服。

加减法:少腹疼痛,拒按,触之坚硬,小便利为瘀血重,方中活血药剂量大于利湿药;少腹硬而小便不利,或淋沥胀痛,乃积水重,方中利湿药用量大于活血药;少腹冷痛拒按,触之有块,得热稍减,面色青白,四肢不温者,加桂枝心、木香;头晕耳鸣,腰部坠胀,大便结燥,脉虚细者,加熟地黄、阿胶珠、续断、麦冬。

李某,女,30岁。孕四产三,产后阵发性腹痛,按之有硬块,痛时甚剧,拒按,遇热稍减,舌质淡,苔白,脉沉滑。疼痛每因哺乳加重。经医院妇产科检查,诊断为产后宫缩痛,排除有血块、部分胎盘、胎膜残留所致,口服复方阿司匹林无效。我诊后,询知小便利,用上方,服一剂知,续服二剂即痊愈。此类验案甚多。值得提及的是,产后恶露未尽、血晕等症中伴随的腹痛,一般不属于单纯使用本方的范围。

《妇人良方》载产后腹痛如绞,用当归末五钱,白蜜一合,水一盏,煎服。当归与川芎合用,名为佛手散,能行血活血,加配川楝子则止痛作用更强。防风祛风解表,胜湿解痉,前人称为风药中润剂,为产后防止及治疗风邪入侵的要药。风为百病之长,在此症中自当为选用之药。茯苓、薏苡仁利水渗湿,蚕砂,海桐皮均能祛风除湿,故尔入方。《日华子本草》认为木瓜能治心腹痛,《太平圣惠方》中的木瓜丸,用以治积年气块,脐腹疼痛,其与行散药物相配,能使之敛散得宜。附片在此方中,有寒时则为温散之品,可视病情而定剂量,无寒时则为推动之药。益母草既能活血,又能利水,功兼两用,故均入选。至于方名冠以云母,是因为此物长于纳气坠痰,止血敛疮。《本经》谓其"主身皮死肌"。《别录》谓其"下气坚肌,续绝补中,疗五劳七伤,虚损少气"。从病机上看,颇与产后腹痛宜。另外,《千金翼方》用云母粉服三方寸匕,三五服,治带下。《积德堂经验方》用云母粉15g,温酒调服,治妇人难产,经日不生。据此,我体会到此物之长,用于产后能坚固肌理,利水泄湿,这于产后腹痛,当有益处,用于临床,效果良好。

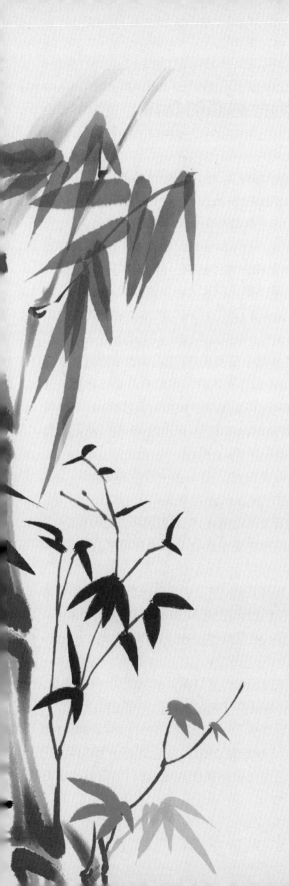

第五部分

探　讨

一、瘀血证治疗思路的探讨

随着活血祛瘀法日益显示出其治疗的广泛性，很自然也加重了这样一种倾向：即认为一见有瘀血之征，就以活血祛瘀法为主，而且临证处方，动笔就来，把此法看作能通治百病。我认为产生这种倾向的原因是多方面的，把对瘀血证的治疗和活血化瘀治则的使用，这两种不同的概念弄混淆了，就是其中之一。从作为一种治疗法则来说，活血祛瘀和其他治则一样，各有其适应范围，不能因为使用广泛，就能取代其他治疗法则。而作为对瘀血证的治疗来说，因为是证，所以应当辨证求本，不能见血治血，必须广开治路，不能囿于活血祛瘀一法。

从气和血的关系来说，气对血的作用主要表现在行血、生血和摄血三个方面。而这三种作用，对保障营血能正常运行而不发生瘀滞有着重要作用。气不生血，血量不足，则往来艰涩，气不行血，更是产生瘀血的直接原因；一旦气不摄血，离经之血便是瘀血。从气对血的作用着手，简单地铺开去，我们就能看到：

1. 行气，能调整人体功能障碍，有助于血行，这已被中医各家所公认。

2. 清气，对气热而引起血瘀的防治，不清气是舍本逐末。

3. 温气，寒则温之，对气寒引起营血凝泣诸证，能起到消而去之的作用。

4. 舒展气机，可以消除湿邪等有形之邪对经脉的压迫和堵塞，这样就可以治疗由此而引起的血瘀。

5. 用各种方法调理脾胃之气，使脾气健，则运化健旺，使胃气旺，则生化之源充足，这样，营血的质和量自无后顾之忧，由此而造成的瘀血自可消除。

6. 用各种方式保证肝气疏泄条达，则气机舒畅，血脉和利，由此而引起的瘀血自然能够治愈。

7. 肾气足，则生化无穷，临床上已经证明，而且将要继续证明，肾气充足，对生血、行血和摄血起着重要的作用，而使肾气充足又将有多种途径。

由此可以类推，治法也就相应地增多了。中医学认为，"气为血帅，血为气母""阴阳互根，气血相关"，血与气有密切关系，气血学说是一个整体。正因为如此，所以一些传统上不属于活血化瘀而属于固脱益气、回阳救逆的方药,如独参汤、四逆汤等,也可使血瘀证病员获效,而且不论是用中医或现代医学所视为能反映血瘀的客观指标评价都起到变化。由此可见,从气对血的作用关系来看,就要求瘀血证治法多端。

辨证论治的这个证,具体说来,就是概括了体质因素、天人相应因素、病变的部位、原因、病态、病机等方面。其中任何因素的改变,都可以导致证的改变,从而导致治则的改变。徐洄溪在《医学源流》中,曾以发热为例,论述了原因不同、体质不同,也就是证不同,治则不同这个问题。他说:"如同一身热也,有风有寒,有痰有食,有阴虚火升,有郁怒忧思,劳怯虫疰,此谓之因,知其因,则不得专以寒凉治热病矣。盖热同,而所以致热者不同,则用药迥异,凡病之因不同,而治各别者尽然,则一病而治法多端矣。"由此可以推而知之,同一瘀血,引起的原因不同,则治法也当各异,专以活血祛瘀一法去统治瘀血证,显然是一种形而上学的观点。所以,从病因辨证的角度去看,也是要求瘀血证广开治路。

除了不同质的矛盾要用不同质的方法去解决外,还需要注意分清矛盾的主次关系,否则还是不能很好地对瘀血证进行治疗。若弄不清瘀血在疾病中的主次位置,不是滥用活血祛瘀法,就是有的不放矢。比如心阳不足所致的心血瘀阻,单以活血祛瘀而不与其他治则结合使用,实质上是舍本逐末,见效难得。而干血痨是由于瘀血阻塞经脉,以致体力日耗,治宜先祛其瘀方能生新。如果不明标本,不分先后缓急,不辨矛盾的主次,这种治法不是守株待兔,就是盲人瞎马,结果往往事与愿违。

据上面所谈,活血祛瘀法虽然是治疗瘀血证的重要治则,但不是唯一的治则。由于各个病员体质上的差异,兼夹症候的不同,引起瘀血的原因不同,瘀血在病症中的地位不同,程度不同,对瘀血的消除方法也就不同。或者以祛瘀为主,或者根本不能祛瘀,或者祛瘀作为其他治则的辅佐。可以这样说,活血祛瘀法只有根据瘀血证的具体情况,或取或舍,或先或后,或与他法相伍,并恰当地处理好主次配合关系,才能有力地消除瘀血。那种仅仅拘泥于活血祛瘀药物和方剂的选择,乃是一种见血治血的方法,不是辨证论治的方法,因而不能有效地治疗瘀血证。总之,从辨证求本这一观点出发,就必然要求对瘀血证广开治路。在活血祛瘀法广泛适用于临床,并取得了可喜成就的今天,对瘀血证的治疗,就更应该坚持这个观点,并且要把它上升到理论的高度来认识和对待。这对进一步提高瘀血证的治疗效果,为中西医结合创造我国统一的新医药学提供更多的素材,实为有益。

古往今来的临床实践,也正是这样向我们展示出一种意味深长的结果:一方面,不少病症并无瘀血征兆,用活血祛瘀法却取得了满意的疗效;另一方面,不少有明显瘀血症状的病症,用活血祛瘀法疗效反而不佳,有的甚至发生其他不良变化,改用其他治则,又能有力地消除瘀血症状。岳美中老中医说:"冠心病之治疗,常用'活血化瘀'之法,认为是'血瘀'所致,但需深入分析。依中医理论,胸阳衰弱,浊阴干犯清阳之府,乃是该病之基本病机……本院所用冠心病的宽胸丸(荜茇、良姜、细辛、延胡索、檀香、冰片)并无直接'化瘀'之药。因其行气通阳而治病。若确有瘀血之征,即使要使用活血化瘀药,也宜加入黄芪、薤白等行阳之品,其效方佳。"(《169 例急性心肌梗塞舌象的初步观察》,《新医药学杂志》1978 年第 4 期)一文也指出,气虚血瘀是导致本病发生发展的内在因素,贯穿本病的始终,是本病辨证的主要依据。(《辨证论治 40 例冠心病临床总结》,《新医药学杂志》1976 年第 4 期)通过临床证明,通(活血化瘀,通阳宣痹,行气豁痰,温通血脉等)补(补气养血,滋阴和阳,益气养阴等)兼施,标本同治,相得益彰,能获得较为满意的疗效。《活血化瘀及益气活血方药对犬实验性心肌梗塞的影响(定量组织学与电子显微镜观察)》(《新医药学杂志》1978 年第 7 期)一文,其实验结果表明,活血化瘀的冠心Ⅱ号方,益母草及益气活血的抗心梗合剂,对犬的实验性心肌梗死具有一定的防治作用,特别提出引起注意的是,抗心梗合剂由于在活血药的基础上加用益气药,效果优于前二者。可能由于急性心肌梗死具有本虚标实的特点,益气治本,活血治标,标本兼治,所以效果更佳。可见对瘀血的治疗,若不究因果,不考虑标本兼夹,单着眼于瘀血,收效总是事倍功半的,甚或走向愿望的反面。《17 例风湿性心脏病与 1 例肺源性心脏病的辨证论治》(《中医杂志》1961 年第 3 期)一文中,讨论了由气虚不能维持行血而引起瘀血的治疗,该文认为,在这种情况下气虚为本,血瘀为标,在气虚纠正到一定程度后,瘀血证候亦往往会随之消失,若在危重阶段祛瘀血,则有可能造成血去气脱的后果。《景岳全书·妇人规》中提到血枯经闭时,说,"枯之为义,无血而然……欲其不枯,无如养营,欲以通之,无如充之……奈何今之为治者,不论有滞无滞,多兼开导之药,其有甚者,则专以桃仁、红花之类,通利为事,岂知血滞者可通,血枯者不可通也。血既枯矣,而复通之,则枯者愈枯,其与榨干汁者何异?为不知枯字之义耳,为害不小,无或蹈此弊也。"《近代中医流派经验选集》书中《妇科陈筱宝的学术理论和临床经验简介》一文里,就介绍了这样一个血枯经闭医案,颇值得借鉴。原文:

陈桂春太太,病伤寒之后,越半年而经水不至,手足烦热,肌肤枯索。一日经忽来临不多而有瘀块,前医以为必有停瘀,方用桃仁、红花、当归等药五六剂后,经水仍不至,见胸腹胀满,前医认定瘀不下,更加三棱、蓬莪术,又见潮热、心悸、不寐等。先君诊之,谓此犯虚虚之戒,化源告竭,恣意通利之法,无怪病日增重也,乃予回天大补膏,嘱每日进服。二月后诸恙渐瘥,三月后经行正常,病痊愈。

此案经闭,手足烦热,肌肤干枯,经突来临而有瘀块,诊断为有瘀血并无原则错误,用活血破瘀药而病反加重,是因为没有弄清楚此证的瘀血是气血虚弱而致的血行不畅,忽视了化源告竭而致的瘀血证,必须待气血充沛后,才能得到消除的这个特点,犯了虚虚之戒。瘀血亦有虚实之分,虚补实泻并非不实用于瘀血证。回天大补膏的组成:人参、茯苓、当归、白芍、川芎、生地黄、熟地黄、陈阿胶、知母、红花、山药、玄参、牡丹皮、龟甲胶、牛羊乳、人乳、柿霜、梨汁、天冬、银柴胡、鳖甲胶、制香附。陈筱宝先生认为,妇人月事不行,症见肌肉瘦削,皮肤干枯,爪甲泛青,口干舌燥,掌心灼热,脉沉细等,纯由血枯营少所致,不同于其他由七情六淫等导致经闭的实证,以此缓缓图治,多获良效。陈氏认为,此方作用在于滋荣。这类经闭,若欲经行必须养营,营血充盈则经血自至,专以行血逐瘀为害非浅。我也深深地体会到,不能用活血祛瘀法去统治一切瘀血证,如果不辨证论治,往往会坏事,举两例验案分析于下。

赵某,男,32岁,干部。1976年1月2日初诊。病员八年前患急性黄疸性肝炎,自后一直胁痛,乏力,食欲不振,腹胀,便溏,长期失眠。1975年因肝脏肿大2cm,有压痛,白蛋白降低,球蛋白增高,白/球比例变小,诊断为慢性肝炎,住某医院治疗半年多。住院期间服活血化瘀药物较久,肝功好转不大,且体力显著减退,因而回四川治疗。舌质红、苔薄黄、舌祥有瘀点,腰痛,面色萎黄,疲乏无力,四肢肘膝下发冷,胸中烦热。处方:柴胡8g,半夏10g,党参12g,黄芩10g,白术10g,茯苓12g,甘草3g,茵陈24g,姜黄10g,附片12g(先煎),大枣5枚,生姜3片。水煎服,五剂。

二诊(1月21日):用上方加大枣12g,生地黄12g,当归10g,续服十剂。

三诊(2月20日):病员头昏、失眠、疲乏、食欲及大便均有好转,腹胀明显减轻。处方:连翘12g,赤小豆12g,山栀仁10g,淡豆豉10g,党参15g。此方与上方交替服用。

四诊(2月25日):病员自觉症状均已基本消失。仍用上两方交替服用到五月初。肝功正常,肝未扪及,返单位工作。

本案肝大胁痛,属中医积聚痃癖范畴,且病有八年之久,因此,不论从久病入络,还是从痃癖的角度来看,都与瘀血有关,更何况舌有瘀斑,痛有定点。但用祛瘀之剂效差,则是因为瘀血并非本病主因。且便溏,四末冷,腰痛均为脾肾阳虚之征,腹胀、胁痛、食欲不振乃肝脾不和,疲乏无力、面色萎黄、精神倦怠都是一派虚象,仅胸中烦躁、舌苔薄黄是郁热的表现。所以,治疗当以双补脾肾为主,疏肝调脾,清泄郁热为辅,脾肾阳复,肝气条达,瘀血自可消溶。可见当瘀血是处于从属地位时,以祛瘀为主要治则是难以获效的。

张某,男,51岁,干部。1976年5月,病员因劳动不慎扭伤腰部,隔日更甚,转动俯仰疼痛加剧,针灸及内服活血舒筋、通络疗伤方药其效不显,半月不解。病员身体壮实,平素无脾肾虚弱表现和其他慢性疾病。用六味地黄丸,加杜仲、续断、狗脊、骨碎补、当归、鹿角霜。配合针灸治疗,效果良好,服药三剂。针六次后,即痊愈。尔后,每次腰部扭伤,均需服此方,疗效方佳。

腰部扭伤一般使用活血舒筋疗伤之剂,临床上我常发现不少病例效果不好,除平素肾气不足之人外,即使是体质壮实者,亦有这种情况。在这种情况下,我往往使用上方治疗,将活血疗伤退居次要地位,甚至不用,疗效颇佳。气行则血行,新伤气滞血瘀,所瘀之血与陈伤久瘀之血仍有区别,可以通过气机活动的加强而得到消除,不必非求助于活血逐瘀不可,而过用活血逐瘀又往往耗伤正气,反而使气机不畅,伤痛缠绵。肾气充沛气机流畅,气化旺盛,则腰部瘀血可去,新血可生,故见效迅速。不明气机、气化之理,只着眼于瘀血显然是不行的。

另外,活血祛瘀作为一种治则,它就不仅可用于各种不同程度的瘀血证候,而且也可以用于没有瘀血的疾病。前人所谓"治风先治血,血行风自灭""活血以透疹""活血以解毒""活血以开窍"等法则,就是善于使用的结果。我在临床上运用活血祛瘀法于非瘀血证中,主要作用有:防止瘀血出现;牵制和减少其他方药的副作用;帮助和协同其他方药更好发挥作用。比如,朱丹溪说:"血气冲和,万病不生,一有怫郁,诸病生焉。"我就常用活血祛瘀法去调畅气血以防病,或辅助补益药物更好发挥作用。《仁斋直指方》说:"血气和平,关络条畅,则痰散而无。"据此,我常用活血法去帮助各种治则发挥作用。如久服潜镇滋腻之品,有碍气血流通,我常根据情况配以活血法,既能有助于滋腻之品发挥作用,同时又能防止其有碍气血流畅的副作用,可谓两全其美。

综上所述,活血祛瘀法可以广泛地用于瘀血证以外的疾病,而瘀血证的本身又要求广开治路,这都是治病求本的必然结果。近年来,随着活血祛瘀法日益显示出其广阔的治疗范围,临床就较为普遍地出现了这样一种倾向,一见有瘀血证候和征兆，就使用活血祛瘀法，而每一使用活血祛瘀法，就一定要设法指出某症为有瘀之征。我认为，这种做法和看法，与中医辨证论治的精神相违背，值得研究和改进。

二、略论见瘀休治瘀

要提高瘀血证的治疗水平，防止活血祛瘀法的滥用，我认为措施之一，就是应该加强对见瘀休治瘀这个课题的研究。所谓见瘀休治瘀，乃是见血休治血这个论断的引申，其实质含义，是说不能把活血祛瘀法当作治疗瘀血证的唯一或必用的治则，更不能将祛除瘀血作为治疗瘀血证的终极目的。如果这样做，就会滥用活血祛瘀法，降低瘀血证的治疗水平。中医的医理和药理是统一的，中医是根据中医的基本理论指导全部治疗工作的。当前的倾向是，往往只注意中药某些符合现在西医药理学的方面，承认中药这方面的治疗作用，忽视甚至否定不能用西医药理学解释的中医药理知识方面。滥用活血化瘀法，就是这种重药用、轻医理倾向的必然产物。本文试从中医理论的几个方面，对见瘀休治瘀作一粗浅探讨。

（一）治病的目的、着眼点和手段

治疗疾病的终极目的，不仅是为着消除六淫、七情等致病因素，祛除痰、饮、瘀、食等病理产物，以及减轻病人主观痛苦。治病的终极目的，是要通过各种方法，改变正邪双方力量的对比，使疾病朝有利于人体的方向转化，从而重新恢复到过去"阴平阳秘"的状态，而其最佳恢复，是使体内阴阳之平衡，恢复到既不低于也不高于正常水准的动态平衡。《内经》说："亢则害，承乃制，制则生化。"阴平阳秘才能谓之承，这是生命存在和发展的根本条件，同时也是健康的根本标志，这是中医学关于治病终极目的的辨证观点。如果治疗的目的是祛邪务尽，那么，为了祛邪则有可能导致疾病虽去而正气大伤，病体不易恢复，或病邪未去正气已衰等情况，造成新的矛盾影响进一步的治疗。目的决定治疗的着眼点和手段，所以滥用的重要原因之一，就是对治病的目的见解有误或者不明确。

人体发生疾病，要产生两种主要矛盾，一是病邪与正气之争，称为邪正斗争,也即是人体抗病防卫反应,二是人体内部阴阳失去相对平衡,称为阴阳失调,也即是人体自稳调节能力失常。这两种矛盾是相互影响的,比如阴阳失调,既可以是邪正斗争的内在基础,也可以是邪正斗争的产物。所以,不论是内伤、外感,这两种矛盾往往是同时存在。对这两种矛盾在临床上表现出来的诸多症状,经过辨证辨病而作为目前治疗对象者,即是我们的着眼点。治病的目的不同,辨证的水平不同,就会对相同的疾病得出不同的轻重、缓急、主次认识结论,因而就会因着眼点不同,而采取不同的治疗手段。瘀血证作为一个"证"来说,是属于着眼点范畴的,滥用活血祛瘀法,往往是因为没有正确地把握住疾病的主次缓急,从而使着眼点发生了偏差的结果。比如说瘀血不是主症,而是兼症、次要症,不是主要证候的原因,而是它们的结果,它的存在又仅限于该病的某个阶段。那么,如果我们错误地认为瘀血是原因,是贯穿疾病过程始终的主症,把瘀血作为着眼点而加以重点对待,其结果自然就是滥用活血祛瘀法。

活血祛瘀法属于治疗手段。手段是根据着眼点而选用的,为治疗目的服务。若颠倒这个关系,对手段的作用估计过高,以其运用范围广而忽视了终有限制,从这种角度出发,去找寻和确定着眼点,这样做故可侥幸一时,但终归属于不正确的论治方法,因而常常会出现滥用现象。

实际上,临床中一旦见到瘀血症状,至少必须考虑到以下三点,才能比较正确和全面地进行辨证论治。

1. 在整个病机中,瘀血居于何种地位,是主症,还是兼症? 是主要作为病因,还是主要作为结果?

2. 解决它是否能够缩短疗程? 是否有利于人体正气的恢复?

3. 如果必须解决它,那么,是使用活血祛瘀法还是使用其他治法(因为其他治法也可以起到活血祛瘀的作用)? 倘若要使用,又应该在什么阶段,使用到何种程度,以及与哪些治法相配合,才能收到最佳效果。

由此可见,一见到瘀血症状,就使用活血祛瘀法是欠妥的,其结果常常是滥用而已。

(二) 邪正标本关系

邪乃指体外之致病因子和体内各种病理产物,如痰、饮、瘀、食等;正在疾病的情况下,是指人体对病邪的抵抗力和修复力,在无邪气干扰时,则指人体维持气机和气化活动并使之正常和协调的能力。人之能受病,受病的轻重,恢复的快慢,都视人体正气情况而定,就是对各种治疗方式和方法的选择,都须根据人体正气的情况而决定。倘正气不支,则有些治法难以发挥其应有的作用。基于这些认识,对邪正之间的标本关系,中医学认为是邪气为标,正气为本,这是中医学的基本观点。兹就其标本具体关系分析于下。

1. 标本缓急　临床上标本缓急的治疗原则,是急则治其标,缓则治其本。我认为,应该将其内容补充为标急于本则治标,本急于标则治本才更全面。如本急于标,不从本治,不仅会蔓延滋生出许多"标"病,而且还会危及生命。而标急于本,不急加处理,矛盾的性质可以转化,会由标急而造成本急。不论标本缓急的治疗情况如何,其根本立足点还是在本。《素问·五常政大论》说:"大毒治病,十去其六;常毒治病,十去其七;小毒治病,十去其八;无毒治病,十去其九;谷肉果菜,食养尽之,无使过之,伤其正也。"这种理论的正确性,已为千百年来的医疗实践所证实和发展。

2. 标本兼顾　在一般治疗中,大量存在着的是并非很急的情况,这种情况要求治疗时标本兼顾。这时,可以在标本处理上有主有次,但从根本上说,顾标仍然是为了顾本。中医学之所以坚决反对不顾正气衰盛的一切做法,就是这个缘故。所谓补中兼通、通而勿耗、补阴顾阳、补阳护阴、攻而勿伐、补而勿滞等原则,其目的都是为了使邪去正安,身体康复,而不至造成邪去正败的不良后果。

瘀血是病邪,与正气相对而言属于标。从邪正标本关系上看,对待瘀血证,首先应该想到的是正气方面的情况如何,再据此而决定祛瘀祛到何种程度,用些什么方法,以及和其他治法配合的比例如何。这就是说,见到瘀血证不能只考虑瘀血的范围、程度、影响等情况,仅考虑这些,和根本不考虑这些都同样是错误和片面的。

(三) 虚实补泻

《素问·通评虚实论》说:"邪气盛则实,精气夺则虚。"虚实证候可有下列几种具体情况:①邪气盛为实证,精气夺为虚证;②邪气盛,但精气夺,则会出现以虚为主的虚实夹杂证,病情较危急;③邪气不盛,但精气夺,也会出现以虚为主的虚实夹杂证,但病情较缓。这就是说临床上的虚实,乃是正邪双方斗争力量对比的表现,它们相互转化取决于正邪双方力量的对比,其中人体正气盛衰起决定性的作用。比如老年体衰之人患支气管肺炎,虽然邪实却表现为体温不高,症状不明显,白细胞计数不高,仅中性粒略增,而虚象却非常明显。中医治病,是以正邪的具体情况为根据,恰当地看待对邪气的祛除。中医治病十分强调正气的盛衰,并处处注意顾护正气。以对冠心病的治疗来说,主张以扶正为主,在扶正的基础上,再加祛邪之品,使病员体质不断增强,病邪渐去。如痰浊瘀血阻滞较甚,心痛较剧,不攻逐痰浊瘀血不足以缓解者,可用祛邪之法以暂缓其标急,然祛邪亦当顾正,适可而止,切不可屡攻屡逐,否则必将导致正愈虚而邪愈实,给后期治疗造成困难。特别是对久心痛的治疗,更应当注意到扶持阴阳气血,纵然有瘀血、痰浊,亦应慎重处理,祛瘀不当猛烈,祛痰不宜峻剂。持这种观点的近代和当代名医绝非少数。

在多种慢性病和内伤诸病中,其邪实乃由正虚而存,正胜则邪却,这已是屡经临床所证实。尽管其中很多细节未得到今天科学完全揭示,但总不能偏废其实用价值,这有如我们并不完全明白某些食物中营养成分到底是些什么时,仍须吃饭才能生存一样。

活血祛瘀法亦属祛邪的范畴,它的使用不可能特殊到超越上述关于扶正与祛邪之间的种种关系,可以任意使用而无禁忌。真理超越其范围一步就是谬误,在这里其含义仍是正确的。尽管目前对活血化瘀的研究多围绕瘀血证,而对气以及气血、阴阳、虚实等相互关系对瘀血的影响研究较少,但从中也发现了顾及气血虚实之间的关系对疗效有直接的影响。

(四) 影响药物发挥作用的诸因素

王安道在《医经溯洄集》中说:"愈疾之功,非疾不能以知之。"今天,这个结论得到了更进一步的证实和说明。临床和实验室研究都告诉我们,药物等治疗手段的具体效果,不只取决于它们的科属、化学成分及实验室的结果,这些结果能否在病员身上重新出现,还要取决于病体中正邪斗争、阴阳失调处于何种具体的状态。比如温阳益气药,一般说来是升压药,临床上常用来治疗厥逆血压下降之证,但是,用得对证却又能治疗高血压的一些证型,起到降压的作用,这是因为这类高血压证型的本质,是阳气不足的缘故。再如一般而论,益气养阴、扶正固本的中药,能提高机体的免疫功能,但有人通过临床实践,得出也能起到免疫抑制作用的结论。如《口-眼干燥和关节炎综合征1例治验》(《中医杂志》1979年第4期)即是。人参、五味子之类的药物,被称为具有适应原作用,但也不尽是对人体起有利作用,谚语素有"人参杀人无罪,大黄救人无功"之说,就包含着否定的意思。这一切都说明,要谈论药物的作用如何,是不能离开具体病员阴阳盛衰和邪正斗争的情况。离开了这点,就只能是纸上谈兵、按图索骥,往往和实际发生的作用差异很大。

患病以后,体内的变化状态往往还要受到病员平素的嗜好、体质、心情、性格、服药时间、服药方法以及气候、环境等因素的影响。比如,据动物实验,用大白鼠做苯巴比妥半致死量试验,上午服药死亡50%,下午服药死亡100%,晚间服药死亡率很低。又如糖尿病员在凌晨四时对胰岛素最敏感等。在异常的气候条件下,使用某些药物会产生与平时不同的结果,特别是在气压和湿度发生变化的情况下,表现得比较明显。如毛地黄,在暴风雨和气压下降时应用,其毒性反应增加。高气温也能影响药物疗效,特别是利尿药。中医学认为,气候变化与人体脏腑生理活动具有密切关系,如《素问·四时刺逆从论》说:"春气在经脉,夏气在孙络,长夏气在肌肉,秋气在皮肤,冬气在骨髓中。"《素问·离合真邪论》说:"天地温和,则经水安静;天寒地冻,则经水凝泣;天暑地热,则经水沸溢;卒风暴起,则经水波涌而陇起。"可见,中医学对于四时用药宜忌规律,深有研究,自《内经》始,历代医家均有发挥。由此表明,为了提高疗效,探索合理的服药时间、治疗季节、气候的宜忌,乃是值得人们重视的课题。这里引录一段徐灵胎的精辟论述来作总结:"天下有同此一病,而治此则效,治彼则不效,且不惟不效,而反有大害者,何也?则以病同而人异也。夫七情六淫之感不殊,而受感之人各殊,或气体有强弱,质性有阴阳,生长有南北,性情有刚柔,筋骨有坚脆,肢体有劳逸,年力有老少,奉养有膏粱藜藿之殊,心境有忧劳和乐之别,更加天时有寒暖之不同,受病有深浅之各异,一概施治,则病情虽中,而于人之气体迥乎相反,则利害亦相反矣。"活血祛瘀药物进入人体,是否也会出现"利害亦相反"的情况呢?我认为,结论是完全可以肯定的。在运用活血祛瘀药物去治疗瘀血证时,倘不注意以上相异之处,一概施治,则有可能走向愿望的反面。

《伤科补要》说:"瘀血停滞或积于脏腑者,宜攻利之⋯⋯先逐其瘀,而后和营止痛,自无不效。"《素问·缪刺论》说:"人有所堕坠,恶血留内,腹中满胀,不得前后,先饮利药。"后世宗此甚多,证之临床,下法也确为治疗跌打损伤所致之瘀血积于脏腑证的有效治则之一。但是,当病员脾胃之清气不升,或血虚,或气亏,或肾气不足时,则每每又不能取效,反而加重瘀血病症。

平时阳气虚弱之人,不论由何种原因造成瘀血证,都会使阳气更受亏损,不以温补之法为主,就很难通过益气、行气、活血以达到祛瘀的目的。如果是在治疗过程中造成阳气不足者,亦当如是观之。如马某,男,51岁。左迎香穴生疗,治疗两月余方控制住红肿,出脓封口后,皮下硬肿,肿块3cm×1.5cm,时时微痛发痒,又用活血化瘀合清热解毒方药服一月,病员感到疲乏异常,思卧,幸平素体健,胃口尚佳,改用温补之剂配合活血祛瘀和清解药,病员日感精神体力转佳,肿块亦迅速软化消失。

综上所述,临床上纵然见到瘀血症状而需要使用活血祛瘀法时,如果活血化瘀会发生不利于人体正气的后果,就应当根据具体情况,权衡利弊,从而决定其取舍、比例和程序。见瘀即贸然治疗,实非上策。

讨论见瘀休要贸然治疗的目的,并非为了不治疗,不用活血祛瘀法,而是为了不滥用活血祛瘀法,使这种治法能得到更恰当地运用,从而提高对瘀血证治疗的效果,提高活血祛瘀法的使用艺术。

三、行血、生血和摄血之气的探讨

气对血的种种作用,是中医学基础理论的重要内容,其主要作用有三点:即气能行血、生血和摄血。古今文献中对此的论述颇为繁杂,很多地方显得含混,成为中医学中较难理解而又容易造成混乱的部分。我认为,随着历史的发展,随着临床实践的不断深入,中医学中已经积累了大量的、丰富的临床治疗经验。加强对中医基础理论的研究,对积累起来的大量经验材料的内在联系进一步清理,使笼统得到清晰,使繁杂得到精简,这对于中医学理论的进一步发展,实已成为当务之急。为此,我从如何有益于解释和指导临床这一角度出发,对行血、生血和摄血之气进行初步探讨。

气在中医学中所指的范围较广,归纳起来主要含义有二:一指流动于体内的微细的营养物质,如水谷之气、呼吸之气等;二指人体组织器官所产生的功能活动,如脏腑之气、经络之气等。总之,气有功能与物质之分,二者功用有根本的区别。物质之气与血、精、津液等物质可以归为一类,都是滋养濡煦润泽人体形态实体和作为人体功能活动的能源的物质基础(以下物质基础一词,均指这些物质而言)。根据中医理论阐述,没有脏腑、肌肉、骨骼等形态实体的存在,就没有相应的功能之气可言,而形体的生存和相应功能之气的活动,又必须依赖物质基础的滋养。物质基础的作用,大致可以分为三个方面:①滋养和充实形体。②润泽保护形体。这两类物质属阴,它们间接地维持人体功能之气进行活动。③直接地作为人体功能之气活动的能源,这类物质属阳。人体功能之气将食物、药物中的各种有用物质加以吸收为人体所用,以及促成物质基础之间的相互转化、糟粕废物的排泄等活动,中医学把这类活动称为气化。而人体功能之气支配物质基础在全身出入升降地进行流通,并维持着动态平衡的活动,中医学称此为气机。人体气机和气化活动的进行,是以人体形态实体为根据,以物质基础为能源,以功能之气为动力得以进行的。总之,没有人体形态实体,就没有相应的功能活动存在,而人体功能活动和形体的存在,又必须依赖物质基础的温养。在人体生命活动的过程中,物质基础不断被人体功能活动和形态实体的代谢所消耗,又不断为人体功能活动所滋生而补充,它们之间的关系就是如此。

恩格斯说:"物体相对静止的可能性,暂时的平衡状态的可能性,是物质分化的根本条件,因而也是生命的根本条件。"在中医学的基础理论中,也深深地植根着这种思想。《素问·六微旨大论》说:"亢则害,承乃制,制则生化。"这就是说,体内阴阳只有在相对的平衡状态,才能维持气机和气化活动的正常进行。中医学认为,脏腑经络的功能活动,是人体生命活动的主要活动,任何一个脏腑的功能活动,都是人整体功能活动的组成部分。所谓体内阴阳相对平衡,具体地说,就是脏腑功能活动之间的内在平衡协调,这是维持整体正常生命活动的根本基础,因而也是人体气机和气化活动正常进行的根本保证。人体行血、生血和摄血的生理活动,是属于气机和气化活动的范畴,因而它们也是以功能之气为动力,只有在脏腑经络之气活动正常和协调的情况下,才能正常进行,兹分别讨论于下。

(一) 行血之气

气为血之帅,气行则血行,这为帅之气是何气呢?《针灸学》(上海中医学院编,人民卫生出版社,1974 年)指出:"营气和卫气在体内循行,需要有一种推动力量,这种动力在经络学说叫作宗气……营、卫、气、血运行散布于全身,宗气的推动是关键,而宗气的生理功能,是经络的作用的具体体现。"《中医名词术语选释》(人民卫生出版社,1973 年)指出,宗气有两大功能:"其二是贯注心脉而行气血,凡气血的运行,以及肢体的寒温和活动能力,多与宗气有关。"新中国成立以来,绝大多数的教科书、工具书和中医基础理论论述都持这种看法,我觉得这个认识有商榷的必要。宗气是水谷之气和吸入的大气相结合在胸中者,是一种温养全身的物质之气,因此,它的产生和运动,都属于人体气机和气化活动的范畴,因而它不可能是推动血行的根本动力。没有脾胃功能之气的活动,就没有水谷之气的产生,没有肺主气和肾纳气的功能活动,大气也就不会被吸入到胸中,这几者缺一都不可能产生宗气。离开了肺朝百脉、司呼吸的功能活动,宗气又如何能贯血脉、走息道呢? 由此可见,为帅行血之气,显非宗气。

心主血脉,"其华在面,其充在血脉"(《素问·六节藏象论》)。心的功能之气,是行血的主要推动力,故"心痹者,脉不通"(《素问·痹论》)。"手少阴气绝,则脉不通……脉不通,则血不流,血不流则色不泽"(《灵枢·经脉》)。血之运行于脉,是以心主血脉为主,肺朝百脉为辅,但五脏间功能活动的协调与否,对血运有着更为复杂和重要的影响。肝主疏泄,疏泄之含义颇广,泛指肝气具有舒畅、调达、疏通、透泄等综合性的生理功能,其中就涉及血液运行是否和畅调达。经脉是血行的道路,"诸十二经脉者,皆系于生气之原,所谓生气之原者,谓十二经之根本也,谓肾间动气也"(《难经·第八难》)。《素问·太阴阳明论》说:"今脾病不能为胃行其津液,四肢不得禀水谷气,气日以衰,脉道不利,筋骨肌肉皆无气以生,故不用焉。"何以脾病气日以衰会引起脉道不利呢? 这个问题可以从两个方面来说明。首先,土生万物,脾为后天之本,脾气盛则人体脏腑经络之气也盛,推动有力,血运自然流畅;反之,脾气衰则人体功能之气也衰,血运自然不利。另一方面,脾气盛则物质基础盛,血脉就充实,血运就流利;脾气衰,物质基础少,脉道难以充实,血运自然艰涩,这与江河流水同一道理。由此可见,脾气亦是不可忽视的行血之气。再从脏器之间的联系来看,肝气以升发为顺,肺气以肃降为常,肝气升,肺气降,是人体气机通达畅行的内在依据。心属阳位居上焦,肾属阴位居下焦,阴阳上下之间相互制约和既济作用,对血行亦有着深远的影响。脾为中州,是人体气机升降的枢纽,在人体气机活动中占有重要的地位。因此,只有脏腑经络功能之气的各自正常和相互间的协调活动,才能从根本上保证营血正常地运行。

当然,物质之气(其中包括宗气)一旦进入到经脉中运行,也会对营血发生一定的推动作用,但这种作用是由功能之气对物质之气推动而产生的。正因为如此,所以同样被功能之气推动而运行的营血,也会对物质之气发生相似的推动作用。前者仍然可以归于"气能行血"这个总的概念中,后者则被称为"血以载气"的作用所概括。实质上,这两种说法不过是对物质之气和营血共同由功能之气推动在经脉中运行时,相互间传导推动力的形象描述罢了。因此,把宗气当作血行动力的看法,乃是一个本末倒置的认识,这种认识混淆了功能之气与物质之气的各自作用,也削弱了中医学以脏腑经络功能之气的活动为中心的学术体系,使物质和功能之气的概念发生了混乱。临床上所使用的补气行血法,补气药多为补心脾肺之气,理气行血药多为疏肝行气之品,如果将宗气作为行血之气,这在临床上也无指导意义。既然在理论上和实践上都无甚价值,那么理所当然地应该受到扬弃才对。

(二) 生血之气

营气能化生为血,《灵枢·邪客》说:"营气者,泌其津液,注之于脉,化以为血,以荣四末,内注五脏六腑。"在营气转化为血的过程中,哪些脏腑参与了呢?《灵枢·决气》说:"中焦受气取汁,变化而赤,是谓血。"《灵枢·营卫生会》说:"中焦亦并胃中,出上焦之后,此所受气者,泌糟粕,蒸津液,化其精微,上注于肺脉,乃化而为血,以奉生身,莫贵于此。"中焦指脾胃,上注于肺则明确谈到肺,可见《内经》已明言将营气变化而赤,有脾、胃、肺直接参与,而水谷饮食只有在先变为营气之后,才能进而变化为血。水谷入胃,化营变血,还不仅仅是脾、胃、肺三者的协同作用就可以完成的。赵献可在《医贯》中说:"饮食入胃,犹水谷在釜中,非火不熟,脾能化食,全借少阳相火之无形者,在下焦蒸腐,始能运化。"何梦瑶在《医碥》中指出:"脾之所以能运化饮食者,气也,气寒则凝滞而不行,得心火以温之,乃健运而不息,是为心火生脾土。"胃主纳,脾主运,脾胃之消化吸收过程,离开了肝的疏泄作用也是不能完成的。唐容川说:"肝属木,能疏泄水谷,脾土得肝木之疏泄则饮食化。"所以,气能生血乃是指整体脏腑功能之气的活动正常和协调的气化结果,并非一脏一腑,或某几脏某几腑的功能活动所能完成。中医各家学派之所以在细节和侧重点上有分歧,正是因为站在不同角度上去看待整个脏腑间协同活动的缘故。事实上,临床治疗血虚也是关乎五脏的,补血药如熟地黄、白芍、制首乌、阿胶、鹿角胶、当归、枸杞子、龙眼肉等,大都是心、肝、肾三经药物。由于配伍上往往要取其气能生血之义,而配伍补气药,补气药则主要是补肺脾之气。由于血属阴的范围,因而血虚更进一步就是阴虚,二者总的概念是指体内阴血的亏损。血虚有肝血虚、心血虚,涉及肺和脾者,往往呈现气血两亏的现象,涉及肾则常见精亏之候;阴虚有肺、心、肝、肾之别。阴血亏损,虽有共同见症,但分为五脏,还各有其特点可循,因而临床治疗阴血亏损,是治分五脏的。故五脏有病,皆可导致血虚,而治疗血虚,实质上是在调整五脏之间的关系,使之正常和协调。

(三) 摄血之气

《难经·第四十二难》说："脾……主裹血,温五脏。"后世诸书俱谓统血,摄血之气就是脾气。近年来的多种基础书籍也持这种观点,以高等院校试用教材《中医学基础》(北京中医学院主编,上海科学技术出版社,1978年)为例,就只谈到了"气虚而固摄作用减退,便将导致出血"。该书引用了唐容川《血证论·脏腑病机论》语:"经云脾统血,血之运行上下,全赖乎脾,脾阳虚则不能统血。"并解释说:"气属阳,这里的脾阳,即指脾气。脾气充盛则能统摄血液,使之循行于血脉之内而不致外溢。"颇多的书籍都以这类方式来阐述气不摄血,认为摄血之气就是脾气,气不摄血就是指脾气虚而不能统血,治则就只有补气摄血一法,我认为到此止步的结论是不全面的。人体收摄营血使之在经脉中运行而不致外溢的作用,主要是通过两个途径实现的,一是通过经脉对营血的约束,经脉实体的主要作用就是直接裹护营血等营养物质,在经脉中周流全身如环无端,所以"阳络伤则血外溢……阴络伤则血内溢"(《灵枢·百病始生》)。二是行血之气不偏亢也不偏衰,偏亢超过经脉所能承受的能力,就会损伤经脉而出血;偏衰则血运艰难,既会使经失所养而不能固密,导致营血离经,也可以产生瘀血内阻经脉,进而引起出血。

总之,摄血之气不是单指脾气而言,五脏之亏,穷必及肾,临床上不少治脾不效的慢性或急性出血疾病,却往往通过治肾而达到了摄血的目的。肝藏血,也包含着摄血的意思在内,"怒则气逆,甚则呕血",是肝不藏血的病变,而妇科中的不少血证,肝不藏血都是其主要病机。唐容川在《血证论》中就各脏腑对血证的影响作了比较详细的阐发,五脏六腑、十二经脉,无不有其表里阴阳、上下络属关系,它们之间是相互影响和促进的。因而摄血之气,从根本上说,不是独属于哪一脏,只有脏腑间协调的功能活动,才是保障摄血的根本之气。肾虚肝热的崩漏,肺阴亏火旺的咳嗽出血,胃气上逆的吐血,心火不宁的衄血等,都属于人体功能之气不能正常摄血的病理表现。而究其治法却实实在在不能局限于补气一法,而究其病位,也实实在在不能在于脾家一脏。

在承认摄血之气不独属于脾气之后,也不应当否认脾气在人体摄血功能中有着重要的作用。脾胃为后天之本,气血生化之源,灌溉五脏六腑,滋养四肢百骸,脾气一亏,人体各脏腑经络之气就会受到影响,这就构成了气不摄血的一种条件。对经脉方面来说,在正常情况下,经脉是靠其实体无损伤,有物质基础的濡润滋养,来保证对营血的约束统摄作用。在出血的情况下,就必须依靠物质基础以及药物的作用,去消除病因、调整紊乱的功能活动,并完成对经脉实体损伤的修补和恢复。脾胃对精微物质和药物有着吸收、转输到全身(其中自然包括经脉)的作用,因而脾胃功能的正常与否,确也密切地关系到经脉在正常和非正常的情况下对血液的约束和统摄作用。所谓脾统血,就是针对脾的上述作用而言的。但是,对于脾胃功能进行调整来说,其含义较广,诚如张景岳所说:"脾胃有病,自宜治脾,然脾为土脏,灌溉四傍,是以五脏中皆有脾气,而脾胃中亦皆有五脏之气。此共互为相使,有可分而不可分者在焉。故善治脾者,能调五脏,即所以治脾胃也,能治脾胃而使食进胃强,即所以安五脏也。"叶天士亦强调这种思想,并有着发挥,他指出:土旺四季之末,寒热温凉随时而用,故脾胃有心之脾胃、肺之脾胃、肝之脾胃、肾之脾胃,认清门路,寒热温凉以治之,未可但言火能生土而用热药。因此,治疗其他脏腑,或用其他治疗原则和方法,只要能恢复脾胃的正常功能活动,都会改善和加强经脉对营血的统摄作用,都会改善和加强人体气机对营血升降出入的收摄作用,而不是只有补气一法才能收摄营血。

综合上述讨论,可以得出如下几点结论。

1. 由于人体生血、行血和摄血的活动是整个人体气机和气化活动中的一部分,所以,维持人体正常地生血、行血和摄血之气,乃是使脏腑经络各自之间正常,而相互之间又协调活动的功能之气。

2. 各种原因引起的任何脏腑经络发生病变,都会由此而干扰到整体活动的协调,因而都会不同程度地削弱和影响到人体生血、行血和摄血的正常活动。所谓初病在气,久延血分的规律,其实质就是说功能之气的病变,必然要引起物质之血发生变化。

3. 不是只有补气一法才能增强或恢复气对血生、行、摄的作用。中医的一切常法和变法,都是针对不同病理变化情况,使脏腑经络功能活动恢复正常和协调的治疗手段,因此,都可以调整、加强、恢复气对血的多种作用,并使之正常地进行。

一种理论如果不能很好地解释和指导临床实践,那么,这种理论应该而且必须修正,只有把行血、生血和摄血之气看作是使整体脏腑经络正常而又协调活动的功能之气,才能较为完善地解释营血的各种病理表现和与之相应的治疗法则,才能较好地指导临床辨证论治。以出血证来说,张仲景治出血有用柏叶、干姜、艾叶(柏叶汤)以止血;有用附子、灶中黄土等(黄土汤)以止血;有用大黄、黄连、黄芩(泻心汤)以止血,寒热攻补大相悬殊。后世更增补肝、泻肝、清热、温补、行气、活血等多种具体治则,这些治则与补气、止血、收涩等治则用之恰当一样,均能调整人体气机和气化以达到摄血的目的。再以血虚的治疗来说,除前述五脏对生血的影响外,活血祛瘀法也能补血,如大黄䗪虫丸,张仲景就用于治疗五劳虚极羸瘦,近世祛瘀生新早已普遍运用。推广开去,为什么活血祛瘀能起到行血、生血、摄血、止痛、祛风等多种作用,能治疮疡、瘰疬、咳嗽、痹证、黄疸等多种病症? 为什么通腑法可以治疗腑实、便秘、神昏、狂躁、失眠、发热、出血等多种病变? 为什么温阳法既可治疗低血压,又能治疗高血压呢? 为什么同病可以异治,而异病可以同治呢? 这类问题都只能用整体功能正常和协调的活动,才是人体气机和气化活动正常进行的根本所在这一理论去完满解释。因为任何一种治疗法则,都是针对具体情况,调整人体功能活动,使之与整体活动相协调的一种手段,所以,都能因其使用恰当,而恢复人体气机气化活动之正常进行,从而都能进一步影响到物质基础的产生、运动和转化。

(四) 生血、行血、摄血对瘀血证治疗的意义

人体功能之气的生血、行血和摄血作用,支配着营血正常运行的种种条件。气能生血,则血量才会充沛;气能行血,则血才会流畅;气能摄血,才能保证营血在经脉内运行。脏腑功能之气的正常,及其相互间的协调活动,乃是血能正常运行的根本保证。各种复杂的原因,都可能破坏脏腑功能之气的正常,干扰它们之间的协调关系,从而破坏上述条件,产生瘀血证。《内经》说:"百病皆生于气也。"秦伯未在《中医入门》里指出:"假使气受到心理上、环境上的刺激,无论情志方面的喜、怒、哀、乐,气候方面的冷、热,以及工作方面的劳、逸,都会影响到血。"由于各种原因都可以通过影响人体功能之气而产生瘀血,从原因不同治则各异这种原则来看,也必然要求治法多端。

从另一角度来看,瘀血证一旦形成,对人体的影响,一是阻遏气道,使气机阻滞;一是影响气化,使物质基础的产生及相互间的转化发生障碍。由于瘀血能直接干扰到气化和气机的正常进行,因此,瘀血证往往变症丛生,不独不通则痛一症也。正如《沈氏尊生书》所说:"夫气滞血瘀,则作肿作痛,诸变百出。"之所以临床上活血祛瘀法运用广泛,其原因之一也就在这里。

瘀血证可由多种原因产生,而一旦产生又会引起多种证候以及加剧引起原因的病变。综合这两个方面,可以这样说,活血祛瘀法只有针对具体情况,同其他治则恰当地相互配合,才能充分地发挥其功效,更好地达到预期的疗

效。如果仅围绕着活血祛瘀药物转,乃是一种见血治血的方法,不是辨证论治的方法,因而不能够有效地防治瘀血证。在活血祛瘀法广泛运用于临床的今天,更要坚持这个观点,并且有必要把这个观点提到理论高度来认识和对待。

我认为,加强对中医基础理论的研究,不但会促进中医学本身的提高,而且还会促进中西医结合的进程。基于这种认识,我粗略地探讨了气对血的诸种作用,及其在理论和临床上的意义。

四、津血同源对瘀血证治疗的探讨

中医非常强调津血同源,在病理上亦给予高度的重视。如《灵枢·营卫生会》说:"故夺血者无汗,夺汗者无血。"《伤寒论》也有"亡血家不可发汗"的禁例。后世医家在临床上更是常常把"亡血"与"亡津液"相提并论。但是,重点都是放在津血伤亡对相互间的影响上,却很少深入地探讨过津血同源这个理论,在瘀血证的治疗中有何指导意义。本节拟从此出发,就津血之间的具体关系,以及这些关系对瘀血证治疗的意义作一粗浅讨论。

津血之间有以下几种关系,也就是说,津血同源有以下几种具体内容。

(一)津血同来源

津血实质上都属于体液范畴,都来源于饮食水谷。《素问·经脉别论》说:"食气入胃,浊气归心,淫精于脉,脉气流经,经气归于肺,肺朝百脉,输精于皮毛,毛脉合精,行气于府,府精神明,留于四脏,气归于权衡,权衡以平,气口成寸,以决死生。饮入于胃,游溢精气,上输于脾,脾气散精,上归于肺,通调水道,下输膀胱,水津四布,五经并行,合于四时五脏阴阳,揆度以为常也。"正因为这样,故《灵枢·决气》指出精、气、津、液、血、脉,名虽有六,实际上都是一气。津血都化源于水谷饮食,这种相同的来源告诉我们,调理脾胃,注意饮食水谷的质和量,都有助于津血的共同滋生。

(二)津液对营血有滋生作用

《灵枢·营卫生会》有一段足以启发思维的对话:"黄帝曰:愿闻中焦之所出。岐伯答曰:中焦亦并胃中,出上焦之后,此所受气者,泌糟粕,蒸津液,化其精微,上注于肺脉,乃化而为血,以奉生身,莫贵于此,故独得行于经隧,命曰营气。"《灵枢·痈疽》说得更为清楚,"中焦出气如露,上注溪谷,而渗孙脉,津液和调,变化而赤为血"。据此,南京中医学院主编的《中医学概论》认为:"血的来源,是水谷之精气(营),具体地说,就是中焦吸收了饮食物的精微,通过气化作用成为营气,营气所泌的津液注入脉中,就成为血。"成都中医学院主编的《中医学基础》更明确地指出:"由于津液是生成血的原料,补充津液有助于血的资生,这是津血同源的道理。"显然,这些结论乃是津液对营血有资生作用合乎逻辑的必然结果。因此,在营血发生亏损的时候,用各种方法补充和滋生津液,将有助于营血的资生,这也是津血同源的内容之一。

(三) 津液的润泽作用

津液对人体所具有的润泽作用是多方面的。皮肤的滋润,肌肉的丰润,肢体与关节运动自如灵活,都是津液对人体润泽的结果和体现。属于津液范畴的涕泪、唾液等,可以润泽及保护眼、鼻、口腔。而脑髓、骨髓也得依靠津液的滋润,才能获得保养。如《灵枢·五癃津液别》就谈到这一点:"五谷之津液,和合而为膏者,内渗入于骨空,补益脑髓。"津液的这种润泽作用也涉及血,周学海在《读医随笔》中谈道:"夫人身之血,如胭脂然,有色有质,可粉可淖,人血也可粉可淖也,其淖者津液为合和也,津液为火灼竭,则血行愈滞。"他还进一步比喻道:"血如象舟,津如象水,水津充沛,舟才能行。"由此可见,没有津液对营血的润泽,营血就会稠浓或干涸,这就不可能正常地在体内进行运行,从而出现血行瘀滞的病理现象。对这类瘀血的治疗,不生津以淖血,显非治本之法也。

就这样,我们可以看到一幅津血相互为用的循环图(见图2):

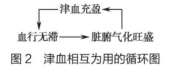

图2　津血相互为用的循环图

这个如环无端相互影响的图,表明了津血之间相互为用,以及这种作用与脏腑气机、气化之间的相互关系,即是"保津即以保血,养血即可生津"常作为我们临床指南的根据之所在。

（四）津血同源对瘀血证治疗的指导意义

根据以上津血同源理论进行推理，其对瘀血证治疗的作用，就主要在于调整津液的质和量，可以进而调整营血的质和量，从而能够调整营血的运行。综合上述津血同源各具体内容，可以推论出如下的指导意义。

1. 应该注意脾津胃阴的情况，它们正常方能保证脾胃中焦功能正常，从而帮助运药，使药力能随津液充分吸收以周流全身，从而发挥最大的药力。

脾胃正常→健康生津→补血→气化旺盛→健康→津液充沛→血行流畅

这些都直接和间接地支持着瘀血证的治疗和恢复，而所谓直接和间接的关系，又往往随着疾病情况的变化而相互转化着。

当瘀血和脾津胃阴不足共见时，滋补脾津胃阴，就由上述两种作用的缘故，而显得非常重要了。若视而不见，必将带来恶果。

2. 瘀血证中有津伤现象时，更要注意生津，因为生津具备有如下作用：生津既可以解决津伤的情况，又可以帮助瘀血的消除，还可以补血以利于恢复。

3. 需要解决祛瘀生新这类问题时，生津仍然有着不可忽视的作用：生津能加速血亏的恢复（助生新），能活血以助血行（助祛瘀）。

4. 不应该忘掉的是，瘀血亦当强调祛邪有出路，如果需要汗、吐、下以祛瘀的时候，适当补充津液，是汗、吐、下能够使用的先决条件之一，也是解决汗、吐、下后，能加速机体恢复的必要条件。

生津能保证汗吐下顺利进行，因为三法要有足够的津液才能保证实施；汗吐下必然会在一定程度上伤损津液，这样就会成为瘀血产生的条件之一，因此生津对瘀血证患者的恢复和疗效的巩固都是必要的。

事实上，八法在使用和实施的过程中，都会消耗一定的津液，特别是当津液已有亏伤之时，使用八法都要注意生津。如何生津呢？不外直接和间接两法，只要脏腑功能正常，饮食入胃就自能转化为津液，调整脏腑功能以调整体内津液的质和量，是间接生津法；直接用滋阴生津的药物、食品、饮料等进行补充，就是直接生津法。在临床上生津时，往往是两种方法都共同使用。

中医学反对渴而掘井、斗而铸兵，提倡防微杜渐，因此，在临床上使用各种方法以治疗瘀血证时，不要太过或不及，只要能使人体生机活泼、气机疏畅，津液之生也就自然旺盛，不愁匮乏了。

这里举两例我在临床上运用津血同源这个理论以指导瘀血证治疗的验案，谈谈自己的体会。

蓝某,女,28岁,干部。上次月经来潮时感寒受冻,此次经来时突然血量暴下。经西医药治疗后,崩势虽减,但却淋沥不止,血色紫黑而有块,少腹疼痛,两胁肋胀痛,腰酸。心烦舌质淡,苔薄黄,口渴唇燥起屑,脉细数。心慌心悸,夜寐不安已二十余日。此乃寒客胞宫,化热动血,迫血外崩,伤津燥液,以致血行瘀滞,更兼气随血衰,故见体倦、疲乏、食少、面色无华、精神萎靡、腰脊酸软、耳鸣、心悸等症,处方组成浅析于下。

党参20g,白术15g,炙甘草6g,补气培元固中;山茱萸18g,五味子6g,温补肝肾,涩精固气;生地黄20g,生津液以血,并为生血复原以补充原料;更加青果10g,栀子15g,清泄血热;地榆10g,凉血止血;五灵脂10g,炒蒲黄、煅花蕊石各15g,以行血化瘀止血。

病员服一剂后,腹痛减,下血块数枚,淋沥之势顿减;三剂后血止,即转入善后治疗。

善后方用熟地黄、山药、党参、玉竹、麦冬、芡实、枸杞子、黄芪、当归,均大剂与服,仍不忘生津补液能活血生血,且能防止瘀积也。

罗某,男,26岁,拖拉机手。患急性黄疸性肝炎,注射板蓝根针剂,口服维生素C、B片剂,配合中药清利湿热之剂,已经三月。黄疸未净,胁肋仍胀痛,食欲差,疲乏无力,唇燥起屑,口微渴,舌暗红少苔,常呃气,小便黄,大便干燥,脉细数无力。经医院检查:谷丙转氨酶80U/L(正常2~40U/L),麝香草酚浊度试验(TTT)8U。本病从现代医学病理学的观点来看,肝炎一方面有瘀血的表现,如变性、充血、坏死等,而另一方面,病员体内往往又有水的代谢失调,组织内有水分潴留现象存在。就临床观察来看,当出现气虚的情况时,又常会出现津亏液燥的现象。这些相互矛盾的表现,我认为其本质上都是由于气虚、气滞造成气化和气机失常,从而引起津液在体内的分布不均,所以此处能见到津液不足,而彼处却又见到水湿潴留,只不过二者在具体病员身上各有偏重罢了。当苦寒迭进之后,其副作用一是伤脾气、脾阳,二是苦燥伤津,这样就又会加重上述证候。在这种情况下,我针对病机自制下方,临床根据具体情况加减使用,每获良效。处方:鳖甲15g,龟甲15g,柴胡15g,白芍15g,麦冬12g,玉竹12g,生地黄12g,郁金12g,姜黄12g,黄芪20g,枳实3g,甘草3g,锁阳10g,白芥子10g。水煎服。

病员服上方15剂后,谷丙转氨酶、麝香草酚浊度试验均恢复到正常范围,食欲、精神、体力亦得到恢复。

此方活血、生津、补气、疏肝、利水、散结、温肾、化痰等多法并用,看似庞杂,却与肝炎此时的病机吻合,故疗效颇佳。急性黄疸性肝炎,迭经苦寒大剂后,常可见到这种证型,都可用此方加减使用。

从上述两案各法相伍中,可以看到津血同源对瘀血证的治疗有着积极的指导意义,而目前有的科研或临床,却很少重视津血调整对瘀血治疗的作用和影响。从中医津血同源的基础理论来看,似乎应该加强这方面的研究,才能提高瘀血证的治疗效果。我在临床中体会到了这点,感到有进一步探索和研究的必要,故特在此提出来。

五、叶桂络病的病理实质是瘀水互患

治络法是叶天士独特治疗手法之一,近年来颇为医界注目,但由于叶氏言多分散、简略,故而对于络病之病理实质的探讨日渐增多。归纳起来,约有三端:一指血分疾病的一部分(血络病);二指气血沉混,不在于脏腑者;三指邪居深幽隐伏之处的疾病。这些结论的概念比较模糊,特别是后者,尤其显得含混,对指导临床确有影响。尽管络病主要属于瘀血证的范围,这点似有公认的趋势,但也有文章指出,所谓邪深居隐伏之处的含义就不一定单指瘀血、血络,也指气分幽隐之处的病变(《浙江中医药杂志·叶天士学说研究专辑(一)》载《对叶天士治络法的探讨》)。这种幽隐之处的病理实质到底是什么呢? 至今未见得出清晰和确切的结论。我认为,整个络病的病理实质就是不同程度和比例的瘀水互患,而所谓幽隐之处的病理实质就更是如此。瘀,是指瘀血,是营血的病变;水,包括痰、饮、湿等,是津液的病变。

气不仅为血之帅,而且也是津液在人体内运行的根本动力。唐容川说:"气之所至,水亦无不至焉。"这就是指气对津液的推动作用,所以,在病理上,就诚如陈修园所指出那样"气滞水亦滞,气行水亦行"。由于气是营血和津液的共同推动力,因而长久的气结,不仅会引起血瘀,也会引起水滞。另一方面,津液要润泽营血,防止血液呈浓、黏、凝、聚的状态,从而保障营血能正常运动于体内,这就决定了津血之间亲密无间、形影不离的关系。因而血瘀之后,津液就难免不受其牵连而滞留,同样,当津液滞留时,营血也会因此而瘀滞。络病的主要病机是什么? 按叶氏的说法,络病的病机主要在于一个久字,即"初病气结在经,久则血伤入络",就是说血伤是因为气结久了的缘故,气结是因,血伤是果。叶氏明确指出"久病在络,气血皆窒""气钝血滞,日渐瘀痹",这就是说络病乃气血同病,所以治络的目的,是使"血无凝着,气可宣通"。就是用虫类药物,也是为了"追拨沉混气血之邪"。根据中医基础理论来看,既然久病而致气钝血滞,那么,哪有津液独自安然无恙的道理呢?所以,我认为络病的病理实质是瘀水互患,只不过瘀水之间的程度、比例在具体的表现上有各自不同的特点罢了,但是,谁也不能因为络病外在症状表现上的差异,就否定这种病理实质。叶氏在关于络病的治疗和论述中,对瘀水互患的问题不仅是感觉到了,而且常常加以具体的阐述。如《临证指南医案》张案说:"经以风寒湿三气合而为痹,然经年累月,外邪留着,气血皆伤,其化为败瘀凝痰,混处经络。"徐某案中说:"气冲偏左,厥逆欲呕,呕尽方适,伏饮在于肝络,辛以通之。"姚案说:"胃痛久而屡发,必有凝痰聚瘀。"席案说:"经几年宿病,病必在络,痛非虚证,因久延,体质气馁,遇食物不适,或情怀郁勃,痰因气滞,气阻血瘀,诸脉逆乱,频吐污浊而大便反秘。"汪案说:"痛在胁肋,游走不一,渐至痰多,手足少力,初病两年,寝食如常,今年入夏病甚,此非脏腑之诊,乃由经脉,继及络脉。"华案说:"腹痛三年,时发时止,面色明亮,是饮邪,亦酒湿酿成,因怒左胁有形,痛绕腹中,及胸背诸俞,乃络空,饮气逆攻入络。"陆案说:"病起忧虑上损,两年调理,几经反复,今夏心胸右胁之间常有不舒之象,此气血内郁少展,支脉中必有痰饮气阻。"某案说:"夏秋湿热疟痢,正虚邪留,混入血络结成癥瘕疟母。"至于叶氏在各种病症中谈及络病,用瘀水并治之药者,更是难以枚举,如谭案说:"心痛引背,口涌清涎,肢冷,气塞脘中,此为脾厥心痛,病在络脉,例用辛香。脾寒厥。高良姜、片姜黄、生茅术、公丁香柄、草果仁、厚朴。"徐灵胎注:"此乃寒痰当加痰药。"某案说:"伏梁病在络,日后当血凝之虑,脉数左大,是其征也。"虽未言及有水,方中用泽泻、茯苓、益母草。由此可见,瘀水互患作为络病的病理实质,在理论上完全合乎逻辑推理,在叶氏的临床实践中也能找到确切的,也是众多的依据。

另外,叶氏对络病用药禁忌的制定,也是自觉和不自觉地根据络病乃瘀水互患这个特点而进行归纳的,如:

1. "通血络润补,勿投燥热劫液",汪案禁用"辛香破气" 忌用辛香破气很容易理解,络病乃气病之深而及津血者,辛香破气,只会由破气而加重络病的程度。由于津血和络脉是血正常运行的重要条件,因此,津亏(或燥痰)血瘀亦是络病瘀水互患的表现形式之一,对这类络病,采取通血络润补的治则是理所当然的事。而燥热劫液之品,不仅会加重瘀血,而且会因劫液导致炼液成痰,加重瘀水互患的病理。

2.**"苦寒阻碍"也于络病不宜** 津血之性,均是得寒则凝,得温则行,苦寒过度,只会加重瘀水互患。因此,苦寒阻碍,将伤损人体阳气,阳气受损,不能温煦络脉,可见苦寒阻碍,乃于络病治疗大不相宜者。

3.**切勿"乱投滋阴腻浊之药"** 瘀水为有形之邪,宜通利血络使之消散,即使络虚,也当"通补为宜",更何况,滋腻阴浊之品每多阻滞气机,当然与之不宜。华岫云说:"唯用辛润宣通,不用酸寒敛涩以留邪""用药大旨每以苦辛凉润宣通,不投燥热敛涩呆补,此其治疗大法也。"其禁忌者,都能用瘀水互患乃有形之邪来得到合理的解释与说明。

综上所述,叶氏络病的病理机制是气钝血滞,病理实质是瘀水互患。这个结论就使邪深居隐伏之处的说法有了确切和清晰的概念,因而也就更能有效地指导临床实践。

注意,瘀水之水,乃广义名词,包括痰、饮、水、湿,为便于论述,故简言之曰:水。

六、初病入络的机制、诊断和治疗

这里,我想提出一个自己多年来反复思考、验证,而一般在理论和临床上都常被忽视的问题——初病入络;并试图从络脉的生理、病理、络病之诊断,以及初病入络的治疗等方面,进行探讨。

叶天士论治络病,着眼于一个"久"字,认为"初病气结在经,久则血伤入络",以经主气而络主血,气病迁延失治,久则累及血,致令络脉凝瘀。但叶氏《临床指南医案》在论"久则血伤入络"的同时,也有不少医案初病即从络治,这方面在"中风""积聚""痹""胃脘痛""胁痛""血证"等篇中均有记载;吴鞠通《温病条辨》上焦篇第 11 条,便有"清络育阴法",第 27 条,又列"清络饮方",均系温邪初犯手太阴之治。不过,叶、吴二氏均未明确提出"初病入络"这一病机。我在叶、吴二氏有关论述的启示下,通过多年的临床验证与思考,逐渐得出这样的结论:①所谓络病,是指络脉形体和功能以及络脉中运行的物质发生了异常的变化;②络病产生的关键不在于时间的新久,而在于病变是否波及了络脉;③无论久病和初病,一旦入络,不仅有着共同的治则和方药,而且有着共同的客观表现和诊断规律。这里试就上列问题分述如下。

(一) 络脉之生理与病理

络脉乃人体气血运行、联络之通路。经像路径无所不通；络如网罗错综联连。别络十五(六)，为经脉别出的分支，能在经与经之间完成主要的联络任务。小络三百六十五，遍布周身三百六十五节间，为经脉气血相合之处。更有不计其数的孙络，遍布、通彻周身各处，内外表里，无所不至，构成将经脉中之营卫气血弥漫、渗透灌注于全身组织的一个重要通路。归纳起来，络脉具有如下两种重要的生理特点。

1. 十五(六)络脉通过"线"或"束"状分布以构成并加强十二经脉中表里经之间的联系，以及人体前、后、侧面的统一联系，同时统率全身细小络脉，而这些细小络脉则成网状"面"的弥散。

2. 和经脉一样，络脉中所约束的运行的也是营卫、气血、津液等物质。只不过经脉的主要作用是输送，故其中的物质运动速度比较快一些，而络脉，特别是细小的络脉，它们的主要作用在于向人体各器官组织渗濡灌注上述物质，故运动的速度比较慢。

上述络脉的生理特点，决定了它的如下病理特点。

1. 因大络有沟通表里经脉之作用，故其病症不仅同十二经中本经之病症相通，还同其相为表里的经脉之病症表现相关联，关于这个特点，可以通过十二经络穴之主治性能，以及《内经》关于十五络脉病变之描述，得到清晰的了解。

2. 因络脉绝大部分呈"网"状"面"的弥散，故而其病灶也就往往比较局限。

3. 因绝大部分络脉中的物质运动较慢，故容易发生瘀滞现象。其主要表现为瘀血、痰饮、水湿、气滞等病变，这几者之间，也常相互为患，只不过在具体的时间内，有主次之别罢了。

4. 因大络统率小络，故小络之病变一旦影响到大络，其临床特征即为局限性的病变，再加上大络的病变，也就是说还可以出现大络所联络的表里两经之病变表现。

5. 因经脉之间的相互吻合处在体表(《灵枢·经脉》"其会皆见于外")，而浮络又分节于体表，故络脉的病变可以在体表，通过浮络的色泽、浮沉以及隆陷等情况表现出来。

6. 络病产生的途径主要有两端：一者，从脏腑影响到经脉，再波及络脉；二者，络脉直接发生病变，稍重则影响到经脉，再重则波及脏腑，前者为"久病入络"，后者为"初病入络"。

我认为，叶氏"初病气结在经，久则血伤入络"的提法只阐明了络病产生的一种途径，而络病还有一种"初病血伤入络，久则气结在经，甚而进入脏腑"的情况。络脉自身之直接病变，常是首先出现局限性病灶，然后向经脉和脏腑延伸，比如由虫、蛇、蝎、蚁等咬伤中毒的过程，疔疮起黄的过程，由经穴伤而造成的内脏证候，由针刺造成的气胸，破伤风之致痉，跌仆损伤等等。至于不是直接损伤形体络脉，也表现为初病入络的情况者，也并非罕见。如伤寒所致之刚、柔痉，风水，痹证，头痛，中风，由精神紧张而致的激发性胃溃疡、漆疮等接触性皮炎等等俱是属于这一类情况。《灵枢·百病始生》云："是故虚邪之中人也，始于皮肤……留而不去，则传舍于络脉。"可见络病产生之关键，不在于时间之长短，而在于病变是否波及络脉。新病和久病，一旦损及了络脉，便有着共同的病理基础。

（二）络病之诊断要点

根据上述所讨论络脉之生理及病理特点，结合自己反复的临床观察，将络病之诊断依据归纳为以下三个要点。

1. 病灶区域较为固定、局限，甚则有形可见可触。

2. 络病之特征性症状——络脉形体隆起或下陷，色泽紫暗或瘀斑，往往出现于病灶区，或与之有关联的经穴处的浮络，以及舌下、鱼际等体表乃见之浮络处。

3. 有直接损伤经脉之病史，如血证、外伤、经产、手术、虫咬、针刺等，而这些病史又为新病产生的直接病因。

凡具备上述三个要点中之任何一点，皆可诊断为络病，而不必论其患病时间长短。就临床所见，久病入络者固多，而新病、初病入络者亦不少。如果只根据病程之新久去判断是否为络病，于治于防，均非万全之策，若根据上述三个要点去仔细分辨，就能提高对络病诊断的准确性。

（三）叶天士治络法的规律

叶氏谓络病的主要治则为"辛润通络"，以辛为主，以润为辅，并宜分清寒热、虚实、浅深。其一般运用规律如下。

阴虚络热者,清润通络。方用炙甘草汤去桂、姜。轻者药用牡丹皮、泽兰、川楝皮、黑山栀(皮)、青蒿皮、夏枯草、郁金、旋覆花、茜草、当归尾、葱管;重者药用桃仁、柏子仁、红花、生地黄、阿胶、麻仁。

阳虚络寒者,以辛温通络为主。药用当归须、薤白、桂枝、小茴香;邪重者,用蜀漆、公丁香、鹿角、川乌、细辛、枸杞子、肉苁蓉、肉桂之类。

实证重用活血化瘀,用桃仁、红花、茺蔚子、泽兰、旋覆花、当归、琥珀、茜草。

虚证用柔剂通络,轻者用当归、青葱、小茴香;重者用枸杞子、鹿角霜、肉苁蓉、胡桃肉、肉桂等。

病邪轻浅者,则用行气活血之品,如延胡索、乳香、没药、丹参、川芎、芍药、降香、青皮、陈皮、青葱管等。

病邪留伏较深者,必用虫蚁搜剔,如虻虫、蜣螂、地龙、穿山甲、鳖甲、水蛭、土鳖虫、五灵脂、两头尖、露蜂房等。

由于不论久病或新病,一旦伤及络脉,便有着共同的病理基础,因而以上叶氏用于久病入络的治疗原则和具体方药,也完全适用于初病入络的诸种病症。

(四) 叶氏治络法用于初病举隅

《温病条辨》:手太阳暑温,发汗后,暑证悉减,但头微胀,目不了了,余邪不解者,清络饮主之。

清络饮方(辛凉芳香法):鲜荷叶边二钱,鲜金银花二钱,西瓜翠衣二钱,鲜扁豆花一枝,鲜竹叶心二钱,丝瓜皮二钱,水两杯,煮取一杯,日两服。凡暑伤肺经气分之轻证,皆可用之。

按:此方用于小儿受暑,发热、鼻衄不止,口燥渴,舌质绛而有苔者,颇效。此亦阳络伤则血外溢之谓也,属初病入络范畴。

《温病条辨》:手太阴暑温,但咳无痰,咳声清高者,清络饮加甘草、桔梗、甜杏仁、麦冬、知母主之。

《温病条辨》:暑温寒热,舌白不渴,吐血者,名曰暑瘵,为难治。清络饮加杏仁薏苡仁滑石汤主之。

按:以上三条,均载于上焦篇中,皆为初病也。

《温热病篇》:湿热证,七八日,口不渴,声不出,与饮食亦不却,默默不语,神识昏迷。进辛香凉泄,芳香逐秽,俱不效,此邪入厥阴,主客浑受。宜仿吴又可三甲散,醉地鳖虫、醋炒鳖甲、土炒穿山甲、生僵蚕、柴胡、桃仁泥等味。

按:观薛氏在这里的论述,亦属于初病,并非久病痼疾。

《温病条辨》:湿热受自口鼻,由募原直走中道,不饥不食,机窍不灵,三香汤主之。

三香汤方(微苦微辛微寒兼芳香法):瓜蒌皮二钱,桔梗一钱,黑山栀二钱,枳壳半钱,郁金二钱,香豉二钱,降香末三钱。

按:观此方组成,为叶天士辛润通络法,吴氏用于治疗湿温上述证候,是初病入络的情况。我除用于此外,更用于湿热外感咳嗽、气逆、胸中隐隐作痛、吐痰不利,胸中气闷不舒之症,加枇杷叶,其症舌苔每见薄而微黄腻。这亦是以久病入络之法治初病。

再列举一些临床上较为公认的初病入络的情况。

外风中络,出现口眼㖞斜,余无所苦者,是较为典型的"初病入络",治疗应当疏风通络,且宜早用虫药以搜剔络中风邪,对此,千古似无异议。有代表性的处方如牵正散,就很能说明这些问题。此外,破伤风一证,亦可以归纳入"初病入络"内,治疗的方剂如玉真散、撮风散、止痉散、五虎追风散等,都是将祛风解痉通络融于一体,且亦均早用虫药以增强疗效。

外感之项强一症,《伤寒论》名之曰"项背强几几",有刚柔之分,历代注家俱以"邪入络脉经输"释之。今之"落枕"诸症,亦属此类。细择病机,多属"初病入络",用治络方药,疗效自佳。

风温病中,胁痛一证最为常见,一般可于疏泄风热之中,佐以清宣肺络之品,如郁金、枇杷叶、瓜蒌皮、丝瓜络等,即可收效,切忌妄用香燥理气如香附、木香、陈皮之类。如此用法深合叶氏"辛润通络"之法。

来势较猛之痹证,为经络关节病变,病变比较局限者,更是"初病入络"。治疗总的原则不离通络一法。对于痹证来说,中医给它下的定义就是,风、寒、湿邪侵入经络、筋脉,使经络阻塞不通而发生疼痛的病变。

各种跌打损伤,都是"初病入络",不论伤皮肉、伤筋骨、伤气血,所伤之部位的络脉都不同程度地受到损伤。因此,活血祛瘀疗伤之法,从本质上讲并不远离治络诸法,对此实在是不需要什么高深理论就能理解的。

仅仅上述所举,足可说明"初病入络"之范围并非很窄,其病症亦非罕见。

不过,"久病入络"和"初病入络"亦有区别之处,一般而言,久病多深沉,初病多轻浅,久病多虚,初病多实,久病恢复慢,初病恢复快。这是因为久病由脏腑经脉而波及络脉,络脉病变需脏腑经脉病变改善后,方能改善,其病变范围广,程度重。而初病入络,则仅络脉至经脉病变,其范围较局限,程度亦较轻。二者之区别对治疗、恢复有着指导意义。

综合上述各个方面,对于络病的治疗,我再作两点补充。

用虫蚁之品以搜剔络脉,不能一概等到病邪潜伏较深时才使用,宜早用,与草木药物共同使用能增强疗效。由于叶氏强调久病入络,故对于虫类药物之运用,一般地说,必以久病邪深为依据。此固有深义而不可废焉,然若囿于此见,不敢越雷池一步,却又无异于画地为牢,作茧自缚。

叶桂谓"非辛香无以入络",实质上大部分虫蚁之品均以咸味为主,所以,辛咸均可入络。不过辛香长于流畅,咸味却长于攻坚,二者相互结合,对于络病中的瘀滞现象,更能涉及周到。因此,辛咸相结合,有协同作用,对于络病的治疗,比单用辛香更为全面。

实践证明,"初病入络"这个提法,在理论上完全合乎传统中医理论,在临床上也完全经得起反复验证,它对于络病治疗,有一定的指导意义,因此值得进一步通过临床实践去深入探讨。

七、精虚表疏,须升补阴精固表

临床上有一种表现类似为玉屏风散证的患者,用玉屏风散不论是煮散法小剂频服,还是用大剂量冲击,即便是近期疗效,亦不甚佳,而病程却又往往缠绵难已。如果仔细观察这类病人,就常会发现其中一些病人除具有自汗、恶风、乏力、容易感冒等玉屏风散证的必备症状外,还更具有腰酸骨楚、两腘尤软、阵发性耳鸣头晕、脉细舌瘦等下焦精虚见症。而且这一类人还有一个特点,那就是遇事情绪容易激动,静养时反而觉得气弱疲软没有精神,活动多些,又感到精神强健。也就是说,凡以上症状与一般伤风感冒的症状共见时,我便称这类证型为精虚受风证。根据《内经》卫出于下焦之说,我认为这种类型的表卫不固,其根本原因,是由于肾精亏虚,不能化气上升助肺,致令肺卫难以致密肌腠,从而容易遭致伤风感冒。治疗时就必须将补肾精与升散法结合起来,散以解表,升以助肾精化气升腾。肾精足、肾气旺,肺卫得固,才可能从根本上收到较好的疗效。

从祖国医学整体观念出发,去读《灵枢·营卫生会》"营出于中焦,卫出于下焦"这句经文,就会感到卫出于下焦应该是中医学的整体思想的体现,不能作为误笔看待。我的认识是,卫气温分肉、充皮肤、肥腠理、司开阖等作用,归根到底,都是受到下焦肾气所支配的。正如李梴在《医学入门》中对肾气的论述:"两肾中间,白膜之内,一点动气,大如筋头,鼓舞变化,开阖周身,熏蒸三焦,消化水谷,外御六淫,内当万虑,昼夜无停。"如果按照一般的概念,认为卫气为水谷之气中浊者(仅仅如此),没有肾间动气的参与,这种浊气就不可能变为一种剽悍之气,因而也就不可能全部承担卫气的诸种功能。《灵枢·本神》云:"阴虚则无气。"《素问·阴阳应象大论》亦指出"精化为气";张景岳提出"体用一原,显微无间"之说,认为"凡精血之生,皆为阳气"。因此,肾精所化之气,就是肾间动气,它与水谷之气中的浊气相结合后就成为卫气,内温脏腑,外御六淫。肾精所化之气从下焦升至中焦,与水谷之气的浊者相结合,再升至上焦,通过肺的宣布作用而达于肌表,就能固护肌表,抵御外邪。了解这些过程和关系,就很容易理解张聿青一段话的实质含义。张氏的这一段话是:"肺合皮毛,毫有空窍,风邪每易乘入,必得封固闭密,风邪不听侵犯。谁为之封、谁为之固哉?肾是也。经云:'肾者主蛰藏之本,精之处也。'则知精气闭蛰于内,表气封固于外。"所以肾本空虚,往往是造成表气不固,容易感冒伤风的原因,就在于"卫出于下焦"之故。

由上述可知,升补肾精以固表祛邪有两个重要的环节:一是要使肾精化气;二是要使肾气能升散达表。张景岳说"善补阳者,必于阴中求阳,则阳得阴助而生化无穷",这个论点实开精中生气之无穷悟境。凡精不生气者,应该在滋补阴精中配以温动之品,这样就能使静阴转化为动阳。几十年的读书临证,使我深深地体会到,精动则为阳(气),静则为阴的观点,对于提高内伤杂病辨证论治水平和治疗效果,都有着不可忽视的意义。朱熹指出阴阳只是一气,阴气流行即为阳,阳气凝聚即为阴。这种重视阴阳互根的观点,对前辈不少名家都有着深刻的影响。如《沈氏尊生书》云:"命门之火,涵于真水之内,初非火是火,水是水,截分为二。"张景岳《医易义》云:"谓太极动而生阳,静而生阴,动之始则阳生,动之极则阴生,静之始则柔生,静之极则刚生。"张氏在《景岳全书》中又指出:"阴阳原同一气,火为水之主,水即火之源,水火原不相离也。"他在《类经·注法阴阳篇》中说得更为明白:"夫水火皆宅于命门,拆之则二,合之则一""阴阳合一之妙于气水而见之矣,夫气者阳也,气主升,水者阴也,水主降。然水中藏气,水即气也,气中藏水,气即水也。升降虽分阴阳,气水实为同类。"唐容川对这个问题,也持同样的观点。正因为如此,所以元精是动而为阳(气),静而为阴,促以阳动之品,元精即可化为元气,而元气要能达表固卫,还必须再配以升散法才行。

记得中年挑灯夜读《景岳全书》,每多启发,结合平日临诊所遇诸多问题,常有心驰神往之感。见其治"阳虚伤寒"用理阴煎和大温中饮;治"阴虚伤寒"用补阴益气煎,三方均用熟地黄、当归以补精血。再读到景岳谓仲景治伤寒用小柴胡之属补气而散,"至若阳根于阴,汗化于液,从补血而散,而云腾致雨之妙,则仲景犹所未及"时,每每禁不住啧啧叫好,拍案称绝。临床上我用景岳的方法去治疗内外交困之患者,常能收到奇效,于是对景岳之书兴趣益浓,如此理论实践,使人获益不浅。潜心有年后,逐渐感到景岳补精血还是主要着眼于求汗于血,"欲祛外邪,非从精血不能利而达"。这是他的出发点,故补阴益气煎用于"虚在阴分而液涸水亏,不能作汗";理阴煎用于"温补阴分,托散表邪……使阴气渐充,则汗从阴达,而寒邪不攻自散"。我以自己的临床探索,认为景岳之说有必要再进一步:精静则为阴,润泽濡养充实人体形体;动则为阳(气),"鼓舞变化,大阃周身,熏蒸三焦,消化水谷,外御六淫,内当万虑,昼夜无停"。因此,通过补精血以抵御六淫外邪就绝非单纯仅是"汗从阴达"的问题,更直接是一种外御六淫和祛除邪气的力量。

我把根据以上理论所制定出的相应治法称为升补肾精以固表祛邪法。在临床上,我主要是依据下列情况去指导此法的使用。

1.《内经》谓人到中年,阴气自半,此时,精血渐衰,如再出现发坠齿槁,面黧鬓白,筋骨解坠,耳目不聪等症者,就更是精虚的体现。

2. 素常遗精,房劳过甚,产育过多,慢性出血,内伤虚劳等,多为阴精亏损之人。

3. 平时或病时腰膝酸软,脑力和体力劳动均不能持久,久视则目花,稍累则耳鸣,精神萎靡,发枯发脱,肌肤枯涩,脉细,舌质嫩,有裂痕,有这类表现者,多为精虚体质。

4. 遇事容易激动,活动多些,又感到精神强健,静养时反而觉得气弱疲软没有精神。

对上述见证的患者,一旦外感风邪,都要注意使用升补肾精以固表祛邪法,如果当作一般体质对待,用一般常法以解表祛邪,常会加重症状,延长病程,有时还会引起其他变证。

我临床上运用升补肾精以固表祛邪法的一般规律如下。

1. 精虚外感风寒 以黄芪、防风、紫苏、生姜、肉苁蓉、锁阳、菟丝子、熟地黄、首乌等九味药为基础方。身痛甚者加羌活;发冷加葱豉汤;胁肋痛加香附;咳嗽加杏仁、百部;气喘加麻黄、紫石英;夹湿加厚朴、半夏、陈皮;气虚加党参;阳虚加附片;病变后期咳嗽痰多每与六君子汤合方。

2. 精虚外感风热　以金银花、板蓝根、连翘、薄荷、肉苁蓉、锁阳、生地黄、首乌等八味药为基础方。咳嗽痰多加杏仁、浙贝母、瓜蒌皮;头痛较甚加桑叶、菊花、蔓荆子;咽喉红肿疼痛加马勃、玄参;高热加葛根、黄芩、知母、花粉、重楼;夹湿加藿香、佩兰;夹暑加荷叶、西瓜皮、六一散;病变后期气短自汗每与生脉散合方。

无论风寒风热,凡精虚外感患者病愈后,我每根据病人当时的具体表现,再结合时令气候等情况,配合食疗以善后,这样做对治病和治体,巩固和预防均有益处。兹举两例病案如下,以说明临床运用情况。

周某,女,54岁,教师。形体瘦削,面色苍黄,颇呈老态。一周来恶寒,身痛骨楚,咳嗽,痰多色白为泡沫状,晨起恶心微微汗出,胃胀,不思饮食(平时食量较佳),舌苔薄白微腻,已服辛温解表宣肺止咳药数剂,汗出而表证仍未解,反见恶风,自觉疲惫不堪。两尺脉沉细,右寸关浮弦,左寸关弱,气短腰酸,坐立均不能持久,懒于言语。此乃精虚外感风寒,处方为:杏仁9g,紫苏叶9g,法半夏9g,炙前胡9g,炙麻黄6g,甘草3g,谷芽15g,锁阳9g,肉苁蓉9g,熟地黄10g,制首乌12g,取两剂。

二诊:咳嗽吐痰明显减少,恶风恶寒及身疼自汗消除,唯觉筋骨解坠,下肢尤甚,腰腿软,纳差,晨起时仍有轻度恶心。仍用上方加党参15g,黄芪12g。连服两剂后,诸精虚见症明显好转,咳嗽仅偶有发生,食欲亦恢复往常。嘱其停药,用当归头10g,生姜25g,精羊肉250g,熬汤服食数次,用食疗调补精血,强身防疾。

钟某,男,37岁,干部。素有失眠史,背心有掌大一块部分发凉,已数年。平时稍有不慎即易伤风感冒。这次因汗出脱衣迎风,遂觉头身痛乏,恶寒、微咳痰少,骨楚腰酸,两䐃及腿胫自觉疲极,如久行走后酸软之状。服数剂辛温解表之剂,初服略有好转,续服却又依然如故,虽恶寒有所减轻,且增发热口苦之症,舌质红苔微黄而少,口略渴,脉浮数,右甚于左,两尺俱细。自觉气短,略有下坠感觉,口中无味,但食欲正常。此乃精虚外感风寒,寒已化热,方用:金银花15g,板蓝根15g,薄荷5g,肉苁蓉9g,锁阳9g,制首乌15g,生地黄12g,杏仁9g(去皮尖),瓜蒌皮9g,花粉9g,羌活9g,桑寄生18g。

二诊:服上方两剂后,感冒诸症显著减轻,现又感到入寐不易,疲惫,咽喉略干燥,舌上无苔,质红,方用合欢皮 18g,夜交藤 18g,琥珀 9g(冲服),制首乌 12g,麦冬 10g,苇根 15g。连服两剂而安。嘱其用百合 15g,黑芝麻 10g,熬稀粥每日一次,连服一周以养阴宁神。

综上所述,古今论治感冒,均认为有虚人感冒的类型,但在分型上,仅提到气虚、阳虚、血虚、阴虚四种。而阴精在人体中的重要作用又不容忽视,这在理论上是推之可求,在临床上也是有迹可察的,故而精虚感冒这种证型亦当在虚人感冒中自立理法方药。

八、升补肾阴之理法及运用

升补肾阴是一种治则,前人对这种治疗法则有所论述及运用,惜乎见诸文字多零碎而不系统,以致今日多被忽视而被认为"奇谈"。此法若用之得当,能起沉疴,疗痼疾,实有补于常法之不逮,理当正视,值得通过临床实践去补充、提高,以丰富中医的治则。今就自己临床所得,结合前人论述,整理成文,约略言之。

(一) 升散是肾阴发挥作用的重要运动

肾阴又称元阴、真阴。张景岳谓其"五脏之阴气,非此不能滋"。其功用于人体生命活动之重要,历代医家论之颇详,勿须赘述。这里想谈谈自己对阴阳动静的看法和体会。

阴主静,但此静不过是与动相对而言,并非绝对静止与凝固,否则就是死寂,死寂之阴既不能滋养形体,也不能化气助阳,无生命力可言。《素问·上古天真论》云"肾者主水,受五脏六腑之精而藏之",倘若没有运动,这些精又如何能到达肾而被贮藏? 前贤又谓"五脏之伤,穷必及肾",离开了运动,肾阴又何以会被其他脏腑所消耗? 推而广之,肾藏精而生髓,脑为髓海;肾主骨,齿为骨之余;肾开窍于耳,其荣在发,经脉夹舌本,肾阴如果纯粹静止而没有运动,那么又何以能达于骨、髓、脑、耳、齿、发、舌以行滋荣等生理作用? 由此可见,肾阴必须通过运动才能对人体发挥其正常的生理作用。

中医对人体生命活动中的各种运动,归纳为升降出入四种形式。肾位居于下焦,肾阴向之上和之外的脏腑组织器官发挥生理作用时,必然以升散为主要的运动形式。前人对肾这种运动形式的必然和重要性都早有认识,如李东垣在《脾胃论》中说:"脾主五脏之气,肾主五脏之精,皆上奉于天,二者俱主生化以奉升浮。"朱丹溪在《格致余论》中也指出:"人之有生,心为火居上,肾为水居下,水能升而火能降,一升一降,无有穷已,故生意存焉。"通过这些论述,我们可以体会到,前人非常重视肾阴之升,认为肾阴之升是维持整体阴阳、水火、升降关系处于平衡、相济、协调的重要运动形式。

(二)肾阳脾气对肾阴上升的影响

肾阴之所以能够进行上升和外散的运动,主要是依靠肾阳和脾枢的帮助才得以进行。《慎斋遗书》云:"夫肾属水,水性润下,如何而升? 盖因水中有真阳,故水亦随阳而升至于心,则生心中之火。"阴主静,肾阴能在升降出入的运动中不至于因静而沉陷与枯寂,缘于肾阳之推动;阳主动,肾阳在升降出入的运动中不至于因动而浮越与冲激,缘于肾阴之静藏。此正是动静相依,阴阳相济,致"升降相因,而变作矣"之道理的所在。

人体中脏腑不仅各自进行自己的升降出入运动,更相互制约与化生,以维系整体的升降出入运动。周学海在《读书随笔》中引用朱丹溪语:"脾具坤静之德,而有乾健之运,故能使心肺之阳降,肝肾之阴升,而成天地之泰。"历代医家均指脾胃为整体升降之枢纽,认为脾胃之升降在整体升降中具有重要的作用,故脾气之升,对肾阴之升有着极其重要的影响,特别是肾阴在参与整体升降时,脾的作用尤其需要注意加以调整和利用。

(三)肾阴虚不升的病症表现

肾阴虚不升,就是在出现肾阴虚的诸种临床表现的基础上,由于不升,而影响到肾阴与其他脏腑器官之关系,出现因肾阴不能滋荣它们的种种病症。这些症状加以归纳,每有上不足和下陷之区分。上不足,为肾阴不能升散以滋荣其上和外,比如说,肾阴不能升至脑,则头晕发枯;不能升至目,则目昏花;不升至齿,则齿摇;不升至心,则心悸、失眠;不升至肺,则咳嗽、肺痿、表卫不固;不升至脾,则纳呆、食而不化等……比不升更为严重的是下陷,肾阴下陷则往往会出现崩漏、滑胎、淋浊、带下、阴挺、泻痢、脱肛、疝坠等病症,也即是说,在这些通常认为是下陷的病症中,还存在着一种肾阴虚下陷的证型。

肾阴虚不升以至下陷者,在临床上的诊断要点为:

1. 首先必须具备肾阴虚的症状。

2. 上部脏腑器官"体用"不足或虚亢(凡具备上述两点者,则可诊断为肾阴虚不升)。

3. 下部脏腑器官"体用"下陷(凡此条与第1条共见者,可诊断为肾阴虚下陷)。

(四) 升补肾阴法的具体组合

关于滋补肾阴的方药,诸书皆有记载,这里无须赘述。但如何才能升散肾阴(即对于肾阴之具体升法)呢? 总体来说,肾阴之升约有 5 法,兹分别论述于下。

1. 舟楫引升法 由于全身均需肾阴之滋荣,故在补肾阴的药物中配用升提的引经药物,能帮助肾阴升补之去向的选择。如配用葛根,能引升至脾肺;桔梗引升至肺;鹿角(茸)引升至颠顶脑髓;菊花引升至头目等等。而升麻、柴胡则更是临床上习用的升提之品。

2. 补阳助升法 因为肾阳对肾阴的上升和外散,从本脏范围内讲,有重要的协助作用,所以,在补肾阴的方药中伍以促动之品,就能促使阴精化气上升,此即通过配用少许助肾阳的药物,以促使大量补肾阴药物能借肾阳之动以上升。如果在肾阴虚的病症中,又兼有肾阳不足的情况时,这种升法的使用就尤其必要了。一般常用的药物为肉桂、附片、肉苁蓉、锁阳、淫羊藿等。

3. 补脾助升法 当中气不能帮助肾阴上升的时候,须使用这种升法,常选用的药物为党参、黄芪、白术、升麻、柴胡。

4. 厚味填升法 单纯肾阴不足,且主要偏于肾精亏损者,必须厚味填补方能补其不足。填满即是上升,填字本身就包含有上升之意。历代医家,用厚味填补下焦,以益精助髓补脑化气,治疗上部之"体用"不足的医案和论述,实属常见,在眩晕、目疾之中,尤其多见。常用药物为熟地黄、山茱萸、枸杞子、菟丝子、人参、当归、紫河车、鹿角胶、阿胶,各种动物的骨髓、乳汁等。

5. 表散助升发 如果把补肾阴的药物与表散之剂融汇于一张处方中,那么所补充进人体的肾阴,就会随表散之剂而升散流动于人体的头面肌表,并发挥肾阴对这些部位的作用,使正气得助,达到祛除病邪之目的。此法主要用于肌表和头面部因肾阴不足而引起的外邪入侵所造成的诸种病变。

（五）升补肾阴法的临床运用举隅

1. 感冒 在"精虚表疏，须升补阴精固表"一节中，对此中理法已有所论述，这里仅举一验案如下：

杨某，男，34岁，干部。体质消瘦，容易伤风感冒，每次感冒常迁延半月至一月。今又外感风寒，恶心呕吐，时寒战，舌质淡，苔白腻，脉沉细而迟，腿胭酸软无力，周身困乏酸楚，头昏晕。住入某医院，经西医药治疗六日无效而转中医治疗。服藿香正气散煎剂后呕恶减轻，但余症更甚，以致不能起床活动。根据患者平素体质、病史、食欲正常等情况综合分析，此乃肾精亏虚不能升散至肺卫的缘故，应当在补肾阴的方药中配用表散助升法以扶正解表：熟地黄15g，黄芪15g，防风10g，菟丝子12g，肉苁蓉12g，锁阳12g，山药15g，紫苏10g，生姜10g。一剂后精神体力有所恢复，一身自觉轻松，连服数剂后病愈出院。

方中肉苁蓉甘咸温，锁阳甘温，菟丝子辛甘平，均为温而不燥、补阳益阴之品；熟地黄甘温，补养阴精营血，四味药物合用，颇具阴中求阳之妙。与黄芪、防风、紫苏、生姜四味升散走表之品融于一方，一派上升之势，能助肾精化气，以达于肺卫肌表补正祛邪，故尔效彰。

2. 心悸 在心血不足和心肾不交的心悸证中，其中有由于肾阴不能上升以济心血或心火的类型，治这种心悸，宜升补肾阴，舍升则效差，逆升则增病。读前人医案，可知对此中理法早有深入的认识，兹录《清代名医医案精华》王九峰医案一则，即可窥其一斑。

"心为君主之乡，肾为藏水之脏。火性炎上，水性润下。水欲上升，火欲下降。水无以上升，火何以下降？水火不济，心肾不交，是以心烦意乱，不知所从，宗气上浮，虚里跳动，脉来软数无神，有惊悸、健忘之虑，法当壮水潜阳为主。洋参、茯苓、归身、萸肉、五味子、菟丝子、杞子、柏子仁、山药，为末，以生地黄、天冬、冬术煎膏，加龟鹿胶，待熔化，和药末为丸。"

3. 腹泻 腹泻一证，也有因阴气不升或下陷而造成的，如《傅青主男科》在虚痨门中，便载有阴虚下陷所致腹泻一节："凡人阴虚脾泻，岁久不止，或食而不化，或化溏泄，方用熟地黄一两，山药五钱，山萸五钱，茯苓三钱，白术五钱，肉桂一钱，升麻三分，五味一钱，车前子一钱，水煎晚服。此方纯是补阴之药，且有升麻以提阴中之气，又有温燥之品，以暖命门而健脾土，何至再溏泄哉。"我通过临床反复观察体验，对这一类阴虚下陷之腹泻逐渐有所了解和认识。这种证型的特征,主要有以下几个要点。

(1)临床表现:反复腹泻,病程比较长,但具体可以是白日泻,亦可以为五更泻,泻时有的可出现腹痛,有的也未见腹痛,总之,均以溏泻为主,排泄物不甚臭。有兼夹证候时,泻势可猛,而无兼夹时,泻势常缓。

(2)诊断要点:舌上无苔,或有少许浮苔,苔质如豆花状,表现为嫩腻疏浮,舌体以光如镜面,中有裂纹为特征,舌色红或绛,也有淡白的患者,脉细弱或细数,总之以细为主。

治疗这类腹泻,我每将傅氏上方中山茱萸加为 24g,山药加为 30g,疗效颇佳。如黄某,女,54 岁,患五更泻已五年多,面色㿠白浮肿,能食不化,所泻之物每浮于水面,多为未能很好消化的食物残渣,有时腹痛,有时又不痛,无一定规律。曾经服用过多种西药抗生素,中药用过四神丸、椒附丸、五味子散等温肾固涩止泻之方,鲜有效时。观其舌光如镜,中有爻形裂纹,苔微白腻,如洒于舌体之上,伸舌时津液丰润欲滴,脉沉细。诊断为肾阴虚下陷型腹泻,治则为升补肾阴,少佐固涩利尿,处方为:熟地黄 30g,山药 30g,山茱萸 24g,茯苓 10g,白术 15g,升麻 1.5g,五味子 3g,石斛 15g,肉苁蓉 15g,车前子 6g。水煎,日服三次。此方服至十剂后,五年之痼疾基本治愈。

4. 血痢　《辨证奇闻》痢疾门中载:"人有下痢纯血,色如陈腐屋漏之状,肛门大开,不能收闭,面色反觉红润,唇似朱涂……凡下痢纯红,开手即宜用补阴之药……夫下痢纯血,原是阳旺阴虚之症,不补阴以制阳,反助阳以攻阴,则阴气愈虚,虚极则阴气但有降无升矣,肛门大开不能收闭,正有降无升之明验也……治法急救其阴以引其阳气之下降。兼补其阳以提其阴气之上升……方用补阴升提汤:人参一两,熟地黄一两,白芍三两,茯苓一两,升麻二钱,甘草一钱,山药一两,北五味子三钱,山茱萸一两,诃黎勒三钱,水煎服。"

观此文言之有理,而临床按证治之又确有疗效,如白某,女,6 岁,腹痛下痢,越日而下痢纯血,日达二十余次,经西医诊断为出血性肠炎,治疗二日下痢依旧。观患儿下痢纯血,血色鲜红,唇似涂朱而干燥,舌苔薄黄、脉细数、额热、腹皮热,察肛门红赤,其括约肌松弛,精神委顿,口渴思饮。方用:红参 3g(另煎兑入),五味子 3g,麦冬 15g,熟地黄 15g,生地黄 20g,白芍 50g,升麻 1.5g,山药 30g,山茱萸 10g,仙鹤草 15g,地榆 15g,用灶心土泡水取汁煎药。一剂血减大半,二剂血止。

5. 阴丸肿痛　《医贯》湿论中记叙一案云:"余一日患阴丸一个肿如鸭卵,发热,以湿热证治之,不效,细思之,数日前从定海小船回,有湿布风帆在坐下,比上岸始觉，以意逆之，此感寒时在肾丸也，乃用六味地黄，加柴胡、吴茱萸、肉桂各一钱、独活五分，一服热退，再服而肿消。后有患偏坠者，此方多妙。"赵氏此案，给予我不少启发，疝痛病位在下，从病机上看多为肝肾之气不能升提反而下陷，属虚者，在肾应该有阴阳之别，这一类的病人主要表现为坠，睾丸多肿胀下坠且疼痛，如收缩则不属于下陷类型，凡属肾阴虚下陷者，用赵氏此方多收奇效。房劳过度、遗精过频之人，也常出现不同程度的睾丸下坠疼痛症状，每牵引少腹、自觉内热，可用六味地黄丸加升麻、柴胡、荔核、橘核。如果触冷受凉，可加沉香、木香、吴茱萸。

6. 阴挺等症 《傅青主女科》治产后"水道中出肉线一条，长二三尺，动之则疼痛欲绝，人以为胞胎之下坠也，谁知是带脉之虚脱乎……方用两收汤：人参一两，白术二两(土炒)，川芎三钱(酒洗)，熟地黄二两(九蒸)，山药一两(炒)，山萸四钱(蒸)，芡实五钱(炒)，扁豆五钱(炒)，巴戟三钱(盐水浸)，杜仲五钱(炒黑)，白果十枚(捣碎)。水煎服，一剂而收半，两剂则全收矣"。细析此方，实乃一肾阴虚下陷为主的病症，方中将补肾阴法与补阳、补脾助升法合用，从而使带脉虚脱得以收固。傅氏在此方后自注云："此方凡肾虚、腰痛、遗尿皆可治，甚勿轻忽。"我临床上将此方加减用于产后阴挺、腰脊下坠疼痛、成人或小儿遗尿、遗精、带下、滑胎等病症。在这些病症中，只要具有肾阴虚不升或下陷的证候时，坚持服用此方十余剂，常收卓效，实实"甚勿轻忽"。

以上仅略举肾之阴虚不升或下陷所致治病症数端，至于其他如眩晕、咳喘、健忘、淋浊、大气下陷等病症中，也常常可以见到此种类型，这里就不再一一列举了。总而言之，升补肾阴之法，在临床上有着广泛的用途，读古今名家医案，诸多久病虚损之疾，常用升补肾阴之法。由于肾位居下焦，在人体生命活动中又发挥着极其重要的作用，故升补肾阴一法，实乃具有非常重要的价值。

九、阴 虚 生 湿

(一) 精虚生湿，补精为除湿之本

基于我对精动则为阳(气)，能"熏蒸三焦，消化水谷，外御六淫，内当万虑"

之认识,因而合乎逻辑的推论结果必然就是:精虚会造成气乏,这样就有可能造成人体水谷津液的运动发生障碍,从而引起积水成饮,饮凝为痰的后果。也即是说,精虚不能保证动而生阳(气),就有产生水湿、痰饮的可能(为了论述简便,这里把痰饮水湿简称为湿)。对于这种精虚→气乏→生湿的途径,前人曾有论述,这里引《张聿青医案》喘咳中一案:"肺在上主气之出,肾在下主气之纳,肾虚封藏不固,则肾气不能仰吸肺气下行,气少归纳,所以体稍运动,即觉气急。素有之痰饮,为冲阳夹之而上,咽痒咳嗽,甚至见红。特是肾之阴虚与肾之阳虚,皆令气不收藏。左脉弦大,且有数意,断无命阳不振,寒饮上泛而脉不沉郁,转见弦大之理。所以脉大而左部为甚,以肝肾之脉,皆居于左,其为肾阴虚不能收摄无疑。况所吐之痰,牵丝不断,并非水饮。饮之所以为痰者,热炼之也。仲景小青龙汤、真武汤为痰饮之要方。汤曰'青龙',为其行水也。'真武',水神名,为其治水也。足见饮即水类,与痰浊绝不相同。下虚如此,断勿存观望之心,而使根蒂日近空乏,用介宾先生左归饮法。紫口蛤壳、生地炭、怀山药、长牛膝、萸肉、白茯苓、车前子。"

从中可以看到,这些文字已经明确指出肾精不足,能导致肾和其他脏腑的功能活动低下,此乃精虚气乏机理之一部分。之所以要不厌其繁地大段引用原文,就是因为这是一例精虚而致气不收藏,从而引起痰饮喘咳的医案。

精之生理作用的另一个方面,乃是充实诸脏腑以至全身形体之精微物质。精的本身,毕竟为有形之物,在人体脏腑经络和骨缝之中,就必然要占有一定的空间;精一旦亏虚,也势必相应的会在人体中留出一定的空隙。这些空隙迟早都会由其他有形之邪所乘虚而踞,水饮痰湿均为有形之邪,因此都有乘虚而入的可能性。这种精虚→隙空→湿侵,就是精虚产生痰饮水湿的另一条途径。对此,前人也曾明确地谈到过,如《柳选四家医案·静香楼医案·痿痹方》:"脉虚而数,两膝先软后肿,不能屈伸,此湿热乘阴气之虚而下注,久则成鹤膝风矣。生地黄、牛膝、茯苓、木瓜、牡丹皮、薏苡仁、山药、萸肉、泽泻、萆薢。"《柳选四家医案·环溪堂医案·中风门》:"肾藏精而主骨,肝藏血而主筋,肾肝精血衰微,筋骨自多空隙,湿热痰涎乘虚入络,右偏手足无力,舌根牵强,类中之根,温补精血,宣通经络,兼化痰涎,守服不懈,加以静养,庶几却病延年。"(方药此处略)前人案中此类论述尚有,不再多引。但仅以上两案中,对精虚隙空而致湿、痰得以乘虚而入的病机,讲得何其明畅!

我引用上述前人医案,是想说明精虚生湿是客观存在的,不论医生的主观

愿望如何,必然都会从不同的角度和深度,体会和认识到这个问题的存在。上述两种精虚生湿的途径和治则如下:

(1)精虚→气乏→生湿;补精→旺气→除湿。

(2)精虚→隙空→湿侵;补精→填隙→排湿。

兹各举一例比较典型的验案如下:

精虚气乏生湿案:王某,女,68岁。患者肺结核十余年,肺气肿、肺心病四年多。最近一月来,发热恶寒,唇舌发紫,舌苔中部无苔,两边各一条白腻苔,口苦,饮食无味。咳嗽无喘,痰多呈泡沫状,双下肢水肿至膝,按之凹陷,心累心悸、食纳甚差,面色黧黑晦暗,形体消瘦。查血:白细胞计数 12 000/mm³,中性粒细胞 80%,经青霉素、链霉素注射治疗一周,进展不大。诊其脉细数,自觉痰咸,疲惫、懒言、下肢略冷。此乃肾精亏虚,气乏水泛,肾不纳气之故,治疗应当以补精旺气助纳为主,佐以除湿化痰之品,方用:熟地黄 15g,当归 10g,肉苁蓉 10g,锁阳 10g,紫石英 15g,谷芽 10g,法半夏 6g,陈皮 6g,葱白三节,另用红参 3g,五味子 3g,麦冬 9g,煎汤代茶饮。

自此停止其一切其他中西药物,上方连服五剂后,血象恢复到正常范围,诸症好转,食量食欲也恢复往常,痰明显减少,水肿消除,能出户外活动。这次由外感引起的诸种症状,得到了较好的控制。

按:该患者年近古稀,精血早衰,且久病缠身,发坠齿落,耳聋目花,形体瘦削,都是明征。面黧,咳嗽多年,痰多,每外感风寒则下肢水肿,素有痰饮可知。一月来,前治作脾气虚用参术陈夏,作肾阳虚用桂附八味,作心阳虚用苓桂术甘,俱无效果。有用金水六君煎而略有疗效,惜因见患者食纳差而未敢坚持服用。我接手诊治后,用金水六君煎随证加减治之,不仅很好地控制住感染,而且对精虚、纳差、咳痰等多方面症状,都具有较好的疗效,症状得到明显的改善。由此可见,精虚不化气,内则脏腑功能衰减,外则抵御能力降低,往往会因之而出现内外交困的局面,在这种情况下,只有抓住精虚气乏这个根本进行调整,外邪、痰饮、水肿、咳喘、纳呆等标症,才会随之迎刃而解。否则本末倒置,不仅贻误病机,增加病痛,还可造成不测。关于本案的诊断,除上述通过对以往治疗情况、体质表现等进行分析外,脉细痰咸、高年体瘦、痰多色白、水肿无热象等,亦是诊断为精虚气乏而产生痰湿的重要依据。王孟英治张与之令堂,认为"脉细痰咸,阴虚水泛",治当补肾阴,我在临床亦以此为诊断依据,颇能得心应手,可见前人经验之谈甚为可贵。

精虚隙空湿侵案:史某,女,26岁。连续三年,每年农历 6 月底,即发生严重的持续的咳嗽痰喘,到9月底便自行逐渐停止。第二年发作和停止时间,又照样如此。第一年经其他医生用中西药物进行治疗(详细用药情况不清楚),基本卧床3个月。第二年由我的学生接手诊治,患者体瘦,面黄如蜡,恶寒,入夜咳喘更甚,舌苔白腻,舌质淡薄,口苦,咳喘频频,涕泪俱出,痰多起涎,吐之丝不断,脉弦紧而数。用小青龙汤合真武汤、桂枝加厚朴杏子汤、二加龙骨牡蛎汤、射干麻黄汤等加减论治,使得这一年卧床时间减少,能下床活动,但不能停药,停药一日则发作如旧,症状总体上讲,能控制大半。第三年在诊治期间,我偶然在诊室见到患者,经仔细诊视后,认为总体治法不悖,但由于患者体瘦舌薄,乃精亏也,带下清稀而量多,痰多起涎,吐之如丝不断,亦是精亏之证也。此证乃平素精亏,经期有亏,劳累更亏之后,在下田割谷时,湿邪得以乘虚而侵入肺络之故。夏末秋初发病,入冬则病愈,就说明了湿邪所留在肺络之中,且所现症状,均为肺家病变,倘若病变在脏腑而不在经络,当四时如斯,不必随季节发作和停止。乃疏方:附片10g(先煎),锁阳10g,肉苁蓉10g,熟地黄10g,山茱萸10g,当归10g,苍耳子15g,地龙10g,菟丝子10g,麻黄9g,杏仁10g,款冬花10g,陈皮6g,法半夏10g。坚持以此方为基础方加减治疗,即能参加一般的劳动生产,在服药期间一直未喘,仅时有咳嗽,三日服一剂药,有时尚可间断一二日,停药期间情况亦比较好,这是过去从未有过的现象。由于精虚难以骤复,嘱其不必停药,可用上方加减服至病愈。入冬后为肾所主气,精不足者,补之以味,可常用当归、羊肉、附片熬汤服食,以此培养精血,脾精复能填充肺络,湿邪自无盘踞之处,病即不再复发。

按:此患者平素精亏,在打谷季节时劳累过度,适遇月经来潮,浸泡水中而后患病,发病即喘咳、恶寒、身痛。仔细分析,从中可以看出是由于精亏不能填纳肺络,肺络空虚,湿邪乘机侵入所致,所以症状主要为肺之症状,发病季节为肺之主令。第一年的治疗,未能排出湿邪,湿邪气得以盘踞,导致第二年再度发作。第二年的治疗,对湿邪虽有所打击,惜未重视精亏为邪侵之根本,故而仅仅是未使邪气发展而已,精不充络,湿邪不可能得到根除。第三年的治疗效果显著,就是因为抓住了精亏→隙空→湿邪存肺络的这个病机,标本同治的缘故。由此可见,精亏隙空所造成的痰饮水湿等病变,并不仅局限于痿痹之类的病症。由于阴精要充填全身,所以内而脏腑,外而经络,都可能因之而造成相应的、多种多样的病变。

"精虚→隙空→生湿"这种类型的病变,在临床上往往容易被医者忽视。医生常仅注意到外邪的入侵,而忽视"精虚→隙空→湿邪"乘虚而入这个本质性的问题,只治其标,不顾基本。所以祛邪治标,虽效果好一点这也是本存标暂去之结果,不久标症又复,形成"野火烧不尽"的局面;而治疗效果比较差的,就是使标本都更趋向恶化。总之,这种只顾治标,不重补精治本的治疗方法往往会因之而损伤正气,使之成为病患长期存在和发展的内在因素。这样一来,"精亏→隙空→生湿"就不仅会演变出各种各样的具体病症,而且往往成为慢性病、久病、痼疾了,此案就是一个显明的例子。如果在理论上认识到了这个问题,了解到了这个问题的各个具体环节之间的因果、主次、标本等关系,以及发展的趋势以后,就完全可以及时地、早期地杜绝其发展。鉴于以上原因,所以对这种病机值得进一步从理、法、方、药上加以讨论和总结,使之能用于临床。

(二) 简论"阴虚生湿"

阴,指精、血、精液;湿,包括痰、饮、水、湿,都是广义的名词。阴虚能不能生湿?对此前人未曾直接提及,但也并非未露蛛丝马迹。我认为,根据中医理论来推论,阴虚可以引起人体功能之气不足,从而造成气机、气化的功能失常,引起津液的代谢障碍,产生水湿潴留,出现湿邪。这时就这一问题作一初步探讨。

前人说"孤阴不生,独阳不长""无阳则阴无以生,无阴则阳无以化",就是说人体的阴阳双方,只有维持在动态平衡的基础上,相互作用、促进、转化,才能保证人体功能活动之正常进行。阴是如何支持人体的功能活动的呢?中医学认为,没有人体形体的存在,就不存在相应的功能活动,而功能活动和形体的存在,又必须依据精、血、津液作为物质基础。津液能够濡润形体,营血能够滋养形体,阴精能够化为元气,这都说明阴直接和间接地支持了人体功能活动。正是阴阳双方对立而又统一的协调作用,才使脏腑经络的功能活动得以实现。因此,阳的这一方面可以增强和削弱人体的功能活动,阴的方面也同样可以增强或削弱人体的功能活动。二者都可以通过各自途径和方式的增强或削弱,以影响人体的气机和气化活动,从而造成人体内气血津液水谷精微在人体内的代谢紊乱,引起水湿、痰饮等病理产物的产生。当阳虚造成气机、气化失常引起痰湿时,应当补其阳气,张仲景早在东汉时就提出了"病痰饮者,当以温药和之"的治疗原则,并得到了历代医家不断地发扬光大,使之日趋完善。但是,当阴虚干扰和削弱了人体功能活动,产生痰湿后,不滋阴就不能恢复气机气化的正常活动,就不能消除痰湿,就达不到治本之目的,在这方面我们应该引起足够的重视。由于理论上没有充分认识到阴虚有生湿的可能性,所以当阴虚和湿邪共见时,治疗甚感棘手,认为滋阴有碍于湿,利湿有损于阴,因而不敢放胆将滋阴和祛湿药同用。往往拘泥于邪去正安之说,而先治湿,欲待湿去后再滋阴,这对于阴虚兼夹湿邪的证型来说,比较正确。而对于阴虚产生湿邪的证型,却并不合拍,只能使阴更亏,湿难尽,更有甚者,使湿邪更加缠绵难愈。对于阴虚生湿的病症,治疗当以阴虚为本,要大胆养阴,照顾除湿,方能有效。近人亦从多方面谈到这个问题,如对肝硬化合并腹水之阴虚湿热型,主张要大胆养阴;有人发现单纯输液不能纠正阴虚,湿和阴虚并不是属于体内水分多与少对立矛盾的两个方面,阴虚不是指一个脱水的病理过程;又有人指出,一方面在阴虚病例的病理检查中,未发现有组织间或细胞脱水,也没有见到有效循环血量减少。另一方面,湿不是指有效循环血量的增多,也不是完全代表全身组织间液的增多,而滋阴药可能不一定完全加重湿的程度。这些都说明了阴与人体中的水分有区别,补阴不是补充人体的水分,而是补充人体生命活动得以进行的物质基础。实践已经证明,而且将要继续证明,阴精在人体内与阳气占有同样重要的地位,只有在阴阳之间处于动态平衡的基础上,才能保证人体功能之气的活动正常进行。阴阳任何一方亏损,都会削弱人体的功能活动,从而造成体内物质代谢障碍,产生相应的病理代谢产物。由于医学是一门实践性的科学,所以,不管医生的主观愿望如何,其处方用药只有合乎了客观实际,才能产生较好的疗效。如果我们用上述观点去看待前人医案时,就会发现,当阴虚生湿时,只有补阴才能祛湿这种观点,已深入到前人的理法方药中去了。

这里有必要先讨论一下阴虚生湿和阴虚夹湿的异同。二者都是阴虚和湿邪同时存在于一体,这是共同点。不同的是,在阴虚生湿中,湿产生的根本原因在于阴虚,治疗上只有补阴才能从根本上消除湿邪;而在阴虚夹湿中,阴虚和湿之间处于一种兼夹关系,各自有其产生的原因和引起的结果,在治疗上应当分而治之,一般是先驱邪而后扶正。王孟英在一则医案中,对阴虚夹湿的治疗原则作述精辟的论述:"陈足甫,禀质素弱,上年曾经吐血,今夏患感后,咳嗽夜热,饮食渐减,医作损治,滋阴潜阳,久服不效。孟英诊之。曰:阴分诚虚,第感后,余热逗留于肺,阻气机之肃降,搏津液以为痰,此关不清,虽予滋填培补之药,亦焉能飞渡以行其事耶? 先清肺气以保胃津,俾治节行而灌溉输,然后以甘润浓厚之法,补其真阴,始克有济,如法施之,果渐康复。"阴包括津液、血、精,三者程度和所主脏腑均有所不同。津多指肺胃津液,血多是心肝之营血,精乃肾精。阴虚生湿之阴虚,也常表现为以这三者之一亏虚为主的情况。这里分别各举一例前人医案以说明之。

以精虚为主的生湿病案:

徐右,产后两月余,遍体浮肿,颈脉动时咳,难于平卧,口干欲饮,大腹胀满,小便短赤,舌光红无苔,脉虚弦而数,良由营阴大亏,肝失涵养,木克中土,脾不健运,阳水湿热,日积月聚,上射于肺,肺不能通调水道,下输膀胱,水湿无路可出,泛滥横溢,无所不到也,脉症参合,刚剂尤忌,急拟养肺阴以柔肝木,运中土而利水湿,冀望应手,庶免凶危。

南北沙参各三钱,连皮苓四钱,生白术二钱,清炙草五分,怀山药三钱,川石斛三钱,陈广皮一钱,桑白皮二钱,川贝母三钱,甜光杏三钱,大腹皮二钱,汉防己三钱,冬瓜子皮各三钱,生薏苡仁五钱,另用冬瓜汁温饮代茶。

二诊:服药三剂,小溲渐多,水湿有下行之势,遍体浮肿稍见减轻,而咳喘气逆,不能平卧,内热口干,食入之后脘腹饱胀益甚,舌光红,脉虚弦带数,皆由血虚阴亏,木火上升,水气随之逆肺,肺失肃降之令,中土受木所侮,脾失健运之常也。仍宜养金制木,崇土利水,使肺金有治节之权,脾土得砥柱之力,自能通调水道,下输膀胱,而水气不致上逆矣。

南北沙参各三钱,连皮苓四钱,生白术二钱,清炙草五分,川石斛三钱,肥知母一钱半,川贝母二钱,桑白皮二钱,大腹皮二钱,汉防己二钱,炙白苏子钱半,甜光杏三钱,冬瓜子皮各三钱,鸡金炭二钱。

按:此案为丁甘仁医案。该患者病于产后,营阴大亏,肝失涵养,木克中土。观其舌光红无苔,口干欲饮,显为肺胃阴亏之候,故丁氏将清养肺胃之阴贯彻始终。方中用南北沙参、石斛、怀山药,而未选用当归、芍药之类补血之品,这就说明了,虽为产后,但肺胃津亏有甚于营阴亏损,斯为致水肿的主要内因。此案为产后营阴未复,又见肺胃津亏,使肺金失治节之权,脾土无砥柱之力,水道不能通调而致肿胀,丁氏用药,恰合病机,故收效甚佳。

以血虚为主的生湿病案:

范廉居之室人,患恙,苔腻口酸,耳鸣不寐,不饥,神惫,脘痛、头摇,脉至虚弦,按之涩弱。以当归、白芍、枸杞子、木瓜、楝实、半夏、石斛、茯神、竹茹、兰叶、白豆蔻为调营养气和胃柔肝之法,数啜而瘳。

按:此案为王孟英医案。其耳鸣,不寐、神惫、脉至虚弦,按之涩弱,乃营阴内亏。不饥、口酸、苔腻、脾虚湿渍成痰。方中当归、白芍、枸杞子、石斛、木瓜补血敛阴和肝,半夏、茯神、竹茹、兰叶、白蔻调气化湿以祛痰。

以精虚为主生湿病案:

张与之令堂,久患痰嗽碍卧、素不投补药,孟英偶持其脉曰:非补不可。与大剂熟地药,一饮而睡。与之曰:吾母有十七载不能服熟地矣,君何所见而重用颇投?孟英曰:脉细痰咸,阴虚水泛,非此不为功。以前服之增病者,想必杂以参、术以助其气。昔人云“勿执一药以论方”,故处方者,贵于用药能恰当病情,而取舍得宜也。

按:观王孟英此案,其“阴虚水泛,非此不为功”之语,将阴虚生湿说得多么明白和透彻!从其“以前服之增病者,想必杂以参、术以助其气”之文来看,阴虚生湿与气虚生湿之间,从实质上讲,确有很大区别而不容混淆,混治必然无效。由于肾精为人体元阴,真阴,在人体中的作用可谓大矣,所以,精虚生湿的问题实不容忽视。该患者十七年未用熟地黄以补精,从一个侧面告诉我们,阴虚生湿在医界被忽视的程度是很大的。

综上所述,我认为,阴虚生湿已在理法方药上得到了确定,在古今临床实践中虽已被自觉和不自觉地运用,但在理论上却未引起足够的重视,与阳虚生湿相比较,大为逊色,因而有认真探讨和确立这个理法的必要。

(三) 再谈“阴虚生痰湿”

阴是体内津液、营血、阴精的总称。关于阴虚产生痰湿的理法方药,历代,特别是明、清医家从不同角度有所论及,但历来对其病机和治疗的论述和介绍却较少,现据自己多年读书和临床揣摩所得,谈谈对这个问题的肤浅认识。

1. 阴虚产生痰湿的机理 阴在人体中的作用主要有二:一是阴化气以支持人体生命活动;一是充实、濡养、润泽形态实体。如果说这两种作用都直接关系到人体气机和气化活动的话,那么前一种作用很容易理解,而后一种作用就有必要在阐述一下。《素问·六微旨大论》云:“出入废则神机化灭,升降息则气立孤危。故非出入,则无以生长壮老已;非升降,则无以生长化收藏。是以升降出入,无器不有。故器者生化之宇,器散则分之,生化息矣。”这段经文说明了几个相互关联的问题:人的生命活动存在,就是因为体内升降出入的运动存在;而任何有形事物都有升降出入的活动,都是一个生化场所,如果形体消灭了,生命也就停止了。由此可见,阴充实、濡养、润泽形体亦是保证人体气机、气化活动正常进行的重要方面。

阴的各个具体组成部分亏虚,是否都会减弱人体气机、气化活动呢?回答是肯定的。

先说津液。津液是体内各种正常水液的总称,分布于全身,性质清稀为津、黏稠为液,其主要作用是营养和润泽全身组织器官。津液亏损,组织器官就会因失去润泽而减弱其功能活动,"津脱者,腠理开,汗大泄""液脱者,骨属屈伸不利,色夭,脑髓消,胫酸,耳数鸣"。这些腠理开,屈伸不利等症状,就是相应器官组织功能减弱的表现。津液由肺胃所主,肺得津液而能宣布肃降,胃得津液而能受纳腐熟,因津液亏损而造成肺胃功能减弱的病例,在临床上屡见不鲜。

再说营血。血在体内流注循环,濡养五脏六腑,四肢百骸以及全身器官组织,以保证它们能发挥各自的生理功能并维护相互之间功能活动的协调。《素问·五脏生成》"人卧,血归于肝,肝受血而能视,足受血而能步,掌受血而能握,指受血而能摄"就阐明了这个道理。

最后谈阴精。前人云"孤阴不生,独阳不长""无阳则阴无以生,无阴则阳无以化",这就明确地强调了只有在阴阳双方共同作用下才能出现生、长、化的生命活动,独阳或孤阴,只能出现不生、不长、不化的死寂局面。由此可以推知:阳的盛衰可以增强和减弱人体功能活动。阴之精髓为阴精,正因为如此,所以《素问·阴阳应象大论》有"精化为气"之说,后人引申而谓阴精为气之母,精虚则气乏,精旺则气盛,所谓气乏和气盛,就是表现为人体功能活动的减弱和增强。

综上所述,津、血、精之亏虚都能引起人体脏腑经络、组织器官功能减弱,这种减弱后的功能,一旦影响到人体水液代谢,就会由此而产生痰饮水湿。

另外,人的一切有形机体,都须得到阴阳的充实才能丰满。由于阴为有形之物,在人体中就必然会占有一定的空间,所谓充实二字,就含有这个意思。阴充实于经络、血脉、骨髓、脑脊、脏腑、肌肉之中,当阴虚不能完全充实它们而留有空隙时,就往往会被另外一些有形之邪所乘虚占据,而痰湿就是这些有形之邪的佼佼者,临床上最容易见到。

2. 前人对阴虚产生痰湿的论述　对阴虚产生痰湿的理法方药,明清医家多有论及,虽偶有单独成篇之专论,但这些论述在理论和临床上都会给予我们以很大的启发,如加以综合整理,是能自成体系的。如清代石寿棠《医原》条析燥湿二气,极为精审,在理论上也涉及了这个问题:"且也阴阳互根,气血同源,阳虚甚者,阴亦必虚,釜无薪火,安望蒸变乎精微? 气虚甚者,血亦必虚,车无辁辖,安望汲引以灌溉? 往往始以病湿,继者湿又化燥。阴虚甚者,阳亦必虚,灯残油涸,焉能大发其辉光? 血虚甚者,气亦必虚,水浅舟停,焉能一往而奔放？往往始也病燥，继则燥又夹湿。盖化湿犹自外来(虚湿虽从内生，然毕竟是水饮所化，犹不足中之有余病也)，化燥则从内涸矣。故因燥化湿者，仍当以治燥为本，而治湿兼之；由湿化燥者，即当以治湿为本，而治燥兼之；此治法标本先后之大要也。"石氏在这里已从理论上论述到阴虚生湿的机制。并在治疗上提出"治燥为本，而治湿为标"，在诊断上亦提到了先燥后湿是因燥生湿。归纳前人对阴虚产生痰湿的具体论述，似可分为以下三个方面。

(1)阴虚火旺而产生痰湿：阴虚而致火旺，火旺而生痰湿，当以阴虚产生痰湿论治，其阴虚为致火旺生痰之本。明代龚居中《红炉点雪》乃论治虚损痨瘵之专书，以水亏火炽金伤立论，力主"凡痰火之证，始于阴虚，于法当补"，认为"凡痰火之证，本于亡血夺精，而其精之与血，皆真水、真阴，有形有质，难成易亏者也，夫所谓痰火者，言末而忘本也。盖真水既亏，则相火随炽，壅迫津液为痰，故曰痰者火之标……则阴正谓致火致痰之本"。清代尤在泾在治咳喘医案中有云："脉虚数，颧红声低，咳甚吐食，晡时热升，多烦躁，此肝肾阴亏，阳浮于上，精液变化痰沫，病已三年，是为内损，非消痰治嗽可愈，固摄下焦，必须绝欲，以饮食如放，经年可望其愈。都气丸加女贞子、枸杞子、天冬。"

(2)阴虚气乏产生痰湿：气乏者，即功能减弱之谓也，当阴虚气乏时，每能造成不能制水的局面，引起痰湿之泛滥。清代王孟英医案中多有论及，如治张与之令堂久患痰嗽，因脉细痰咸，诊为"阴虚水泛"，予大剂熟地药而收效。治王浍涵室，年逾六旬，久患痰嗽，其脉左弦细而虚，右尺寸皆数，诊为"阴亏不潜纳"，投以熟地黄、苁蓉、龟甲、胡桃、百合、石英、茯苓、冬虫夏草等药，旬日愈。此类脉细痰嗽之证，每易误诊为气虚痰湿，故王氏谆谆告诫，若杂以参、芪、术以助气，则每易病增。可见阴虚而致脏腑功能减弱，与阳虚而致者有区别，不可混治。清代张聿青在对喘咳的论治中说得更为明确，认为"肾之阴虚，与肾之阳虚，皆令气不收藏"，并强调对阴虚气不收纳之痰湿上泛证，"惟有滋水养肝，摄纳肾阴，水不上泛，则痰即为津为液，不可不知"，方药尝选用景岳左归饮加味。由此可见，张景岳所谓"其有气因精而虚者，自当补精以化气；精因气而虚者，自当补气以生精"，二者虽精气皆虚，但因果关系不同，治则不同，如若混治，必然效果差，在阴虚气乏产生痰湿证的治疗中，尤当加以注意。

(3)阴虚隙空痰湿入侵：阴虚后，所留出的空隙往往会被痰湿所乘虚入侵，这种病变，祛痰湿是治标，根本的解决办法是补阴以填纳空隙，将痰湿排挤出去，这亦是正虚邪进，补正祛邪的具体表现形式之一。清代王泰林治中风一案云："肾藏精而主骨，肝藏血而主筋，肾肝精血衰微，筋骨自多空隙，湿热痰涎，乘虚入络,右偏手足无力,舌根牵强,类中之根,温补精血,宜通经络,兼化痰涎,守服不懈,加以静养,庶几祛病延年。"清代尤在泾治痿痹有案云:"脉虚而数,两膝先软后肿,不能屈伸,此湿热乘阴气之虚而下注,久则成鹤膝风矣。生地黄、牛膝、茯苓、木瓜、牡丹皮、薏苡仁、山药、黄肉、泽泻、萆薢。"

仅从上述有限文献选录即可看到,前人在医疗实践中,早已认识到阴虚产生痰湿在理论上的可能和在临床上的必然,并在方药上积累了较为丰富的经验,可供今天进一步发展的借鉴。

3. 阴虚产生痰湿病症治疗举隅 阴虚产生痰湿的病症较多,现仅举临床常见病,结合个人临床体会,分述于下。

(1)水肿:由阴虚而致之水肿,症见腹膨脐实,青筋暴露,四肢浮肿,小便短涩,面赤口渴,大便干燥,舌质红绛,脉细弦数,此为肾阴不足,相火妄动,水受火激而泛滥,形成阴虚水溢之肿。张景岳指出:"凡辛香燥热等剂,必所不堪,宜用六味地黄汤加牛膝、车前、麦冬之类,大剂与之。"赵献可亦认为水肿"有一等纯是阴虚者,其证腹大脐肿,腰痛,两足先肿,小水短涩……大便反燥",用六味地黄汤加麦冬、五味子,曾"亲试有验"。

另外还有一种脾阴虚而致之水肿,症见舌燥口干,大便秘结,舌质红,舌苔或白或黄但干燥,面肿或下肢肿,倦怠,脉细数,宜用怀山药、扁豆、薏苡仁、芦根、白茅根、沙参、玉竹、麦冬、太子参、石斛等滋补脾阴以利湿消肿。

(2)痰嗽:阴虚产生痰湿而致痰嗽的证型较多,如温病热甚,肺胃阴津受损,咳唾白沫黏滞不快者,宜五汁饮(《温病条辨》);若肺胃阴伤,气火上炎,咳吐涎沫,咽喉干燥而渴,舌红无苔,脉虚数者,宜麦门冬汤(《金匮要略》);若肺肾阴亏,虚火上炎,咽喉燥痛,咳嗽气喘,痰中带血,手足心烦热,舌红少苔,脉细数,宜百合固金汤(《医方集解》);若燥邪伤肺,肺阴不足,虚火烁金,炼液为痰,症见呛咳气促,咳痰不利,痰稠而黏,甚或成条成块,咽喉干燥梗痛,多咳则声音嘶哑,宜用贝母瓜蒌散(《医学心悟》);若肺肾阴虚,痰湿内盛,咳嗽呕恶,喘逆痰多,舌苔花剥,伸舌时即觉津液多而欲滴,宜用金水六君煎(《景岳全书》),《傅青主男科》治此证方用熟地黄、山药、山茱萸、麦冬、五味子、茯苓、益智仁、薏苡仁、芡实、车前子;或六味地黄汤加麦冬、五味,并谓"实有奇功",强调"切不可作脾湿生痰论之"。我治疗此证每于上述方中加肉苁蓉、锁阳、紫石英、肉桂,疗效甚佳。

(3)湿温:湿温证中,湿从热化每伤及胃阴,吴瑭在《温病条辨·中焦篇》中说:"湿之入中焦,有寒湿,有热湿,有自表传来,有水谷内蕴,有内外相合。其中伤也,有伤脾阳,有伤脾阴,有伤胃阳,有伤胃阴,有两伤脾胃。伤脾胃之阳者十常八九,伤脾胃之阴者十居一二。彼此混淆,治不中窾,遗患无穷,临证细推,不可泛论。"湿热伤及脾胃之阴,必然导致脾胃之功能减弱,这样原有之湿不能被祛除,且由于阴伤,必饮水以自救,稍不当又会添湿,而在脾胃功能减弱的情况下,此势所必然,这样一来,脾胃之阴亏就成为湿邪产生和滞留的根本原因了。此时当选用养阴药与化湿药同用,以清热化湿而不伤阴,生津养阴而不助湿为原则,可用沙参、鲜石斛、鲜荷叶、鲜芦根、滑石、藿香、茵陈等。此类治法,在前人医案中并非罕见。近代医家秦伯未在《谦斋医学讲稿》湿病治法中,谈及治疗湿热几个应当注意的证候时指出,如舌"倘已干糙而苔仍厚腻,色带深黄或焦黄,可在清化内酌加石斛、瓜蒌、舌润则苔自化",证之临床,诚为经验之谈。

(4)口舌生疮:肺胃阴虚之人,每因肺胃虚热而引起羁留湿热,口舌生疮亦为临床常见病症之一。症见口舌生疮,齿龈肿烂,小便黄涩,大便不调,舌质红,苔薄黄,脉细数,烦热口渴,时愈时发,病程缠绵,宜用甘露饮(《太平惠民和剂局方》)为主方加减化裁。我自拟一方亦颇有疗效:生地黄 25g,麦冬 20g,茵陈 12g,玄参 15g,青黛 6g,白茅根 30g,石膏 18g,紫石英 15g,甘草 3g,淡竹叶 10g,木通 6g。倘大便干燥酌加大黄。

(5)湿疹:一些亚急性、慢性、泛发性湿疹,阴囊湿疹,掌趾湿疹,由于病程较长,阴虚已成为湿邪产生和存在的主要内在因素,须按阴虚生湿论治。主要见症为口干渴而不思饮,舌质红绛少津,苔净或根部稍腻,脉细滑或弦细,皮肤病变处虽干燥或有脱屑,瘙痒不止,但又有小水疱散在或集簇,渗水不多而旷日持久,宜用猪苓汤(《伤寒论》)加生地黄、当归、白鲜皮,外用当归贝母苦参丸(《金匮要略》)煎汤外洗。

(6)痿痹:阴虚筋骨经络空虚,而致痰湿留着,是阴虚痿痹的重要原因。叶天士有案云:"痿躄在下,肝肾病多。但素饮必有湿热,热瘀湿滞,气血不行,筋缩肌肉不仁,体质重著不移,无非湿邪之深沉也。若论阳虚,不该大发疮痍。但久病非速攻,莫计效迟,方可愈疾。细生地黄、咸苁蓉、当归身、牛膝、黄柏、生蒺藜、川斛、萆薢。"民国张山雷治痹证自谓阴虚"必宗高鼓峰、魏柳洲法加味",法宗高氏者,系指滋水清肝饮法,谓"高氏是方,虽亦从六味而来,而加以归、芍、柴胡,能行血中之气,疏肝络之滞,敛肝家之阴,滋补中乃真有流动之机",为治阴虚肝郁窒之良剂。宗高氏者,指一贯煎,张氏于此方另有心得,指出:"有肝肾阴虚而腿膝酸痛,足软无力或环跳、髀枢、足跟掣痛者,是方皆有捷效。"另外,治疗阴虚痿痹的有效良方还有独活寄生汤(《备急千金要方》)和虎潜丸(《丹溪心法》),前者风寒湿留而不去较显著,且止于肾阴虚,后者寒湿见症微,且已见肾精不足,这是二方之异同点。

以上仅举部分阴虚产生痰湿病症的治疗为例,借以说明此种情况在临床上颇为常见,其具体治疗前人已多有总结发挥,值得重视。补阴除痰湿和补阳除痰湿一样,都是中医治疗痰湿的基本治则,两者乃是针对不同病理机制而制定的。对有效的除湿治疗原则,均不可废,合则更为全面,可使临床治疗痰湿的方法更臻完善。

(四) 王孟英论治阴虚生痰湿经验窥管

阴虚夹湿一证,历来医家均谓治疗殊感棘手。缘柔润滋阴养液,有碍痰湿;化痰利水燥湿,势更伤阴,顾此失彼,左右掣肘。清代名医王孟英治此等证候颇有独到之处,尤其是通过补阴以消除痰湿的理法更为精深,方药熨帖,可师可法。在这类证型中,阴虚与痰湿远非一般所谓的兼夹关系,阴虚已成为痰湿产生和存留人体为患的根本原因。认真整理分析王氏这方面的经验,并探索其中的规律,以供今天临床借鉴,将是很有意义的事情。兹据王氏《回春录》《仁术志》里一些医案加以整理归纳,分为四个部分,以窥王氏之学。

1. 阴虚致脏腑功能衰减生痰湿 人体内的阴阳双方相互作用,才产生了人体的功能活动。真阴耗竭,根蒂有亏,脏腑功能活动由此而衰减,这样产生的痰湿病症,只有补阴才能解决根本问题。此种功能减弱,与阳气不足而致者,表面上有难以区别的地方,容易导致混淆,但从本质上讲,实为两途,不可混治。若以参、芪、术补气,陈皮、法半夏燥湿,实是南辕北辙,有弊无利。气机气化因阴虚而乏者,自当补阴以旺盛之,气旺则痰湿自可消除。

案例:张与之令堂一案,《简论"阴虚生湿"》一文中已引用,这里从略,但须与下案合观。

案例:王汇涵室,年逾六旬,久患痰嗽,食减形消,夜不能眠,寝汗舌绛,广服补剂,病日以增。孟英视之曰:固虚证当之补者,想未分经辨证,而囫囵颠顶,翻与证悖,是以无功。投以熟地黄、苁蓉、龟板、胡桃、百合、石英、茯苓、冬虫夏草等药,一剂知,旬日愈。以其左脉弦细而虚,右尺寸皆数,为阴亏气不潜纳之候。及阅前服方,果杂用芪、术以助气;二陈、故纸、附、桂等以劫阴。宜乎愈补而愈剧也。

按:何以前治之医,会用芪、术助气,二陈、补骨脂、附、桂以劫阴呢?这就说明阴虚气乏与阳虚气乏,有相似之处,临床上稍不细心,就有混淆的可能。此不可不细察。

2. 阴虚火旺煎灼津液为痰湿 虚火的产生原因,有气虚和阴虚之区别,阴虚之火,清之不愈,燥之更旺,而滋润则潜消。此火若煎灼津液为痰湿,欲根除此痰湿,非滋阴不为功。此为阴虚生痰湿之另一途径和形式,王氏治疗这一类型的病症,提出当投壮水之剂,以掘江河而涤陈莝的治疗原则。

案例:萧某,素患痰多,常服六君子汤,偶延孟英诊之,脉细数而兼弦滑。曰:六君子汤亟当屏绝。病由阴亏火盛,津液受灼而成痰,须服壮水之剂,庶可杜患将来。萧因向吸鸦片烟,自疑虚寒,滋阴不敢频服。继患喉痛,专科治而不效。仍乞诊于孟英,因谓曰:早从吾策,奚至是耶? 此阴虚于下,阳浮于上,喉科药不可试也,大剂育阴潜阳,其痛日瘥,而喉腭皆形白腐。孟英曰:吸烟既久,毒气熏蒸之故耳。令吹锡类散,始得渐退。愈后,复患滞下。孟英曰:令秋痢虽盛行,而此独异于人,切勿以痢疾套药治之。盖火迫津液,结为痰饮,酿以烟毒,熏成喉患,吾以"燃犀"之照,而投激浊扬清之治,病虽愈矣,内蕴之痰浊尚多,奈向来为温补药所禁锢于肠胃曲折之间而不得出,今广投壮水之剂,不啻掘江河而涤陈莝。岂可与时疫暑热之痢,同年而语耶? 治不易法,食不减餐,日数十行,精神反加(佳),逾月之后,大解始正。计服甘凉约两百剂,肌肉复充,痰患若失。

按:此案素患痰多,常服六君子汤,积之有日,而患喉痛,王氏认为此乃未屏绝六君子汤,而致阴虚于下,阳浮于上之故。后广投壮水之剂,计服甘凉约二百剂,"肌肉复充,痰患若失"。由此可见,阴虚产生痰湿者,"掘江河而涤陈莝"为治疗大法。

3. 阴虚气机逆乱或壅滞生痰湿 人体气机何以流畅无滞? 除开阳气的鼓荡作用外,更需要阴气的静藏作用,二者缺一皆不能保证其正常进行。阴虚不能很好地以静制动,也可以导致气逆或气滞,并能由此而影响到体内水液代谢产生痰湿。其治疗大法,当从滋阴着手以理气,这不仅是势所必然,而且是非此不为功。

案例:谢谱香,素属阴亏,情志抑郁,因远行持重,而患咳逆,左胁刺痛,寸步难行,杳不知饥,卧难着枕。孟英诊之,脉象弦细软数,苔腻痰黏,便艰涩少,此乃肾气不纳,肝气不舒,肺气不清,胃气不降。投以:沙参、枇叶、茹、贝、旋、栀、龟板、鳖甲、丝瓜络、冬瓜子、青铅、白前、金铃、藕肉,以熟地黄泡汤煎服,数剂而平,继渐滋填向愈。

按：此案素属阴亏，而致"肾气不纳，肝气不舒，肺气不清，胃气不降"，此诸种气机不顺，皆缘于阴虚之故。其"苔腻痰黏"，皆气机不顺之必然结果也，所以治疗也是"继渐滋填向愈"。

4. 阴虚正不胜邪而存留痰湿 阴和阳都是人体正气的组成部分，阴虚也是正虚，也能造成正虚无力祛除内外之邪气，因此，也就有可能无力祛除痰湿，致使存留于体内为患。补阴能旺盛正气，加强正气的抗病祛邪能力，从而托邪外出而愈疾康复。如果拘泥正气为阳气的话，对于这类证型的治疗，就易致偾事。王氏对于这方面的论述，每每使人感到语重心长，慨然之心，溢于言表。

案例：汤西塍，年逾花甲，感证初起，周身肤赤，满舌苔黄，头痛，腰痛，便溏，溲痛，伊亲家何新之诊为险候，嘱延孟英诊之，脉见弦细而软，乃阴虚劳倦，湿温毒重之证。清解之中，须寓存阴。以：犀角、羚、苓、茹、银翘、桑、苇茎、通草、兰叶为方，煎以冬瓜汤服之，遍身赤疹，而左眼胞忽肿，右臂痠疼不举，耳聋，神不清爽。亟以：元参、牡丹皮、菊花、栀子、桑枝、丝瓜络、竹叶，煎调神犀丹为剂。偶邀疡科视外患，亦知病因湿热，连进木通等药，脉更细弱，神益昏愦，饮食不进，溲涩愈痛，新之以为难挽矣。孟英曰：急救阴液，尚可转机，授以复脉汤去姜、桂、麻仁，易西洋参，加知母、花粉、竹叶、蔗浆灌之，一剂神苏脉起，再服苔退知饥，三啜身凉溺畅，六帖后，肤蜕安眠，目开舌润。或疑甘柔滑腻之药，何以能清湿热？孟英曰：阴虚内热之人，蕴湿易于化火，火能烁液，濡布无权，频溉甘凉，津回气达。徒知利湿，阴气先亡。须脉证详参，法难执一也。又服数剂后，忽然肢肿，遍发风块，瘙痒异常，或又疑证之有变也。孟英曰：此阴津充而余邪自寻出路耳，与轻清药数帖，果瘥。

按：读孟英答疑之词，不必更着一字按语对阴虚生湿就会有着深刻的理解。

以上所列各种阴虚与痰湿共见的证型，仔细分析它们之间的关系，显非兼夹，实质上已是因果关系。对它们如果仍用阴虚夹湿去概括和命名，已觉不适，因为此时滋阴已经成为消除痰湿的根本之图了。王氏以自己丰富的临床经验，认识到了这一点，故而在不少医案中都有不同侧重点的明确论述，其"阴虚水泛"，就是一种命名尝试，在治则上又提出"掘江河而涤陈莝"的原则，这都提示与一般阴虚夹湿有着明显的区别。温病大家叶天士对此也有同样体会和看法，《临证指南医案》中就有论及，如吐血门"脉数，血后咳甚，痰腥肢肿，阳升内风鼓动，最属难治。生地黄、阿胶、天冬、麦冬、生白芍、茯神"。中风门"金，初起神呆遗溺，老人厥中显然，数月来夜不得寐，是阳气不交于阴，勿谓痰火,专以攻消,乃下虚不纳,议与潜阳。龟腹甲心、熟地炭、干苁蓉、天冬、生虎胫骨、怀牛膝、炒杞子、黄柏"。由此可见,前辈名家都对此类证型进行过研究,并提出了它的特殊规律。为了便于整理和分析前人这方面的经验,以利于今天临床的借鉴,我对王氏这方面的论治经验做了上述四个方面的归纳。

(五)《医贯》用六味丸治痰湿证之体会

《医贯》为明代著名医学家赵献可之代表作,多年来,人们对赵氏命门学说,只着眼于强调其对阳气之重视,而忽略了赵氏对肾阴之重视,以及由此而产生的,能给予人以极大启迪的,补肾水以消除痰湿的这一类颇具独到之处的方面。今将我自己对赵氏这方面理法体会认识简述于后。

1. 相火禀命于命门,真水又随相火 赵氏倡中医"肾间命门说",认为"五脏之真,惟肾为根""肾有二,精所舍也""两肾俱属水,但一边属阴,一边属阳,越人谓左为肾,右为命门非也,命门即在两肾各一寸五分之间"。命门与肾即火与水的关系,"命门君主之火,乃水中之火,相依而永不相离也""此一水一火,俱属无形之气,相火禀命于命门,真水又随相火,自寅至申,行阳二十五度,自酉自丑,行阴二十五度,日夜周流于五脏六腑之间,滞则病,息则死矣"。这种真水随相火而运动全身者,即是人体生命活动的根本动力,"肾无此,则无以作强,而技巧不出矣;膀胱无此,则三焦之气不化,而水道不行矣;脾胃无此,则不能蒸腐水谷,而五味不出矣;肝胆无此,则将军无决断,而谋虑不出矣;大小肠无此,则变化不行,而二便闭矣;心无此,则神明昏,而万事不能应矣,正所谓主不明则十二官危也。"赵氏在这里将真水相随相火,以运行全身作为人体生命活动的根本动力和基础看待。赵氏还将"相火禀命于命门,真水又随相火"在人体中所起的上述作用,形象地比喻为走马灯,认为"火旺则动速,火微则动缓,火熄则寂然不动"。后人对此,只重视了火的作用,而忘记跟随相火的真水,是否可以这样地想一下:走马灯中如果是油灯,没有油灯何以亮?如果是蜡烛,蜡与火又有什么关系? 这油和蜡难道不是真阴的象征吗?

因此,从整体上看待《医贯》一书,就可以看到赵氏在强调命门阳气作用的同时,又强调真水相随相火,从这一学术观念出发,其合乎逻辑的必然推理就是肾阴的盛衰,也会影响到命门阳气的强弱,也会影响到人体的功能活动。赵氏正顺应了这一推理,提出了颇具特色的补肾水以除痰湿的机理和治则。

2. 阴虚火动而水沸,龙火出海水附 赵氏认为,肾阴虚之所以能造成水湿痰饮为患,其中一个关键的问题是在于肾阴虚常常引起火动,火动又反过来引起水沸。如在痰论一节中就指出："盖痰者,病名也,原非人身之所有,非水泛为痰,则水沸为痰,但当分有火无火之异耳……阴虚火动,则水沸腾动于肾者,犹龙火之出于海,龙兴而水附;动于肝者,犹雷火之出于地,急风暴雨,水随波涌而为痰,是有火者也,故用六味丸以配火。此不治痰之标,而治痰之本者也。"并引庞安常言"有阴水不足,阴火上升,肺受火侮,不得清肃下行,遥是津液凝浊,生痰不生血者,此当以润剂,如门冬地黄枸杞之属滋其阴,使上逆之火,得返其宅而自息焉,则痰自清矣。"赵氏谓"庞公之见甚确"就是十分赞同这种观点。在血论一节中,赵氏又曾说道:"肾中有火有水,水干火燃,阴火刑金,故咳,水夹相火而上化为痰。"在喘论一节中指出丹溪谓阴虚发喘,实发前人之所未发,但其治法,实流弊于后人:"有痰者,水挟木火而上也,岂竹沥枳半之能化乎?须用六味地黄加门冬五味大剂煎饮。以壮水之主,则水升火降,而喘自定矣。盖缘阴水虚故有火,有火则有痰,有痰则有咳嗽,咳嗽之甚则喘。"

赵氏所举六味丸补阴以消除痰湿的验案,亦多见热象。比如他在《气虚中满论》说:"又有一等纯是阴虚者,其症腹大脐肿腰痛,两足先肿,小水短涩,喘咳有痰,不得卧,甚至头面皆肿,或面赤口渴,但其人饮食知味,大便干燥,医见形肿气喘水症标本之痰,杂用利水之药而益甚。殊不知阴虚,三焦之火旺,与冲脉之属火者,同逆而上,由是水从火溢,上积于肺而嗽,甚则为喘呼不能卧。散聚于阴络而为跗肿,随五脏之虚者,入而聚之,为五脏之胀,皆相火泛滥其水而生病也,以六味地黄加门冬五味大剂服之。亲试有验,故录。"在湿论一节中,治阴丸一个肿大如鸭卵,有发热证候,作湿热证治之,不效,用六味丸加味而热退肿消。

赵氏谓六味丸主治"气壅痰涎……失音水泛为痰之圣药……又治肾阴虚弱,津液不降,败浊为痰,或致咳逆"。

3. 明清医家对此在临床的运用 赵氏有关补阴治疗痰湿的理法,今日临床似嫌重视不够,然而明清不少医家,却撷其精华而融于临床之中。兹仅举用六味丸治痰湿证的几则医案于下。

《王孟英医案》:某,劳力人,阴分素亏,偶感风湿,两膝刺痛酸软,不能稍立。孟英以六味地黄汤加独活、豆卷,一剂知,二剂已。

《傅青主男科》:久病痰多,切不可作脾湿生痰论之,盖久病不愈,未有不因肾水亏损者也,非肾水上泛为痰即肾火沸腾为痰,当补肾以祛逐之,方用熟地黄一两,山药五钱,山萸五钱,麦冬五钱,五味子三钱,茯苓三钱,益智仁三钱,薏苡仁一两,芡实五钱,车前子一钱,水煎服。此治水泛为痰之圣药也,若火沸腾为痰,加肉桂一钱,补肾去湿化痰,水入肾宫,自变为真精而不化痰矣。此治下焦之痰也。又方六味地黄汤加麦冬、五味子,实有奇功,无火加桂附。

《续名医类案·痰》:黄履素曰,立斋治痰,每言肾虚水泛为痰,法当补肾。予壬申秋,咳嗽痰多,自知因于色,遵先生法,服六味丸,更不治,痰嗽数月余竟愈。时师治痰,最忌熟地,以为腻隔,是乌知个中妙理哉。

《续名医类案·痰》:进士张禹功饮食停滞,胸满吐痰,或用药导之,痰涎上涌,眩晕热渴,大便秘结,喜冷饮食,手足发热,谓肾水虚弱,津液唯降,败液为痰,用六味丸而愈。

近贤张锡纯使用八味地黄丸"尝去附子加知母,治阴虚不能化阳,治小便不利积成水肿"。张氏认为"阴虚者其血分精耗,宜重用滋阴之药,兼取阳生阴长之义,而以黄芪补之。至阴阳俱虚者,黄芪与滋阴之药,可参半用之"。他反对多用利水之药,"不知阴虚者,多用利水之药则伤阴"。

综上所述,赵氏将六味丸用于治疗各种痰湿证,在理论和临床上均有独到之处,并对一些疑难重症获得较好的疗效,对今天仍有指导意义。这一方面仍是赵氏学术精华之一,值得我们深入探讨,发扬光大。

十、风药畅气谈

风药具备几种作用? 风能胜湿,故有燥性;风性轻扬,故又具有升阳举陷的作用;其气轻味薄,具有发散之性。综合而论,风药具有燥、升、发、散四种主要作用,我把其中升发散三种作用称为风药的三种不同方式的畅气作用。去调整气血阴阳的流畅和协调相互间的关系,以保证内环境的稳定,从而达到祛病健身之目的。

很多治疗外感的方剂,都可以用于治疗内伤疾病,如桂枝汤可治疗妊娠恶阻、自汗证、低热证等;麻黄汤可治疗长期低热证等。这些都说明了在内伤疾病中,使用解肌透表之类方药的机会并不少,至于其中的机理,显然是不能用解表祛邪的作用得到完善的解释。解表药并非只能发汗解表,特别是祛风药,它们趋于肌表的作用是从里达表的,乃是服药于里,再由里而外达肌表,使表里气机通畅,从而消除由外邪引起诸如表气不舒症状的一种治法。因此,在这种意义上说,表散风药是畅通由里达表之气的一种治法,在畅气的基础上以祛邪解表的方法。细看历代名家，用表散风药以治久病沉疴者，每获奇效，细细研讨，最具味道。

在内伤疾病的治疗中，散火郁，升清气，都往往是通过使用风药而实现的。如升阳散火汤中配伍着辛温解表药，补中益气汤中有升麻、柴胡、生姜，玉屏风散中有防风。前人在解释这些配伍结构时常说"参术补脾，非防风、白芷行之，则补药之力不能到""调理脾胃须羌活以散肝结""黄芪得防风其力愈大"等等，都强调了风药有着增强效力的作用。胡慎柔在论述虚损时说道："皆阳气虚弱倒入于内，便化而为火而发热也，须用保元或四君加黄芪，再加干葛以开肌，柴苏以开皮毛，病未多日者，服十五六剂则自然汗来。"开肌、开皮毛、自然汗来，就道破了风药畅气在内伤疾病中，调整表里上下气机之真谛。常用姜、枣为引，诸书对此皆解为调和营卫。如果用风药（表药）畅气的观点来看，姜枣药性和平而调中，其辛散又能达表，使里气不滞，表气疏达，有一举两得之妙，这对内伤外感都有不可忽视的益处。

在无外感表邪干扰时，对风药畅气的运用主要于下列情况。

（一）诸脏阳气不升

由于风药性多升散，故诸脏阳气不升时，可借用风药协助补阳药物以升补之。东垣在《脾胃论》中对此阐发颇多，其益气药与升阳风药配伍，每见匠心独具。

升诸脏阳气，其基本要点仍在于补益诸脏阳气，不足者谓之虚，补益阳气为其必然措施，正如东垣谓中阳不升时所说："脾胃不足之源，乃阳气不足，阴气有余，当从元气不足升降沉浮法，随证用药治之。"正是基于这种观点，故东垣升阳方中，参、芪、甘草，十居八九，气充方能健运，气运始可升发，气不足者，升阳自难。故补诸脏阳气是其根本，用风药升阳以引导是其关键，二者缺一不可，相互为用，相辅相成。二者的关系有如灯芯和灯油，无芯灯不明，无油灯亦不明。

（二）湿遏气血

风药能燥（胜）湿，湿为有形之邪，留停于人体之中，阻遏经脉，每致气血周流失畅，斯时选用风药就既能燥湿，又能流畅气血，两全其美，最为恰当。比如傅青主之完带汤，方中用荆芥即是例证。的确，用风药燥湿畅气以治疗带下证，在临床上是有一定的使用价值，寒湿型带下，久则肢体沉重酸楚，头胀，舌苔白腻或微黄而腻,带下量多,时腹痛者,可选用羌活、防风、白芷、僵蚕、薏苡仁、茯苓、陈皮、苍术等药,恒有效应。湿之留存于体内而为患,即是人体气机不畅的结果,又是其原因,因此用风药畅其气机、燥其湿邪,乃势所必然,再配以据其寒热虚实所选之药,焉有不能取效的道理哉?

(三) 调经解郁

宋代陈良甫谓:"妇人月水不调,乃风冷乘虚客于胞中,伤冲任之脉。"《内经》云:"二阳之病,发心脾,有不得隐曲,女子不月。"《济阴纲目》对此解释道:"人有隐情曲意,难以舒其衷,则气郁而不畅,不畅则心气不开,脾气不化,水谷日少,不能变化气血以入二阳,血海无余,所以不月也。"这都说明了六淫七情可以导致经候不调,其机理均为气血不畅。而风药用之颇妙于畅气,能否借用来调经解郁呢? 看来用风药畅气血以调月经,前人早有先例,如王肯堂《证治准绳·女科》载有升阳举经汤,用藁本、羌活、防风、独活等风药于血分药中,主治妇人经水不调。绍兴钱氏妇科,喜用藁本、白芷、防风、珍珠母、川郁金、路路通、绿梅花、木蝴蝶、泽泻、炙甘草为调治月经的代表方剂(《医林荟萃》第四辑,浙江中医研究所编)。对肝郁不舒的诸种病症,热象不显著者,我每加风药于疏肝药中,常以柴胡与防风相配,香附与白芷相配,郁金与藁本相配。其他如逍遥散中之薄荷、半夏厚朴汤中的紫苏、滋水清肝饮中的柴胡等等,都是运用风药畅气血的有效范例。

(四) 脏腑气机郁滞

在很多内科疾病中,对不少风药的使用都已侧重于对脏腑气机郁滞的疏通。比如王旭高就说过"麻黄是开达肺气,不是发汗",章次公对哮喘病人而盗汗多者使用麻黄治疗。这些经验的实质,都是利用风药流畅之性,以开达脏腑气机之郁滞。在腹泻的分型中,有一种风泄,便秘的分型中,有一种风秘,它们之所以用风命名,就是因为只有用风药治疗才能获得效果,经古今临床验证,确非虚妄,推本求源,仍是借风药以畅气的结果。

(五) 发郁火

善发郁火者,莫如李东垣,他在《脾胃论》一书中,用羌活、防风发太阳之火,用独活发少阴之火,用柴胡发少阳之火,用升麻、葛根发阳明之火。开其先例之后,后继此法者不乏名家。

一般常用于畅气血以治内伤杂病的风药,偏温的有麻黄、桂枝、细辛、荆芥、防风、羌活、藁本、白芷等;偏凉的有柴胡、葛根、升麻、薄荷、菊花、蔓荆子、桑叶等。兹略举一二辨证用药要点、配伍方法于后。

1. 升麻、柴胡 《脾胃论》中,东垣制方六十三首,其中以升阳法为治者,二十八方。用升麻二十四方,用柴胡者二十方,升麻与柴胡同用者十六方。其他风药,远不及此,由此可见,东垣用风药升阳,常注重升麻、柴胡。

升麻升阳,旨在脾胃;柴胡升阳,意在肝胆。二者作用部位是有区别的。肝胆主春升之气,其疏泄之力有助于脾胃清升,同用能互相促进,正如东垣所云:"脾胃不足之证,须少用升麻,乃足阳明、太阴引经药也。使行阳道,自脾胃中右迁。少阳行春令,生万化之根蒂也,更少加柴胡,使诸经右迁,生发阳明之气,以滋春之和气也。"综观东垣用升、柴,一般为一钱左右,可见其非轻不举,乃取其顺阳气升浮之性,轻而托之之意。

在升阳祛湿的方剂中,使用升、柴,主要是借以升阳和流畅气机,使三焦气畅,水道得通,水湿自然可以消除。东垣的调中益气汤证、升阳汤证、升阳除湿防风汤证、清暑益气汤证、除风湿羌活汤证、升阳除湿汤证等,都是这一类型的代表方证。

2. 羌活 羌活味苦辛、性温,入足太阳膀胱经,兼入肝肾,能祛风胜湿,助阳通经。

脾胃虚弱,大便不通,非血结、血秘,用通常润肠通便方药无效,症见肠鸣、腹胀、矢气频者,乃风秘。用羌活配合防风、白术,三药各15g,水煎候温,空腹服下,气机通畅不再逗留肠间,则清升浊降,大便自然得以通畅。

胃风汤证,表现为能食而四肢麻木,牙关紧闭抽痛,眼睑瞤动,为胃阳不振,升降失调,郁而生风,故用羌活配伍太阳、阳明经头面风药,以祛风胜湿,温通经络;再加升、柴、葛以升散宣发人体清气,引清阳之气上行;再加补土泻火药物,使风除络通轻升火降,以收全功。此为用羌活畅气之范例。

总之,羌活味薄气清,功专上行,有助阳发表之功,凡脾胃虚弱,清阳下陷,而风湿之邪又盘踞足太阳经,游行于头身为患者,均在所必用。而表里气机不畅,致水湿留存,反过来更致气机不得畅利,亦可借其性用以畅通气血,恢复脏腑功能。

3. 防风 味甘、温,入足太阳膀胱经,兼入脾胃及肝经,能散风除湿,助阳引经。为风中之润药。

防风能行表,故可助黄芪益肺气以固表御风,实质上可起到助肺气以达表固外的作用。所谓防风得黄芪不虑其表散太过之言,细思之不亦牵强乎!方中白术补中,黄芪补肺脾之气,而防风量轻于二者远矣,何虑其散哉,此乃典型借风药以畅通表里气机之用法。

如腹中急缩而脉弦,为风邪内阻,应证方中加防风以疏肝气,则郁自解,痛自消。如果脾气虚弱,又为湿邪所困,致使阳气下陷,浊邪内阻,如此升降失常,清浊相干,造成便秘不通,或出现里急后重,数临厕而不能便,或稍有白脓,或稍有血者,不可误认为湿热为患而用清热利湿之剂,治疗当用东垣升阳除湿防风汤。

防风既可用于便秘,又可用于腹泻,要旨在于舒畅肝气。比如痛泻要方中亦选用防风,舒畅肝气而达到治疗痛泻的目的,这种证型属于内伤疾病,并无外感。在胸胁疼痛的诸种病症中,东垣喜对那些夹有湿、痰之证者,方中配用防风与白芥子,取二味通络畅气之功,对于久病的患者,能体现出络病的功夫。

防风偏于外,则进入太阳经祛散风邪;偏于内,则进入脾胃中以消除湿阻和滞气。且对肝郁所致的腹中胀气,肝胆脾弱所致的腹痛泄泻,均可畅气以取效。东垣谓"若补胃,非此引用不能行",所以常用以引经,且用以助阳。

总之,读东垣书,证之临床,每使我感到风药畅气血,从而消除痰湿瘀食等病理产物的理法,于内伤杂病的治疗甚为重要,实有在临床中探索的必要。

十一、对"三焦"探讨的一点看法

何谓三焦实质,即是三焦的功能实质和形态实质,对二者历来均有争论,而其中以形态实质之争论最激。三焦之名,首出于《内经》,但由于未详细描述其形态和解剖部位,故而形成历代争论之课题,争论的焦点,即三焦到底有形,还是无形,如果有形,又为何物?看来无形学说近代已很少提及,惟有形学说究竟为何,至今仍时有争论。这里谈谈我对三焦实体探讨的一些看法。

(一)对"三焦"实体探讨至少有两种不同的概念

第一,三焦的记载,最早见于《内经》,被称为六腑之一。在《内经》里有很多地方均能感到三焦是有形体所指的。《灵枢·论勇》云:"勇士者……三焦理横……怯士者……其焦理纵。"如果说三焦无形,又何以会有"理",且会因勇怯而"理"有横纵呢？《灵枢·本脏》云："密理厚皮者，三焦膀胱厚，粗理薄皮者，三焦膀胱薄，疏腠理者，三焦膀胱缓，皮急而无毫毛者，三焦膀胱急，毫毛美而粗者，三焦膀胱直，稀毫毛者，三焦膀胱结也。"三焦若无形，怎么会有厚薄、缓急和直结呢？《灵枢·营卫生会》云："上焦出于胃上口，并咽以上，贯膈而布胸中……中焦亦并胃中，出上焦之后……下焦者，别回肠，注于膀胱而渗入焉。"三焦倘若无形，那么位置又将从何而言起呢？如此等等，都说明在《内经》中，还是认为三焦是有形之腑，这样就产生了第一个关于三焦实体探讨的概念，即探讨《内经》所谓三焦之实体是什么？

　　第二，中医的生理概念是有其独特含义的，它不是按照现代医学的系统来加以归纳。简单地来说，它是以五脏为中心，加上五脏所联系的六腑、九窍、头面、四肢、肌肉、皮毛等组织组成五个相互联系的生理系统，这与现代医学是有区别的。中医的一个脏腑功能往往相当于现代医学所谓的几个脏器的一部分功能，甚至会涉及几个系统。而现代医学的一个器官的功能，也会涉及中医几个脏腑的功能。这是两种不同学术体系不同之处的必然。

　　中医所称的脏腑，就其实体来说，有些与现代医学所称的脏器相同，如心、肝、脾、肺、肾等，但也有不尽相同者，如左肾右命门。就是对相同脏器的生理和病理之认识，也是不完全相同的，甚至迥然不同之处亦颇多。中医的五脏六腑按其生理功能来说，是有其独特的含义，不能完全以西医所论相同脏器的生理概念去套用，这是一个常识。因此，这里就产生了另一个对三焦形体探讨的概念，即三焦的功用作用相当于现代医学所谓的哪个或哪些实体脏器的功用。

　　以上两种对三焦实体探讨的概念，是根本不相同的。以心为例，中医所谓之心与西医之心，是人体中同一个实体，这对第一种探讨来说，是下落明确，而对第二种探讨来说，则实体下落仍不明确。倘若今后在某地发掘古墓之类，发现了原始《内经》对三焦形体之详细记载，即是现今西医所指之某物，这仍然只是对第一种探讨的落实，而对第二种探讨毫无补益。因为仍然和其他脏腑一样，发掘出来的三焦之实体与现代医学对它作用之认识有差距，不可能完全吻合，有些地方甚至会相差很远。总之，这两个探讨的概念，本质上是不相同的，因此根本不可能相互代替，这点应该首先加以明确，为了避免发现混乱，我们必须预先确定我们所运用的概念，这是进一步研究三焦实体的前提。

（二）三焦的生理作用和临床使用意义的联系

　　首先应该肯定，中医所谓之三焦，属于中医所谓的六腑之一。中医对六腑总的概念是:"六腑者,传化物而不藏,故实而不能满。"《素问·五脏别论》:"夫胃、大肠、小肠、三焦、膀胱此五者,天气之所生也,其气象天,故泻而不藏。"六腑的功能作用是"受谷而行之,受气而扬之""化水谷而行津液""传化物而不藏"。三焦作为六腑之一,自然应该具备这样的功能。当然三焦也和其他腑一样,有着自己之特殊功能。特殊功能是什么呢?

《素问·灵兰秘典论》云:"三焦者,决渎之官,水道出焉。"《灵枢·本输》谓三焦是:"中渎之腑也,水道出焉。"这就是说三焦是水道。《灵枢·五味》:"谷始入于胃,其精微者,先出于胃之两焦,以溉五脏。"《灵枢·决气》:"中焦受气取汁,变化而赤是谓血。"《灵枢·五癃津液别》:"水谷皆入于口,其味有五,各注其海,津液各走其道,故上焦出气,以温肌肉,充皮肤、为津;其留而不行者为液。"《素问·调经论》:"阳受气于上焦以温皮肤分肉之间。"《灵枢·营卫生会》:"营出于中焦,卫出于下焦。"可见人体中的精微之气和津液在三焦中运行。正因为如此,《难经·第三十一难》就直截了当地指出:"三焦者水谷之道路,气之所终始也。"以上文献指出,三焦是水道,其中还有水谷之气在运行,对于水谷之气和津液来说,三焦只是其道路。《难经·第六十六难》:"三焦者,原气之别使也,主通行三气,经历于五脏六腑。"不论这三气做何种解释为最精确,但三焦之通行三气这句话,却说明三焦是三气的道路当无疑义,而且通行的范围是在五脏六腑。《难经》对三焦另一补充就是三焦为原气之别使。这样三焦的作用就是,为水谷之道路,气之所始终,为原气之别使,主通行三气,经历五脏六腑。这样看来,三焦的功能作用与胃肠中所运输的是谷物糟粕之物有区别。这种区别是三焦之为三焦而不是胃肠的区别。这种区别丝毫不悖于六腑传化物而不藏这个总的宗旨。

唐容川认为三焦即是网膜,到底如何,这里姑且不问,但唐氏对三焦为脏腑往来之道路的看法,显然是对"原气""别使"的阐述。他在《金匮要略浅经·人禀五常》一节的补正中写道:"通畅二字盖指腠理而言,谓无阻碍即安和也,若有灾难,皆腠理不通之故……未乃申明,腠即是:三焦为内外之网膜,乃交通会合五脏、元真之处,理者,即网膜上之文里也。指出三焦腠理为脏腑往来之道路,已括尽全书之病机矣,唐宗后不知三焦,所以治多隔阂。"

当然,我们也能从古代文献中找到三焦有支配其道路中运行之物作用的话来。如《难经·第三十八难》即云"然所以腑有六者,谓三焦也,有原气之别焉,主持诸气"。《素问·六节藏象论》"脾、胃、大肠、小肠、三焦、膀胱者仓廪之本、营之居也,名曰器,能化糟粕,转味而入者也"。《素问·灵兰秘典论》"三焦者,决渎之官,水道出焉"。我认为,应该全面系统地以中医学术观点来看待和理解这些话。在中医学术体系中,五脏是藏精而不泄的器官,具有十分重要的功能;六腑是传化物而不藏的器官,不过是食物水谷精微等通道而已,与五脏比起来处于配角地位。三焦作为六腑之一,自然也应该是这样,倘若根据上面的只言片语认为三焦:①能运化水谷精微,那么,脾的运化作用不就架空了么;②能通调全身水道,那么肺为水之上源,脾转输津液,肾主水又从何而言起呢;③能主持调整全身气化,那么肺主气,肾纳气又做何解释。

结合整个中医体系和《难经》来看,所谓"主持诸气"显然是针对"水谷之道路,气之所始终也""原气之别使,主行三气"而言的。我同意南京中医学院的译释"所谓主持诸气应该说是三焦和脏腑经脉等机能活动有联系,而不能说其是直接主宰者"(《难经译释》)。

《灵枢·胀论》云:"脏腑之在胸胁,腹里之内也,若匣匮之藏禁器也,各有次舍,异名而同处一域之中,其气各异。"三焦为脏腑之一,自然也会毫无例外地位居胸胁腹里之内。把三焦划分为三个部分,最早见于《灵枢·营卫生会》指出了大致的分界,并指出了三个部分的作用有些差异,形象地把它们归纳为:"上焦如雾,中焦如沤,下焦如渎。"《难经·第三十一难》则对三焦三个部分的位置有更为具体的说明,并且也同样认为三个部分作用各异。上焦主纳而不出,中焦主腐熟水谷、下焦主分别清浊,主出而不纳。综合《内经》《难经》来看,三焦则是分为三个部分。这三个部分均在胸腹之内,三个部分作用有差异,而究其各自作用的本身和同处在相应部位的脏腑作用密切相关,正因为三焦作为水谷之道路和营卫气血转输之道路,并且是元气之别使,因此,这些道路的通畅与否对五脏功能能否正常地进行影响极大,所以《中藏经》谓:"三焦者,人之三元之气也,号曰中清之府,总领五脏六腑,营卫经络,内外左右上下之气也。三焦通则内外左右上下皆通,其于周身灌体,和内调外,荣左养右,导上宣下,莫大于此。"五脏如没有三焦作为水谷之道路来进行气之所始终的运动,五脏就将无法维持其重要的正常生理功能。李梴就这样指出:"心肺若无上焦,何以宗主荣卫……脾胃若无中焦,何以腐熟水谷……肝肾若无下焦,何以疏决津液。"这里主次论述十分明确,在完成这些作用时,五脏为主体,三焦起辅助作用,后世医家持这种观点是较为普遍的。纪天锡曾说"饮食入胃,游溢精气,上输于脾,此指中焦也;脾胃散精,上归于肺,此指上焦也;通调水道,下输膀胱,此指下焦也,然脾、肺、膀胱既为脏腑,而又谓三焦,人以是知之,盖内有所蕴,则曰玄府,气达于外,则曰三焦,名为焦者,皆得火而发也,如此则见三焦上下,为水谷之道路"。那么,三焦作为支配水谷代谢和支配脏气流通的内脏的代名词有何不可? 既然内有所蕴,则曰里府,气达于外,则曰三焦,那么,以此作为人体部位来划分又有何不可呢? 这样的借用是完全自然和可以理解的。历来对三焦的作用有两点是公认的。

1. 指部位,上焦是指胸部;中焦指脐以上腹部;下焦指脐以下腹部。

2. 指几个脏器的总称,即上焦心肺;中焦脾胃;下焦肝肾。上中下三焦功能是这些脏器功能的综合。

只有把三焦看作是水谷和脏气往来、津液运输的道路,才能完善地解释三焦作用和临床使用意义之间的内在联系。

三焦作为水谷、脏气往来道路这个观点的意义还能加强中医以五脏为核心、以命门为根本之脏腑病理概念。如果认为三焦能支配和主持气、水谷代谢的话,那么首先会削弱以五脏为核心、以命门为根本的脏腑学说,会造成生理和病理上概念认识的混乱。其次会引起对以上三焦两种具有公认意义发生对立和矛盾的解释。所以讲,中焦如沤,中焦即是脾胃,这就是加强脾胃功能起主要作用的概念,因为脾胃散精是通过三焦这个道路进行的。如果讲,中焦主持水谷的代谢,那谁为主呢? 不就混乱了吗? 因此以临床运用上讲,三焦也仅仅是道路而已。

如果把名和形的概念理解为:名,名称和作用。形,形体实质。那么,我们可以看到祖国医学中出现了这么一种奇怪现象,尽管历史上长久存在着三焦有无形和到底为何物质之争,至今仍未有定案,但三焦有"名"却是被公认的,并且对名的认识随着实践的深入而不断深入,有这种共同经历和命运的还有大名鼎鼎的人体生命之根——命门,它们的"形"至今仍在研究探讨之中,但他们的"名"却有效地指导着中医临床的理、法、方、药。如何解释这一看似奇怪的现象呢?

我认为,完全可以这样讲,中医就有这么一个特点,无形并不妨碍有名。上述的这些现象正是这一特点的产物。

祖国医学关于人体生理病理的论述,是以古代解剖为依据,通过深入细致的临床观察,在古代自发的朴素的辩证法思想指导下,经过分析、推理、综合、归纳而成的,为了有效地指导临床实践,往往把多种生理机能和病理变化归纳给某一实体,这就形成了对形体实质仅仅是起着一种依托的作用,目的还是为了利用这个形体来加强对生理和病理机制的说明,所以,很多今天被认为重要的形体,在中医中反而被遗弃,如垂体、肾上腺、胰、睾丸等等,但功能实质却保留在中医的其他脏腑机能之中。这样中医脏腑之解剖实质虽然和西医相同,但其生理和病理又与西医不完全相同,有些地方甚至风马牛不相及,这是被大家所公认的。造成这个现象的原因之一,就是中医对脏腑形态仅仅是起依托作用。

基于以上认识,为三焦找形体有无必要,就看要以什么目的去找三焦形体了。一般有以下几种情况:

第一,是为着考古之类的目的,比如去考证《内经》所谓三焦实体到底为何物。

第二,是因为《内经》未指明三焦实体,而一定要找到三焦实体,使中医学中的五脏六腑都有形体。

第三,为着中西结合,去找三焦生理和病理的物质基础。

我认为:

1. 探讨《内经》三焦形体,只有考古意义,没有临床意义,找到与否,无补于临床对三焦之运用。

2. 要使中医学中的五脏六腑均有形体实无必要,我认为唐容川指三焦为网膜,陆渊雷指三焦为淋巴,陈无择谓三焦是脂膜,张景岳讲三焦是腹腔上下全体,如此等等,从体质上讲都是多余的争论。以心而论,古今谁也没有权威地讲明白,中医的心的形体与藏神、生血、开窍于舌等功能的内在联系到底如何,这是因为中医学术的特殊性所造成的。中医学术特点就是这样,尽管关于三焦形体之争仍莫衷一是,却无碍大局,并不影响三焦的临床使用价值。

3. 有运动就必然有物质,世界上没有离开物质的运动。三焦既有明确的生理和病理,就必然有物质基础,要进行中西结合,就有必要通过现代医学来认识三焦生理和病理的物质基础,因此这种探讨是非常必要的。

由于中西医学术体系不同,所以在中医现代的过程中,必须注意以下几点:①中西医对脏腑概念认识不一致,因此首先必须明确各自的概念,不容混淆。②关于三焦阐述,中医各家学说也有相互抵触的地方,但是应当以临床使用的意义为主,因为中医是一门实践性的科学。

关于三焦的实质争论已久,至今仍无结论,但是关于应该如何探讨三焦实体的方法的问题,不是多余的事情。这是本文的希望,也是本文的目的。

十二、对宗气功用的商榷

在近年来编写出版的全国高等医药院校试用教材以及中医工具书,如《中医学基础》(上海科学技术出版社,1978年)《中医名词术语选释》(人民卫生出版社1973年版)等书中,都认为宗气是一种司呼吸、运血脉的机能活动,甚至有的书认为宗气"对能量的供应,寒温的调节和机体的运动均有重大的关系"(《简明中医辞典》人民卫生出版社,1979年版第563页)。我认为,这个结论值得进一步推敲,其涉及中医基础理论的逻辑性和完整性,故提出来商榷。

气在中医学中所指的范围较广,归纳起来主要含义有二:一指流动于体内的微细的营养物质,如水谷之气、呼吸之气等;一指人体组织器官所产生的功能活动,如脏腑之气、经络之气等;总之,气有功能与物质之分,二者功用有根本的区别。物质之气与血、精、津液等物质可归纳为一类,都是滋养、濡润、煦泽人体形态实体和作为人体功能活动能源的物质基础。中医认为,没有脏腑、肌肉、骨骼等形态存在,就没有相应的功能活动可言,而人体形态存在及其功能活动,又必须依据物质基础的温养。在人体生命活动过程中,物质基础不断被人体功能活动和形态实体代谢所消耗,又不断为人体形态实质的功能活动所滋生而补充。中医学把这之间的活动概括为气机和气化。人体功能之气将食物、药物中的各种有用物质加以吸收为人体所用,促成物质基础之间相互转化,以及糟粕废物的排泄等活动,中医学称此为气化。而人体功能之气支配物质基础在全身出入升降地流通,并维持着动态平衡的活动,中医学称为气机。人体气机和气化活动的进行,是以人体形态实质为根据,以物质基础为能源,以功能之气为动力,也就是说,物质基础的产生、转化(气化)、运动、流通(气机)都是以功能之气为动力得以进行的。人体呼吸出入,气血运行的活动属于气机和气化活动的范畴,因而也是以功能之气为动力才得以进行的。

宗气,到底是功能还是物质之气?《灵枢·邪客》云:"五谷入于胃也,其糟粕、津液、宗气分为三隧。故宗气积于胸中,出于喉咙,以贯心脉而行呼吸焉。"这里经文是把宗气作为水谷入胃以后所化生的三种产物之一来看待的,分为三隧之一的宗气,只能是水谷所化生之气,也就是说是物质之气。《灵枢·五味》云："谷始入于胃,其精微者,先出于胃之两焦,以溉五脏,别出两行,营卫之道。其大气之抟而不行者,积于胸中,命曰气海。出于肺,循喉咽,故呼则出,吸则入。天地之精气,其大数常出三入一,故谷不入,半日则气衰,一日则气少矣。"有的书认为此则经文中之大气乃指宗气,我意不然,这里的大气,主要是指宇宙中的空气,大气积于胸中,出于肺,循喉咽,呼则出,吸则入,由于古人的种种局限,故对于大气呼出和吸入之异同,积于胸中又如之何也理解未能更深一步,并作出抟而不行的结论,但无疑积于胸中,呼吸出入之大气,实质上主要是指天地宇宙中的空气。如果对照上面所引《灵枢·邪客》宗气积于胸中之文,那么可以看到二者的描述有差异,宗气直接为水谷入胃分为三隧者之一,积于胸中,出于肺,循喉咽,呼则出,吸则入。如果用同一名词,作如此表述,则很难作出同一概念的结论。由于宗气和大气均积于胸中,因此二者难免不汇合,但汇合后的情况,《内经》未曾评言。《中医学基础》认为:"宗气是由肺吸入的清气与脾胃运化来的水谷之气结合而成,聚于胸中。"可以说是对这两则经文的综合概括和发展。但不论是天空的清气,或人体中水谷之气,以及二者供给而成的气,终是一种物质之气,这一点是完全可以肯定的。因此它们的产生、运行,都是人体功能之气活动的结果。

作为物质之气的宗气是不能行气血,司呼吸的。

心主血脉,"其华在面,其充在血脉"(《素问·六节藏象论》)。心的功能之气是行血的主要推动力,故"心痹者,脉不通"(《素问·痹论》)。"手少阴气绝,则脉不通……脉不通则血不流,血不流则色不泽"(《灵枢·经脉》)。血之运行于脉,是以心主血脉为主,肺朝百脉为辅。司呼吸者,为肺所主,《中藏经》云:"肺者,魄之舍,生气之源。"《医宗必读》云:"肺叶白莹,谓之华盖,以覆诸脏,虚如蜂巢,下无透窍,吸之则满,呼之则虚,一呼一吸,消息自然,司清浊之化,为人身之橐龠。"这就很具体地说明了肺的呼吸机能,所以《素问·脏气法时论》云:"(肺)虚则少气,不能报息。"另外,肾纳气的功能活动对呼吸亦有重要的影响。没有脾胃的功能之气的活动,就没有水谷之气,没有肺主气和肾纳气的功能活动,大气就不会吸入到胸中与谷气相结合,这样就没有宗气。离开了肺朝百脉、司呼吸的功能活动,宗气又如何能贯血脉走息道呢?由此可见,宗气积于胸中,出于喉咙以贯心脉,而行呼吸,正是肺朝百脉、司呼吸的必然结果,是借助宗气之运行以表述肺气(功能)之作用罢了。

认为宗气能行血的另一条依据是《灵枢·刺节真邪》:"宗气留于海,其下者注于气街,其上者走于息道。故厥在于足,宗气不下,脉中之血,凝而留止,弗之火调,弗能取之。"我认为,这段经文不应该得出宗气有行血作用的结论,而应该理解为:由于宗气因肺朝百脉的缘故而贯心脉,当厥在于足,脉中之血,凝而留止,则宗气自然会由此而不能下。如果就此而得出"贯心肺以行气血,凡气血的运行,以及肢体的寒温和活动能力,多于宗气有关"(《中医名词术语选释》)第 70 页)的结论,那么,第一,与经文含义相悖,经文是"故厥在于足,宗气不行,脉中之血,凝而留止",可见宗气不下和血脉凝止是因为厥在于足的缘故,除非将经文改为"故宗气不下,脉中之血,凝而留止,厥在于足"方可支持这种结论;第二,心气的功用势必要修改,不然气与宗气功用纠缠不清;第三,由于宗气的产生是脾肺之气活动的结论,而宗气能贯心肺是肺气的结论,所以临床上使用的补气行血法,补气药多为补心脾肺之气,理气行血之理气药,多为疏肝行气之品,如果将宗气作为行血之气,那就会造成中医脏象理论的混乱。综上所述,认为宗气能行气血、司呼吸的认识,是一个本末倒置的认识,这种认识混淆了脏腑功能之气与温养形体的物质之气之间的各自作用,就削弱了中医以脏腑经络功能之气活动为人体生命活动的中心的学术体系,使物质的功能之气的概念发生了混乱,影响了中医基础理论的逻辑性和严密性,这既不能很好地解释临床,更不能有效地指导临床。

我认为,对宗气应该有个确切的概念,这种概念不能与肺气、心气相混淆,而把宗气看作有行气血、司呼吸的作用时,就与心气、肺气发生了混乱,这对中医学术的发展是不利的,因此,我认为有必要作适当的修改。

以上仅是我的一些粗浅认识,不妥之处,望同道们不吝指正。

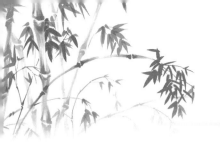

祖母医学生涯断忆

——代后记

我的祖母郭贞卿医师,生于1892年10月10日,逝于1983年12月1日,享年92岁,她生病卧床仅十余天即去世了。据她自己讲,也有我们的回忆,她从来生病没有卧床超过三日,病再重也要起床活动。九旬以后的祖母,不仅满头青丝,只有细心找寻才能找到很少的白发,而且身体仍然很硬朗,不扶杖,行动灵活,头脑敏捷,精神矍铄,每日仍要诊病十余人。凡见过她晚年的人,都说看上去是六十岁左右的老人。

祖母字静,对这一个字她有很深刻的理解和认识,而她终生实践这个字,使她获得了学术上的建树,生命上的高寿,广大患者的敬仰。

祖母多次讲到,古人非常重视字号,认为名乃父母所取,辈分所限,只有字和号才能自己做主,因而只有它才能反映出自己的个性、理想和追求。归纳她的说法,是源于如诸葛亮"静以修身,俭以养德""非淡泊无以明志,非宁静无以致远";吕坤《呻吟语》"为学第一功夫,要降得浮躁之气定""学者万病,只一个静字治得"等等,从千千万万事情中所提取出来的,又为后世能流传千古的精辟见解。祖母平时摆龙门阵,每为具体情景所触动,辄能随口引用前人论及静字的语录。我能回忆,又能找到来龙去脉者,大致有《遵生八笺》的"心静即神悦,神悦即福生";《黄帝内经》的"静则神藏,躁则消亡";《养生四要》的"心常清静则神安,神安则精神皆安,以此养生则寿,殁世不殆";《菜根谭》的"人身只为欲字所累,便如牛如马,听人羁络,为鹰为犬,任物鞭笞";《通书》的"无欲则静,静则明";《老老恒言》的"静时固戒动,动而不妄动,亦静也",尤其是这"动而不妄动,亦静也"一句,祖母更是津津乐道。通过上述所引,可以窥见祖母对静字含义理解之一斑。

在一个月明星灿的夏夜,大家在院子里乘凉,祖母讲了很多古人精研学术而有所建树的故事后,很感慨地谈到读书人要能静得下来做学问,确实不是一件容易的事情。静不是无追求，无作为，无欲望，静乃是将目标更集中一些，因而能更深一些，相应的与此无关者就更淡一些，这才是静的真正含义。很多人讲要耐得住寂寞才能做学问，耐就含有无可奈何，只能如此之意，这样一来就不是出于本意去甘于寂寞，而有不甘的成分，那么也自然不可能真正做到静。很多人之所以只能耐一时之寂寞，其原因是他们希望今后不寂寞，由于他们的追求与寂寞是背道而驰的，故而时时也会有耐不住寂寞的时候，这时内心就不能宁静，不宁静就不能致远，不致远就必然要限制自己的建树，这不论于养生、治学都是极其有害的。人生是天地间匆匆的过客，不论王侯将相，还是普通百姓，都是沧海一粟，不能过高地估计自己，否则会心如潮涌，引起乱子，大则乱国，小则危害一方。晚年祖母还曾抄录过一副对联给我："浮躁一分，到处便招尤悔；因循二字，从来误尽英雄。"读此联每能发人深省，令人警惕，虽然不知来源于何处，但看得出来祖母对此联十分喜爱，从中亦可看出她在追求一种用宁静心情以治学，平静思想以处世，恬淡心境以养生，宠辱不惊去留无意，俯仰无愧天地的理想境界。就我上辈细细回忆起来，祖母一生，尤其是人过中年以后，不论大事小事，治学养生，接人待物，为人处世，都能天然地、毫无修饰地体现出一种静的态势来。这里不妨举几个例子。

六月酷暑天，我们从未见到过祖母大声叫热、用力摇扇的情况。她从来不直吹电扇，我们吹电扇时，她总是远离电扇，避免直吹，但电扇的余风和从其他地方反折回来的风，她亦乐意接受。天气再热，她也只是和缓地、慢慢地摇动着手中的扇子，总是一副宁静悠然的样子，似乎酷暑对她没有一点作用。上班、上街回家，她总是先坐下来，轻摇一会儿扇，然后倒半盆热水，洗脸擦身后，又坐下来，一边与人聊天，一边轻摇着扇子。不论在家外出，不论有无外人，一句话，在任何情况下，六月天的祖母总是一身衣裤鞋袜，整整齐齐，一丝不苟，俨然军人一样，所不同者，是从容不迫的气质和满面的慈祥。每当我们大声呼热，大把擦汗，大口喝水，大幅度、高频率摇扇时，祖母总爱对我们说："越着急越烦躁越热，俗话说得好，心静自然凉，你们试着把心静下来嘛！"谈何容易，心静自然凉虽区区五个字，真正要能做到，岂是能通过一个单方面，一个短时间，或一两件事情的体验中就能获得，它不仅需要综合多方面的修养，而且还要通过一定时间的努力才能逐步获得，至于要达到得心应手，就当然更不容易了。

夏天能心静自然凉者，冬天也顺理成章地能做到心静自然热。数九寒天，祖母也从不偎火取暖，每天都要外出走动数趟。天再冷她也要自己动手洗自己小件衣物，在适度均匀的各种活动中，祖母总保持着暖融融的热气。与六月天一样，数九寒天的祖母每天仍然是笑盈盈的慈祥面孔，好像冷对她也未起任何作用似的。三九、四九天时，家中生起火，我们总爱围在火边，而祖母总是在离火至少一米以外坐下，但坐都不会太久，然后到户外去活动，直到一身上下暖和了才回来。她最爱说："外来之火不如自生之热，冬天猫狗偎火，越偎越没精神。外出走一走，精神自抖擞，家中火边坐，日子越难过。"说也奇怪，祖母不仅从来没有喊过冷，也从来未生过冻疮。随着自己的年龄增长，对祖母以心静养生之道也逐渐有了一些体会，可见寒热之性，不但在天，心静泰然，春意永年。

再举一个例子，在"文化大革命"的十年浩劫中，造反派已有意要将她打成反动学术权威，多次在大小会议上含沙射影地涉及她。知情的熟人、朋友、学生都一再通过各种方式叮嘱她小心，我们一家人更是为她十分担心、着急，然而她老人家却一如既往，眠食无异。见我们都急死了，反而过来安慰我们。在那些岁月中，有一次她背诵了一段苏轼《留侯论》："古之所谓豪杰之士，必有过人之节，人情有所不能忍者，匹夫见辱，拔剑而起，挺身而斗，此不足为勇也。天下有大勇者，卒然临之而不惊，无故加之而不怒，此其所挟持者甚大，而其志甚远也。"祖母背诵古文，不仅音调抑扬顿挫，而且一到忘我处还击桌有声。看我们都急得要死的样子，她总是淡然一笑地说："急也莫得用，人家要整死你，你再急也跑不脱，每天胆战心惊过日子，反倒活得恼火，这是自找苦吃。"的确，被人整死虽然自己无法全部加以阻止，但是自己吓死自己却是自己能够加以克服的。那时祖母还说过："《三国志·魏书》中有这么一句话'千钧之弩不为鼷鼠发机，万石之钟不以莛撞起音'。没有被人整死，而被自己吓死那就太不划算了。"

记得那时另外一位老中医初被揪斗，逢人便不断解释自己如何，问题又如何，尽管如此，其境遇却每况愈下。祖母听说后，只是笑了笑，并轻轻地摇摇头，并不言语。我说解释清楚当然更好嘛，祖母却说，要整人就不会讲理，要讲理就不会整人，欲加之罪，何患无辞，解释多了反而脱不得手，古人讲言多必失，这是千古名言。阅历多了，见识广了，慢慢回忆起那些日子里祖母的言行，才真正体会到她的胆略和见识非同一般。祖母以一种不媚俗、不合污、不畏死、不辩争的处世态度过了"文化大革命"的风风雨雨，而很多是是非非也居然绕她而过，她始终保持着身心健康。

祖母历年集录了不少关乎静字的古人语录，在"文化大革命"中散失了大

部分,仅存为:

一为外物所诱,则心无须臾之宁矣。(明·薛瑄《读书录》)

不为物累,觉得身心甚轻。(明·薛瑄《读书续录》)

人该顺时,不可趋时。(清·申居郧《西岩赘语》)

心安茅屋稳。(明·杨慎《艺林伐山》)

不诱于誉,不恐于诽。(《荀子·非十二子》)

君子祸至不惧,福至不喜。(《孔子家语·始诛》)

利关不破,得失惊之;名关不破,毁誉动之。

应接物常觉心中有从容闲暇时,才见涵养。(弘一大师《格言别录》)

知天乐者,无天怨,无人非,无物累。(《庄子·天道》)

胸怀广大,须从平淡二字用功。(蔡锷《曾胡治兵语录》)

天下之非誉,无益损焉,是谓全德之人。(《庄子·天地》)

天不为人之恶寒也辍冬,地不为人之恶辽远也辍广,君子不为小人匈匈也辍行。(《荀子·天论》)

如能临难而不慑,贫贱而不忧,可为达命者矣。(刘昼《刘子·遇不遇》)

君子坦荡荡,小人长戚戚。(《论语·述而》)

海纳百川,有容乃大;壁立千仞,无欲则刚。(清末政治家林则徐任两广总督时在总督府衙题书的堂联)

江海不与坎井争其清,雷霆不与蛙蚓斗其声。(刘基《郁离子》)

得丧不可摇其心,荣辱不能动其志。(皮日休《皮子文薮·移元征君书》)

激之而不怒者,非有大量,必有深机。(弘一大师《格言别录》)

以上所引无一字为静,然却无一义不涉及静。综观祖母一生言行,她对静字的真正理解和践行是:一个人要有理想、有追求,要立功、立言、立德,才能算一个不枉此生的人。但人生有限,有失才能有得,因此,必须摆脱世俗的羁绊、名利的纷争、毁誉和计较、是非之褒贬……才能有所作为。所谓静者,就是最大限度地摆脱上述干扰,一心一意地实现自己的理想和追求,不然淡泊与明志、宁静与致远何以会相提并论。只有心无杂念才能一步一个脚印地实现自己的追求,只有恬淡虚无,才能对所研究的东西不断深入下去。所以静,不是消极的,而是积极的,它是更专一、更有力、更有用、更有效的一种奋斗方式。古往今来的很多事实和研究都证明了这种方式不仅有利于对理想和追求的实现,而且有益于健康长寿。祖母的一生也证明了这一点:首先她获得了高寿,享年九十二岁,身体相当健康,生存质量也很高;其次,她在内、妇、儿科,内治外治中都有着精深的理论造诣和卓著的临床疗效。

祖母去世后,自发前来吊唁的人上千,出殡那天,灵车前挂永垂不朽的黑色大字,送葬的队伍有几里路长,一路上都有人向灵车上抛纸钱冥币,借以寄托哀思。当地乡民去世,这种情形唯她一人,更何况她还不是土生土长的本地人。由此而想起祖父的丧事,那是在困难时期的1961年,那时除祖母一人在家外其余亲人都在外地工作未归,而丧事却办得十分隆重,以至于人们都争相传颂这个子女不在比子女在的还隆重的丧事。是什么缘故呢? 社会各界都有由组织派员和自发前来的人们,皆缘于祖母高尚的人品、卓著的医疗效果为人们所敬仰的结果。

祖母送葬后的当天,四川百岁健康老人获得者王笃业老先生就送来他的唁诗:

七律一首作吊唁

改革花开正溢芳,忍闻郭老先行藏。

培桃育李赖光大,汲古从新待发扬。

医案喜能传后世,病榻犹自著文章。

溯回往事增哀恸,惭愧无言到墓旁。

王笃业

1983年12月10日送郭老灵枢于新南门有感

祖母的治学圭臬是:言不可治者,未得其术也。正因为如此,她一生无止境地探索行之有效之术,又不断提高行之有效之术,从而对内、妇、儿科的许多难症痼疾取得了卓著疗效,并嘱咐儿孙,术无止境。

祖母研求医学,所信奉的格言是《灵枢·九针十二原》的一段经文:"今夫五脏之有疾也,譬犹刺也,犹污也,犹结也,犹闭也。刺虽久犹可拔也,污虽久犹可雪也,结虽久犹可解也,闭虽久犹可决也。或言久疾之不可取者,非其说也。夫善用针者,取其疾也,犹拔刺也,犹雪污也,犹解结也,犹决闭也。疾虽久,犹可毕也,言不可治者,未得其术也。"祖母一生尤其推崇此段经文,她不仅自己身体力行,而且谆谆告诫我们,世界上没有战胜不了的疾病,之所以治不好,是未得其术之缘故,只要不断追求探索,终究会有得其术的时候。因此,作为治病的医生,不能也不应该有悲观思想,永远必须保持积极向上的奋斗精神,就一定能不断提高自己的医疗水平。

正是基于这种有所作为的思想,祖母在她数十年孜孜不倦的临床探索中,对很多难症痼疾沉疴怪病的治疗做了积极有益的探索,积累了不少极富特色而又行之有效的治疗方法和经验。比如对小儿脑性瘫痪、脑外伤性后遗症、中风后遗症、脑炎后遗症、低智、精神发育迟缓、脊髓损伤、帕金森病、阿尔茨海默病、神经元疾病等痼疾的治疗都留下了丰富而宝贵的遗产。在祖母晚年,我们在其亲自指导下整理了不少她的学术思想和临床经验。在学术期刊上发表了数十篇医学论文,其专著《郭贞卿医论集》也于 1983 年正式出版问世,其独到的见解颇为医界同仁关注。而祖母晚年以中医脏腑学说中的十二经脉理论、十二经皮部理论、经筋学说理论为指导,融汇针刺、推拿、刮痧、点穴、拍打、膏摩、温熨等法于一炉创立了郭氏砭木疗法①。此疗法不仅在防病治病、保健康复中能广泛运用,而且对许多慢性劳损性疾病和一些痼疾亦能收到满意疗效。郭氏砭木疗法于 1987 年由我和斯杰在全国首届非药物疗法学术讨论会上首次向世人披露并在会上演示,受到与会代表的高度重视。此后我和斯杰又不断总结出有关郭氏砭木疗法的论文陆续发表,如 1986 年《砭木疗法简介》在《山东中医学院学报》1986 年第 3 期发表;1987 年《辽宁中医杂志》第 11 期又发表了我和斯杰整理砭木疗法的《郭贞卿老中医治疗肩周炎经验简介》;1988 年《上海中医杂志》第 7 期又发表《砭木疗法治疗网球肘》;1990 年 8 月山东科技出版社出版的《中国医学疗法大全》载入了砭木法;后来《实用中医大全》《中医非药物疗法》《现代针灸临床聚英》《中华独特疗法大成》等大型专著都予以收载介绍,并且获得首届中国中医文化博览会神农杯优秀奖,受到学术界的重视。

具体医疗技术是变化的,不断由新的技术代换旧的技术是不断进步的表现;而具体的医学原则却是永恒的,愈深刻则愈能久远,犹如美酒,愈久愈醇香。

我初行医不久,由于在综合医院,接触到不少高资历、高水平的西医,相处时间一长,大家言谈便有所不忌,西医们每每言及中医颇多偏见,比如说中医著作千古不变,一本《黄帝内经》读到今天,并有打油诗谓之曰:原子时代骑老牛,今人反向古人求。如此等等,不一而足。反观西医则不然,日新月异,各科书籍几年都要换一个版本。由此西医们得出的结论是:中西医的差距越来越大,中医治疗的范围越来越小。就这些问题和现实,我亦很苦恼,与祖母多次谈到,她有很精辟的见解和想法,至今仍深刻地影响着我。这里先谈谈她关于一本《黄帝内经》读到今天的认识。祖母认为,具体的医疗技术犹如打仗用的武器一样,古人用戈矛,今人用枪炮,肯定是愈变化愈先进,但是用兵的原则和规律即常说的兵法,则往往是千古不变的指导思想。《黄帝内经》所谈,既有具体医疗技术,更有很多医学原则,所以直到今天,虽然历经千年,仍有很高的价

---

① 注:砭木疗法是郭贞卿砭术疗法木质工具部分。

值,这是毋庸置疑的常识。祖母还多次进一步阐述过这类思想,她认为医学有两个组成部分,一是理性原则,二是具体治疗方法,后者一部分是在前者的指导下产生和发展的,另一部分是尽管产生和发展的原因不同,但只要是行之有效,就会反过来产生新的和发展旧的理性原则。总而言之,理性原则存在的时间长,具体治疗方法存在的时间短,且具体的治疗方法愈变化,愈进步,则实用价值愈大。以针具而言,古人先用石针,后用竹针,再后用铁针、钢针,直至今天的各种皮肤针、磁针等等精美针具,针具的确是愈变化愈实用,但万变不离其宗,再发展变化的针具都离不开理性的原则去指导运用,否则不能治病。祖母认为,每一个医生应当二者并重,不可偏废一方,才能成为一个好医生,而医家则必须重视理性原则的发现和总结,不然不能称为医家。中医一部《黄帝内经》从春秋战国直到今天,之所以仍然有很高的研究和实用价值,归根到底,就在于这部书中医疗的理性原则多于具体医疗技术,因此,可以这样说,再过几百年,仍将会有存在的现实意义和价值。至今回忆起祖母的这些谈话,更感到这些见解十分的精辟和独到,用这样的学术思想去读许许多多的中医经典古籍时,别有一番滋味在心头。

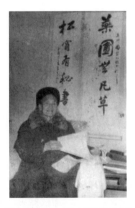

祖母在家中悉心带教后学

多年来,我发表医学论文百余篇,实质上都是对祖母学术思想不同角度的体会和发挥。临床愈久、体验愈深,愈使我感到祖母的很多认识和想法确实高人一筹。她所倡导的理性认识能使人站得高,因而看得远。"欲穷千里目,更上一层楼",这是祖母常常用来形容理性作用的一句话,也是她常常用来感叹现在很多人不重视中医理论探讨和发展的一句话。

祖母提出,医家亦须重视谋略,而且医家之谋略乃是治病救人的重要理论和方法。

中医历来有用药如用兵之说，祖母认为，既然如此，那么谋略思想理所当然成为医家研究和应用的东西。可惜，从古至今，很少有人明确提及这一点。祖母对兵家谋略颇有研究，且常运用古人谋略思想以指导具体的医疗实践，由此而演化出很多独具特色的医家谋略思想。这里举几个例子，可以从中看出她老人家在医家谋略理论和临床上的造诣。

祖母认为，任何一个医生，不仅过去、现在，而且将来都一样，在具体治病时，都会面临着两种情况：一是掌握着能够直截了当地阻断或消除疾病发生和发展的直接手段；另一种是没有强有力的阻断或消除疾病的手段，只有能与疾病间接斗争的方法。在第一种情况下，当然是稳操胜券，但在第二种情况下，医生间接消除疾病的综合能力大小和手段的多少，以及运用这些手段能力和方式的水平高低则对疾病的预后起着决定性的作用。衡量一个医生水平的高低，决定于这个医生直接手段和间接手段掌握的多少、了解的程度以及运用它们的能力。综合这些方面即谓之医术，言不可治者，具体地讲，就是未得到这两种手段以及驾驭这两种手段的本领也。

祖母同时还认为，一个医生即使在掌握了直接手段后，间接手段仍然相当重要。因为医生在任何情况下所面临的患者，都存在着天地自然环境、人事社会环境和饮食、情绪等等多个方面的联系，不可能每一个方面都能掌握到直接手段范围内。况且对这一方面来讲是直接手段，对另一方面来讲却又是间接手段，有时有利于此就会有害于彼，所以，一个高明的医生不仅要直接和间接手段并重，而且要努力提高综合运用这两种手段的能力和艺术，才能更有效地治疗疾病。医生，由于职业原因常常会忽视对间接手段的重视。实际上间接手段的实用价值远远胜过直接手段的价值。历史上有围魏救赵的著名战役，并由此而演化为一个著名的战争谋略，很有名的《孙子兵法》一书就专门列此一计。祖母认为，这一战争的谋略思想用于治疗疾病，应当是间接治疗方法使用的重要原则之一。从孙膑围魏救赵这一谋略成功的过程中，可以获得三点启示用于治疗疾病：①不必直接参与到正邪斗争的主要场所，那样不仅会事倍功半造成过多的消耗，还会由此而引起不良后果，而应当采用釜底抽薪之类的办法，如口舌生疮用利小便的方法导热下行而去，牙齿痛用通大便的方法等等皆是；②任何邪气都有不可或不易直折的优势（强点）和有轻易即可致命的弱点，治疗就应该避强击弱才能事半功倍；③要在运动中去消灭病邪，让它疲于奔命，并在奔命中消亡。这中间自然可以演化出许许多多的具体策略和方法来,但基本谋略思想却是强调趋利避害,机动歼邪。以小儿脑发育不全的治疗为例,既是脑发育不全,病变部位即在于脑,但祖母却主张以针刺头以外的穴位为主,多动者多选用四肢穴位,安静者多选用背部穴位,智力差多选用手足部的穴位,这是选穴的原则。在具体贯彻这些原则时,还要根据患儿在运动时、哭啼时以及安静时穴位在医生的手触中的不同感觉再进行筛选,这种筛选过程还将持续在整个治疗过程中,用这样的方法确比一般疗法疗效显著。

用间接疗法更要重视谋略思想,这是祖母常常强调的,尤其在晚年。她认为,每种病都可以用多种方法达到治愈的目的,比如鸟,用枪、弹、箭、网等等方式都可以击中或捕获;又如伐树,既可用斧,亦可用锯,都能达到目的。每种病因为在不同环境、不同人身上,自然更会由此而产生多个侧面,因此更会有针对多个侧面的治疗方法;另一方面,对每种病的本身治疗也会有多种方法,如中药、西药、外治、针灸、贴敷、内治等等很多,医生掌握的方法当然是愈多愈好。但在具体治病时,到底选用何种方法,其中就有一个谋略思想在内了。"天下无神奇之法,只有平淡之法,平淡之法,只要用得巧,用得恰当,即可产生神奇的结果,只有谋略才能使平淡之法产生神奇的效果"。这是祖母常常反复说的一句话,这句话充分体现了她对医家谋略思想的重视。

以小儿脑瘫、精神发育迟缓、中风偏瘫为例,可以更具体地说明祖母治病重视谋略的学术思想。这些疾病病变部位都是在脑,由于脑的特殊性,治疗方法很难直接作用于脑本身,即使药物也很难进入脑发挥作用,而针灸、推拿、敷贴等等手段就更只能算是间接疗法了。因此,对这些疾病的治疗,只能以间接疗法为主。间接疗法虽不能直捣病所,但是也有它的优势,其优势发挥得好有时会胜过直接疗法。祖母受到为历代军事家所赞赏的"围魏救赵"之谋的启发,治疗上述疾病重点放在寻找"魏"之所在,于是在内服外用的药物中,在具体的经络穴位中,在治疗手段和配合中,终于找到了很多只要恰当结合起来,便能显著收效的综合疗法。特别是那些外贴药物、针刺、埋药等外治方法,虽作用于远离脑部位的"魏",但与内服药物和饮食相配合,却能有效地调动人体脑内的多种活动方式,从而加速脑损伤的修复和再生。全国各地很多前来接受治疗的脑瘫患儿取得显著疗效的事实,就充分证明了谋略思想对医疗实践工作的重要性。《孙子兵法·谋攻篇》云:"上兵伐谋,其次伐交,其次伐兵,其下攻城;攻城之法为不得已。"祖母生平,特别崇尚孙武"上兵伐谋"的谋略思想,她晚年多次讲过,一部《三十六计》,无一计是直接对敌死拼硬攻,所有的军事谋略,归根到底目的都是在于智取而不是硬拼,中医治病也一样,能绕过病邪盘踞之所在而又治之有效者,方可谓之高手,诸如提壶揭盖、釜底抽薪、透营转气、气行血自行、血行风自灭、水涨瘀(痰、瘀)自去等等医学谋略之运用,正是医学的高等境界。为此,她提出"上医重谋"的思想,认为现代医学无论怎样发展,重视医事谋略的思想都不会失去指导意义,尽管今人一再忽略这点,但是,忽视它而造成的后果会一再警示人们重新重视和研究它。

祖母离开我们而去已经十余年了,自己在临床又探索了十余年,临证时间越长,越感到祖母在理性把握上的高超,对其叹服之心日甚。值祖母诞辰之时,作断忆如斯以慰思念。

张斯特
1994 年 10 月 10 日写于成都市龙泉驿
张斯特砭术中医工作室